Peter A. Zizmann

Eröffnung und Organisation einer erfolgreichen Naturheilpraxis

Die erfolgreiche Naturheilpraxis

Planung, Gründung, Management

Peter A. Zizmann
Präsident des Fachverbandes Deutscher Heilpraktiker

13 Abbildungen

Die Deutsche Bibliothek – CIP-Einheitsaufnahme

Zizmann, Peter A.:
Die erfolgreiche Naturheilpraxis:
Planung, Gründung, Management / Peter A. Zizmann
Bonn, Verlag Volksheilkunde, 2007
ISBN 978 - 3 - 981 02 61 - 7 - 7

Anschrift des Verfassers:

Peter A. Zizmann
Walchenstr. 23
72379 Hechingen-Boll

ISBN 978 - 3 - 981 02 61 - 7 - 7

Fachverband Deutscher Heilpraktiker e.V.
Maarweg 10, 53123 Bonn
Tel.: 0228 / 61 99 19 - 6, Fax: 0228 / 61 99 19 - 7
E-Mail: volksheilkunde@uumail.de

Printed in Germany 2007
Satz und Druck: elevensixtynine // corporate consulting

Inhaltsverzeichnis

IV. Praxis und Recht

V. Praxis und Verband

VI. Praxis und Fortbildung

VII. Anhang

Vorwort

Nach langem Zögern bin ich gerne dem Wunsch des Verlags nachgekommen, ein Standardwerk für die Eröffnung und Führung einer Naturheilpraxis zu schreiben. Die Einsicht, dass ein solches Buch als Ratgeber und Richtschnur heute notwendiger ist als je zuvor, hat mich beflügelt. In das Buch konnte ich meine über zwanzigjährige Praxiserfahrung, davon rund 8 Jahre in einer Großstadt, etwa 10 Jahre in einer Kleinstadt und einige Jahre in einer abgelegenen Landpraxis, einbringen. Zahlreiche Seminare über Praxisorganisation, die ich vor einer interessierten Kollegenschaft durchführen durfte, und viele Kenntnisse als Funktionsträger des Fachverbandes Deutscher Heilpraktiker (u.a. als Bezirksvorsitzender, Landesvorstandsmitglied, Vizepräsident, Präsident, Dozent, stellvertretender Schulleiter und Schulleiter des Fachseminars, Mitglied der Arzneimittelkommission und deren stellvertretender Sprecher, Beisitzer bei Heilpraktikerüberprüfungen), ließen einen Grundstock aus praktischem Erfahrungswissen wachsen, der in dieses Buch einfließen konnte. Die Erfahrungen und das Wissen vieler Kolleginnen und Kollegen, die sie mir bei den verschiedensten Gelegenheiten vermittelten, leisteten ebenfalls einen wichtigen Beitrag zum heutigen Überblick. Bei der Familie Lückenhaus möchte ich mich dafür bedanken, dass sie den entscheidenden Anstoß gaben und das Werk durch ihre Betreuung, Mitarbeit und erfahrene Begleitung entstehen ließen. Dank auch an meine Lehrerinnen und Lehrer und an alle, die mithalfen, den Grundstock für das Buch zu schaffen. Den jungen Kolleginnen und Kollegen möchte ich Mut machen für ihre Entscheidung. Glauben Sie aber nicht, dass es einen leichten Weg gibt, eine erfolgreiche Naturheilpraxis aufzubauen. Der zum Helfen Berufene wird diese Mühe nicht scheuen. Er allein kann jedoch letztendlich über seinen zukünftigen Lebensweg entscheiden. Viele betagte PraktikerInnen bestätigten mir im Rückblick auf eine lange selbständige Praxistätigkeit ein erfülltes, wenn auch bisweilen beschwerliches Leben, das ganz im Dienst für die Patienten stand, und deren erfolgreiche Behandlungen wesentlich mit zum Lebensglück für den Behandler beitrugen. Die nachfolgende kleine Geschichte und das von mir vor vielen Jahren für das Fachseminar kreierte Leitmotiv: „Heute mehr lernen – morgen mehr wissen – übermorgen bestehen“ – mögen Ihnen die Entscheidung erleichtern. PRODIKOS, ein Zeitgenosse von SOKRATES, berichtete: Der junge HERAKLES zog sich in die Einsamkeit zurück, um sich über seinen zukünftigen Lebensweg klar zu werden. Da begegneten ihm zwei Frauen. ARETE, die eine, war schlicht und schön, KAKIA, die andere, hatte sich üppig aufgemacht und war auffällig geschminkt. Beide versuchten, HERAKLES für sich zu gewinnen. KAKIA versprach ihm viel Genuss und ein bequemes Leben. ARETE jedoch erinnerte ihn daran, dass ohne Anstrengung nichts zu erreichen sei und ohne diese das Leben unerfüllt bleibe. Das Dilemma des HERAKLES ist aktuell bis in unsere Zeit.

Hechingen-Boll, im Frühjahr 1998
Peter A. Zizmann

Vorwort zur neuen Auflage

Nahezu alles in dieser Welt ist der Veränderung unterworfen. Dies gilt für die traditionellen Heilweisen ebenso wie für die äußeren Bedingungen zur Ausübung unseres Berufs. Es wird deshalb von Zeit zu Zeit erforderlich, ein Sachbuch wie das vorliegende zu aktualisieren und zu ergänzen. Da der Fachverband Deutscher Heilpraktiker in den letzten zehn Jahren ein respektables Buchangebot im Verlag Volksheilkunde erarbeitet hat, erscheint die neue Ausgabe folgerichtig in diesem Verlagsprogramm. Zukünftige gravierende Veränderungen wird der Verlag auf einer CD bereitstellen, so dass der Leser stets einen aktuellen Informationsstand erhalten kann. Geblieben ist das Ziel dieses Buchs, sowohl den Praxisgründern als auch den bereits langjährig praktizierenden Kolleginnen und Kollegen Orientierung zu geben und Fragen zu beantworten, die sich oft erst während der Praxistätigkeit stellen. Niemals ändern darf sich aber unser Hauptziel, kranken Menschen zu helfen. Ihrer Gesundheit zu dienen als partnerschaftlicher Behandler.
Dies bildet den unverzichtbaren Grundstock für unsere Berufsausübung. Nur daraus leitet sich unsere berufliche Existenzberechtigung ab. Alles was uns darin unterstützt, muss uns deshalb willkommen sein, damit wir auch in Zukunft unsere Aufgabe so gut wie möglich erfüllen können.

Nahezu zehn Jahre sind vergangen, seit die erste Ausgabe dieses Buchs erschien. Zehn Jahre, in denen ich durch verschiedene Aufgaben meinen Wissensstand weiter vervollständigen konnte. So konnte ich im Namen und Auftrag der Deutschen Heilpraktikerverbände (DDH) mit diesen gemeinsam helfen, viele Probleme zu bewältigen. Dies sowohl auf Bundes- wie auch Europaebene. Meine verschiedenen Funktionen, z.B. als Mitglied der Kommission E (pflanzliche Arzneimittel) beim Bundesinstitut für Arzneimittel- und Medizinprodukte der Deutschen Arzneibuchkommission, aber auch in zahlreichen Fach- und Beratungsgremien von Bundesministerien, brachten viele Erkenntnisse, die oft unmittelbar zum Nutzen des Berufsstands umgesetzt werden konnten. Die vielfältigen Kontakte zu Politikern aller Bundestagsparteien und Angehörigen der Bundesministerien trugen dazu bei, unseren Status als selbständigen Heilberuf zu festigen, Beschränkungen zu vermeiden und unser Tätigkeitsfeld zu erweitern. So konnten auf europäischer Ebene Gefahren durch akademisch ausgerichtete Zulassungsbedingungen verhindert werden, aber auch bereits umgesetzte Restriktionen bei der Arzneimittelzulassung und -nachzulassung wieder gelockert werden. Die traditionelle Schiene für naturheilkundliche Arzneimittel trug zur weiteren Erhaltung von Arzneimitteln bei, die bereits den Vorschriften nach den EU-Richtlinien zum Opfer gefallen waren.
Im Zuge der Novellierung des Infektionsschutzgesetzes wurde das Geschlechtskrankheitengesetz eliminiert, und lediglich einzelne Teile davon wurden in das Infektionsschutzgesetz übernommen. Durch meine erfolgreiche Arbeit für die Deutschen Heilpraktikerverbände (DDH) und dank vielfältiger Unterstützung aus dem Berufsstand konnten seit langem bestehende Beschränkungen aufgehoben werden. So ist es uns heute möglich, Krankheiten der Geschlechtsorgane und die nichtinfektiösen Erkrankungen von Patienten zu behandeln, was uns zuvor durch das Bundesseuchengesetz untersagt war. Nicht zu vermeiden waren aber Entscheidungen des Sachverständigengremiums für Verschreibungspflicht, die auf belegte Gefahren-

momente durch Arzneimittel beruhten. Leider wachsen aber die bürokratischen Vorschriften trotz gegenteiliger Beteuerungen, und ein Teil der Funktionsträger des Berufsstands unterstützt diese Tendenzen. Es gilt deshalb vermehrt, auch die zunehmenden, überzogenen Vorstellungen von Funktionsträgern zu prüfen und sie den tatsächlichen Erfordernissen anzupassen. Auch dieses Ziel wird mit der Neuauflage verfolgt. Nach wie vor ist es unsere vornehmste Aufgabe, kranken Menschen zu helfen. Soweit dafür die Beachtung von Regeln und Vorschriften erforderlich ist, sind diese einzuhalten. Wenn jedoch aus fragwürdigen Gründen aus wenigen Vorschriften Checklisten in unerträglichem Umfang entstehen, dann gilt es, diese wieder auf die tatsächlichen, rechtlichen Anforderungen zu beschränken. Vorschriften und Beschränkungen haben stets den Menschen und deren Gesundheit zu dienen – und keinen anderen Zwecken.Unsere Aufgabe als Funktionsträger ist es, auf das Notwendige hinzuweisen, Übertriebenes und Unsinniges jedoch zu vermeiden oder abzuschaffen.

Möge die vorliegende Auflage des Buchs also Ihre Arbeit für die Gesundheit Ihrer Patienten erleichtern und Ihre Bemühungen unterstützen.

Ihr Peter A. Zizmann

I.
Praxisplanung

Die Eröffnung einer neuen Naturheilpraxis dient nur einem Zweck, nämlich dem, kranke Menschen zu heilen oder ihnen zumindest bei der Linderung ihrer Beschwerden zu helfen. Entgegen der oftmals geäußerten Meinung gibt es immer noch nicht genügend Praxen mit guten, naturheilkundlichen Behandlern. Ein gut ausgebildeter, ganzheitlich denkender und behandelnder Therapeut wird mit seiner Praxis zwar eine „Anlaufzeit" überbrücken müssen, der Erfolg seiner Bemühungen wird jedoch mit jedem Tag erfolgreicher Tätigkeit wachsen.

Eine Praxis dient somit in erster Linie der medizinischen Versorgung von Patienten. Sie muss zudem wirtschaftlich sinnvoll für ihren Inhaber sein. Die Patienten, Mitarbeiter und der Praxisinhaber sollen sich dabei zugleich wohl fühlen.

Bei aller Konzentration eines Behandlers auf die Patienten sowie auf die diagnostische und therapeutische Arbeit sind also viele organisatorische, betriebswirtschaftliche aber auch private und familiäre Aspekte zu beachten.

Vor dem Entschluss, sich mit einer eigenen Praxis selbständig zu machen, sollte man einige wesentliche Grundregeln beachten. Dies nicht zuletzt auch deshalb, weil man sonst in die Situation geraten könnte, bei einer auftauchenden „Gelegenheit" schnell zuzugreifen. Wenn dann erst später festgestellt wird, dass die Grundvoraussetzungen nicht gestimmt haben, sind die Folgen umso schlimmer. Die Pleite ist u.U. vorprogrammiert, ein möglicher Schuldenberg türmt sich auf, ein sicherer Arbeitsplatz wurde aufgegeben, die weitere Lebensplanung ist mehr als ungewiss.

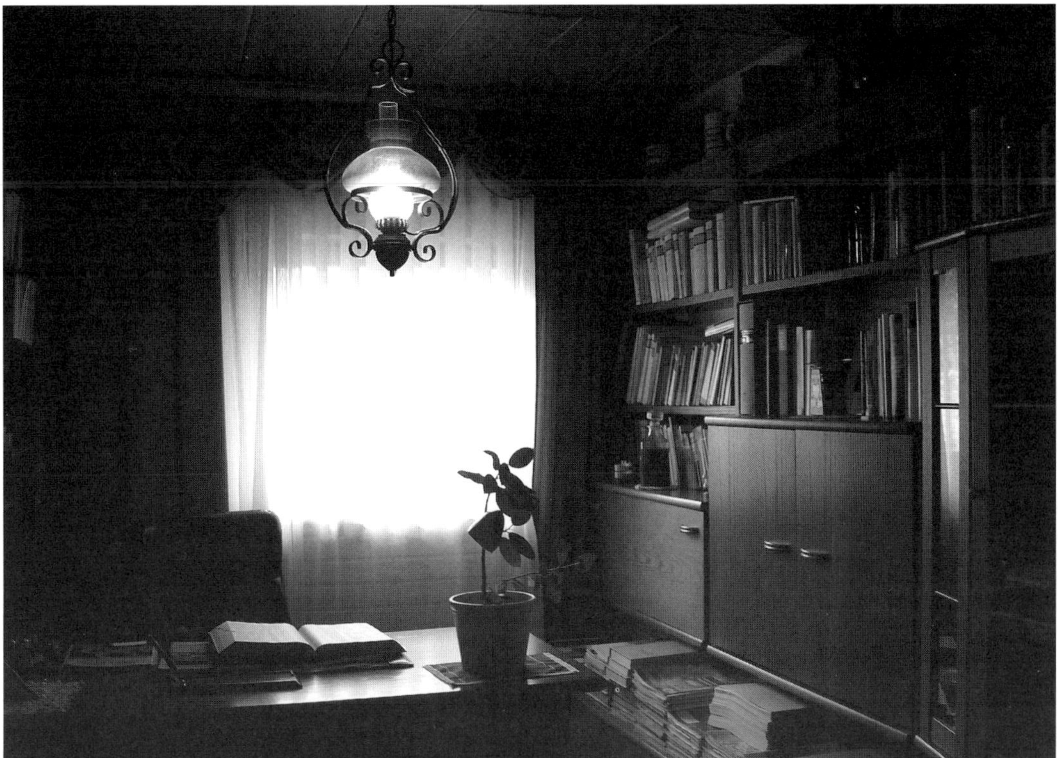

1. Standortwahl und Planung der Räumlichkeiten

1.1 Grundregeln

Einige Grundregeln stehen vor jeder Praxisplanung. Es gilt:

- alle Informationen zu sammeln, die auch nur irgendwie mit einer Naturheilpraxis zusammenhängen.
- möglichst mit vielen praktizierenden Kolleginnen und Kollegen zu sprechen.
- bestehende Naturheilpraxen anzusehen. Vergleiche zu ziehen. Positive und negative Eindrücke zu notieren.
  Falsche Voraussetzungen und überzogene Wunschvorstellungen werden dadurch oftmals relativiert.
- für die Planung und Einrichtung einer Praxis genügend Zeit einzuplanen. In jeder Phase wird man feststellen, wie schnell die Zeit verrinnt. Unnötiger Zeitdruck kann zu Fehlern führen.
- lieber eine verpasste Gelegenheit als die große Enttäuschung mit hohem finanziellem Risiko.

1.2 Auftauchende Fragen

Alle während der Planungsphase aber auch danach auftauchenden Fragen, die mit einer Praxisgründung, der eigenen Lebensplanung und dem Berufsstand zusammenhängen, sollten festgehalten und möglichst umfassend beantwortet werden können. Jede offene oder verdrängte Frage kann unvorhersehbare Probleme mit sich bringen. Besser eine Frage zuviel gestellt und damit ein sich schnell erledigtes Problem aufgegriffen, als einen wichtigen Punkt zu übersehen. Fragen ergeben sich fast automatisch bei Beachtung der einzelnen Punkte aus Kapital I. dieses Buchs.

1.3 Standortfragen

Für einen Therapeuten mit einem hohen Bekanntheitsgrad, einem großen Namen und gutem Ruf ist die Standortfrage zweitrangig. Die Patienten strömen aus weiten Entfernungen auch in den entlegensten Winkel, um von „ihrem Wunschtherapeuten“ behandelt zu werden.
Ein Behandler am Beginn seines selbständigen Wirkens wird kaum mit einer solchen Aufmerksamkeit rechnen können. Ihm muss empfohlen werden, einige Aspekte für eine Praxiseröffnung zu überdenken.
Die Vor- und Nachteile einer **Großstadt-, Kleinstadt-** oder **Landpraxis** müssen skizziert und abgewogen werden. Sehr oft fällt die Entscheidung allein auf Grund familiärer Bindungen, heimatlicher Verbundenheit oder des derzeitigen Wohnsitzes.
Das **mögliche Einzugsgebiet** sollte realistisch bewertet werden, sowohl in Bezug auf seine Größe, wie auch auf die Struktur. Die im Einzugsgebiet wohnenden Einwohner bieten Orientierung.
Dies gilt für die Einwohnerzahl und für die Bevölkerungs- und Besiedlungsstruktur.

Kennen Sie die vorwiegende Mentalität der Bevölkerung?

Welche Erkrankungen sind vorherrschend?

Bei einer Anhäufung bestimmter Krankheiten taucht die Frage auf: Welche Krankheitsursachen könnten eine Rolle spielen?

In Großstädten kann die Bevölkerung sehr gemischt sein, es gibt aber auch Stadtteile mit ausgesprochen einseitiger Bevölkerungsstruktur. Städte oder Stadtteile mit einem hohen Anteil an **Beamten** lassen an deren Beihilfefähigkeit oder auch an viele Versicherte bei privaten Krankenkassen denken. **Selbständige** sind ebenfalls zu einem großen Teil privat versichert.
Aber auch andere Faktoren wie das **Gesundheitsbewusstsein** der Bevölkerung und die **Altersstruktur** spielen eine Rolle.

Fragenkatalog zur Standortwahl:

- Wie ist die wirtschaftliche Situation der Gemeinde oder des Stadtteils und seiner Bewohner?
- Wie hoch ist die Arbeitslosigkeit?
- Welche Betriebe befinden sich im Einzugsgebiet?
- Selbstverständlich sollten Sie sich auch darüber informieren, in welcher Gegend sich die zukünftige Praxis befindet.
- Liegt sie in einer Einkaufsstraße, inmitten von Hochhäusern, in einer Einfamilienhausgegend, in einer Siedlung?

- Handelt es sich um eine zentrale oder um eine Stadt- oder Ortsrandlage?
- Wo ist das nächste Einkaufszentrum?
- Sind sonstige Anziehungspunkte in der Nähe der Praxis?
- Liegt sie in einem Ärztehaus?
- Wo ist die nächste Apotheke?
- Ist die Gegend laut oder ruhig?
- Welche Baumaßnahmen sind in absehbarer Zeit geplant? Im Zweifelsfall sollten Sie bei der Gemeindeverwaltung nachfragen.
- Wie ist die Anbindung an öffentliche Verkehrsmittel?
- Sind ausreichend Parkplätze vorhanden?
- Fragen nach möglichen „Konkurrenten" spielen für einen guten Heilpraktiker eine untergeordnete Rolle. Man sollte jedoch über die Anzahl und Arbeitsweise der anderen Behandler im Einzugsgebiet möglichst Bescheid wissen. Stellen Sie also fest:
- wie hoch die Ärztedichte ist.
- wie viele Ärzte für Naturheilverfahren darunter sind.
- wie viele Heilpraktiker in Ihrem Einzugsbereich praktizieren und welche diagnostischen und therapeutischen Verfahren sie anwenden.

1.4 Funktionsanalyse

Falls Sie davon ausgehen, dass Ihre Praxis immer bescheiden und klein bleibt, dass Sie stets ausreichend Zeit für Ihre Patienten haben und nie ein größerer Andrang auf Ihre Praxis und Ihre Dienste zukommt, vergessen Sie diesen Abschnitt.
Bei jeder gut gehenden Praxis kommt jedoch irgendwann einmal der Punkt, an dem trotz aller Einsatzfreude der zur Verfügung stehende zeitliche Rahmen überschritten wird. Dann ist man für jede Zeitersparnis dankbar, die bereits durch eine gute Praxisplanung erzielt wurde. Ein großes Sprechzimmer, der Traum fast jeden Behandlers, großzügige Räumlichkeiten für die Behandlung, Betreuung und Unterbringung der Patienten.
Weitläufige Räumlichkeiten bedingen aber weite Wege innerhalb der Praxis, Wege die stets auch Zeit kosten.
Unzulängliche Räumlichkeiten wiederum bringen unnötige Wartezeiten für den Behandler mit sich, z.B. wenn sich der Patient aus- oder ankleidet.
Der Eintritt in die Praxis ist unzulänglich geregelt, u.U. muss jemand sogar eine Treppe hinuntergehen, um die Eingangstüre zu öffnen. Das Waschbecken ist nur umständlich zu erreichen.

Dies sollte eigentlich längst der Vergangenheit angehören, solche und ähnliche Beispiele sind aber immer noch anzutreffen. Die Zeitverluste sind meist relativ gering. Da 30 Sekunden, dort eine Minute oder auch zwei. Bei mehreren solcher Faktoren pro Patient, in einer großen Praxis mit vielen Patienten täglich, müssen solche Zeiten oft mit 50, 80, 100 oder mehr multipliziert werden. Pro Tag können somit leicht 1 bis 2 Stunden Zeitverluste auftreten, die man besser für die Behandlung und Betreuung der Patienten verwendet hätte.
Die Funktionsabläufe auch einer Naturheilpraxis sollten deshalb überdacht und im Sinne eines optimalen Zeiteinsatzes geplant werden. Überflüssige Zeitverluste bringen dem Behandler nichts, dem Patienten nichts und schmälern nur die Zeitressourcen. Gerade die Zeit, die man auch in einer gutgehenden Praxis dem Patienten widmet, besitzt einen hohen Stellenwert.

2. Personen, Partner, Mitarbeiter

2.1 Persönliche Voraussetzungen

Bevor Sie die Planung einer eigenen Praxis auch nur erwägen, sollten Sie zunächst Ihre Motivation, Ihre Beweggründe hinterfragen.
Warum möchte ich eine eigene Naturheilpraxis eröffnen? Möchte ich:

- endlich unabhängig sein?
- meine Arbeitszeit frei gestalten?
- frei sein in der Wahl meiner Methoden?
- den Ort meiner Arbeitsstätte selbst bestimmen?
- mit Partnern meiner Wahl zusammenarbeiten?
- mir einen Arbeitsplatz beschaffen?
- mich besser selbst verwirklichen können?
- mehr Geld verdienen?

Nun könnten Sie diese Fragen alle oder überwiegend kurz mit ja beantworten und weiterlesen. Die ausführliche Beschäftigung mit ihnen soll jedoch dazu führen, dass Sie Ihre Motivation ernsthaft überprüfen. Möchten Sie z.B. einfach nur mehr Geld verdienen, so kann ich Ihnen sicherlich zahlreiche Empfehlungen geben, mit denen dieses Ziel leichter, problemloser und sicherer zu erreichen ist. Selbst verwirklichen können Sie sich auch auf andere Art, und als Selbständiger kann man in vielen Berufen den Ort seiner Arbeitsstätte selbst bestimmen, seine Arbeitszeit frei gestalten und unabhängig sein.
Auch der Wunsch, sich einen Arbeitsplatz zu verschaffen, wäre verständlich, kann aber kaum ein vordringliches Motiv dafür sein, eine Naturheilpraxis zu eröffnen.
Vorsicht auch bei dem Versuch, eine momentan unerträgliche Situation zu verändern. Dies könnte zu Fehlern und übereilten Schritten führen. Wenn Ihre derzeitigen Arbeitsbedingungen schlecht sind und Sie sich vorwiegend deshalb selbständig machen möchten, ist das Fiasko u.U. schon vorprogrammiert.
Durch eine eigene Praxis werden sich die Lebensumstände teilweise entscheidend ändern. Man trägt alleine die Verantwortung, sowohl für sämtliche diagnostische und therapeutische Maßnahmen, die durchgeführt werden, sowie auch für die rein materielle, sprich finanzielle Existenz. Als Leiter eines Kleinbetriebs muss man auch kaufmännisch denken. Dabei gilt, dass der wirtschaftliche Erfolg fast immer eine zwangsläufige Folge der therapeutischen Tätigkeit ist.
Je mehr Patienten man hilft, ohne an das Geld zu denken, desto besser werden sich die Einnahmen entwickeln.
Das Privatleben eines Behandlers wird normalerweise von der Praxis tangiert. Die Familie muss zeitweise zurückstehen. Eine erfolgreiche Praxis erfordert den vollen Einsatz des Inhabers. Dieser muss u.U. mehr arbeiten als bisher. Auch das Wochenende oder der Feierabend sind nicht tabu, wenn Patienten Probleme haben.

Auch wenn die Praxis zunächst nur wenig Patienten hat und nur Verluste mit sich bringt, kann ein großer Zeitaufwand erforderlich. sein. Vor allem muss die Familie bereit sein, für eine gewisse Zeit auch finanzielle Einschränkungen in Kauf zu nehmen.

In kleineren Orten oder Städten wird das Privatleben zudem dadurch berührt, dass man zur „öffentlichen Person“ wird. Überall begegnet man „seinen Patienten“. Jeder kennt den Heilpraktiker und beobachtet sehr genau seine Verhaltensweise und seinen Lebenswandel.
Vor allen Plänen sollte man sich auch einige sehr persönliche Fragen stellen, z.B. ob man:

- gute fachliche Kenntnisse und Fähigkeiten besitzt.
- über eine gute Kontaktfähigkeit verfügt. Mit Menschen umgehen zu können und auf sie einzugehen gehört fast schon zur fachlichen Kompetenz.
- zur ehrlichen Selbstkritik fähig ist.
- wirkliches Interesse an Menschen besitzt.
- physisch und psychisch belastbar ist. Dies gilt nicht nur für die tägliche Praxisarbeit, sondern insbesondere auch für die stark belastende Ausnahmesituation, die zwar selten eintritt, dann aber den ganzen Behandler fordert und bewältigt werden muss.
- konzentriert arbeiten kann. Dem Patienten gilt die ungeteilte Aufmerksamkeit.
- in der Lage ist, Entscheidungen auch sehr kurzfristig zu treffen.
- über genügend Selbstdisziplin und Organisationstalent verfügt.
- Menschen führen und anleiten kann.
- sich ausreichend Phantasie und Vorstellungsvermögen bewahrt hat.

Es geht somit darum, ob Sie den Anforderungen für eine eigene Praxis gewachsen sind und Ihre Familie Sie dabei, auch wenn es schwierig werden sollte, unterstützt.
Die fachliche Seite muss sicherstellen, dass Sie in der Lage sind, die Situation der Patienten richtig zu beurteilen und Sie deshalb über ausreichende Möglichkeiten zur Diagnosefindung verfügen. Zugleich sollte ein Therapiekonzept vorliegen.
Ein Heilpraktiker sollte sich nicht ohne Not in seinen Therapiemöglichkeiten beschränken. Viele Krankheitszustände verlangen geradezu eine bestimmte Therapie oder auch die Kombination mehrerer Therapien.
Der Behandler entscheidet erst nach der Anamnese, der Untersuchung und unter Einbeziehung der verschiedensten Diagnosemöglichkeiten, welche Therapien angewendet werden. Dies erfordert selbstverständlich eine umfassende Ausbildung und komplexe vernetzte Denkweisen, die jedoch traditionell vom Berufsstand erwartet werden.
Einfacher kann die Spezialisierung auf nur eine Therapie sein, z.B. auf die Homöopathie oder auf die Akupunktur, wobei man sich der begrenzten Möglichkeiten jeder Spezialisierung bewusst sein muss. Die *klassische Homöopathie*, als so genanntes „abgeschlossenes Therapiesystem" erhebt oft den Anspruch, ohne ergänzende Behandlungen auskommen. Sollte man dieser These anhängen, stellt sich immer noch die Frage, ob der Kenntnisstand, die zweifellos erforderliche Erfahrung und der geringe Bekanntheitsgrad eines Praxisneulings ausreichen, um beispielsweise gegen bereits langjäh rig praktizierende Kolleginnen und Kollegen bestehen zu können. Dies muss unvoreingenommen, auch in der gemeinsamen Reflexion mit erfahrenen Praktikern, geprüft werden. Im Zweifelsfall sollten ergänzende Therapien, z.B. manuelle, ins Auge gefasst werden, die eine klassisch-homöopathische Behandlung in ihrer Wirksamkeit unterstützen und nicht beeinträchtigen können.
Bei der *Akupunktur* stellt sich die Frage, ob es nicht sinnvoller wäre, ein breiteres Therapiekonzept anzustreben, wie es die traditionelle chinesische Medizin bietet, um damit die Behandlungsmöglichkeiten zu verbreitern. Der umfassend und gut ausgebildete Kollege kann auf ein Spektrum wirksamer Therapien zurückgreifen, die sich gegenseitig ergänzen und dem Krankheitsbild angepasst ausgewählt werden können.

Beide, der mit einem breiten Therapiespektrum praktizierende wie auch der auf eine Behandlungsart spezialisierte Behandler, werden im Normalfall ihrem Wunschziel, kranken Menschen zu helfen, gerecht. Die wirtschaftlichen Bedingungen müssen jedoch längerfristig ebenfalls stimmen, denn ohne Praxis kann nicht behandelt werden, und eine Praxis ohne Patienten verfehlt dieses Ziel und endet zudem meist im finanziellen Fiasko.

2.2 Delegierbare Bereiche und Arbeiten

Eine stattliche Reihe von Arbeiten muss nicht unbedingt vom Praxisinhaber selbst erledigt werden. Dies gilt insbesondere dann, wenn die Praxis floriert und der Behandler sich voll auf seine diagnostischen und therapeutischen Aufgaben konzentrieren sollte.
Zu den delegierbaren Arbeiten zählen:

- Schreibarbeiten.
- der Telefondienst, mit Ausnahme von tel. Beratungen der Patienten bei gesundheitlichen Problemen.
- die Terminvergabe.
- Putz- und Reinigungsaufgaben.
- der Empfang von Patienten und die Begleitung in Behandlungsräume oder das Sprechzimmer.
- die Entgegennahme der Barvergütungen.
- Für eingearbeitetes Personal ergibt sich ein weites Betätigungsfeld:
- die Führung der Kartei.
- das Rezepte ausstellen nach Anweisung.
- die Vorbereitung, Pflege, Kontrolle und Bereitstellung von Instrumenten und Arbeitsmaterial.
- die Assistenz bei verschiedenen Maßnahmen.
- die routinemäßige Blutdruckmessung vor einer Behandlung.
- die Bedienung einfacher Geräte nach entsprechender Einweisung.
- die Beratung zu speziellen Themen, z.B. Ernährungs- und Diätfragen.
- Demonstration, Unterweisung und Üben, z.B. von Atem-, Gymnastik- und Bewegungsübungen

3. Die idealen Praxisräume

Vor hundert, bisweilen auch noch vor fünfzig Jahren gab es für den naturheilkundlichen Behandler ganz andere Raumprobleme als heute. Im Zweifelsfall wurden die Patienten in der „guten Stube“ beraten und nötigenfalls auch behandelt. Dies ist jedoch schon lange Geschichte. Räume, die für eine naturheilkundliche Praxis geeignet sind, dafür auch zugelassen sind oder eine entsprechende Umwidmung erfahren können und mit den Vorstellungen eines Praxisgründers übereinstimmen, müssen meist erst mehr oder weniger mühsam gesucht werden. Sie zu suchen macht erst dann Sinn, wenn sich der Praxisgründer über die erforderlichen Vorgaben im Klaren ist.

3.1 Räumliche Bedingungen – organisatorische Anforderungen

Die Zahl der Räume, ihr Umfang und ihre Größe richtet sich nach der Praxisstruktur, der Patientenzahl, dem zur Verfügung stehenden Raumangebot und nicht zuletzt nach den Raumkosten.

Eigentlich könnte ein naturheilkundlicher Behandler mit einem Raum auskommen. Er empfängt, befragt, untersucht, berät und behandelt jeden Patienten einzeln mit einer entsprechenden Zeitvorgabe. Was aber, wenn die Behandlung einmal länger dauert, ein Patient zu früh kommt, oder wenn zwei oder mehrere Patienten eine gemeinsame Fahrgelegenheit nutzen?

Man sieht also, ein **Warteraum**, eine Warteecke, eine Wartegelegenheit sind unbedingt erforderlich. Wenn mehrere Behandlungsräume vorhanden sind, können diese teilweise als Wartebereiche dienen, ihre Funktion wäre aber verfehlt.

Ein **Laborraum** erübrigt sich meist in einer Naturheilpraxis, da diese Aufgabe von einem Fremdlabor übernommen werden kann. In jedem Fall sollten die Kosten für ein eigenes Labor genau bedacht werden.

Die erforderliche Zahl an Räumen ist vorwiegend davon abhängig, dass bei individueller, sorgfältiger Behandlung ohne Zeitdruck kein „Leerlauf“ entsteht, den man besser für die Zuwendung zu seinen Patienten nutzen könnte.

Ein solcher „Leerlauf“ entsteht naturgemäß

- durch Aus- und Ankleidezeiten,
- durch erforderliche Ruhezeiten,
- durch sinnvolle Pausen zwischen zwei verschiedenen Therapieanwendungen,
- durch den Patientenwechsel und die Vorbereitung des Raums für den nächsten Patienten.

Entscheidend für die Anzahl der Räume ist auch die Frage, ob der Behandler alle Tätigkeiten selbst ausführt, oder ob er einzelne Maßnahmen delegiert. Je nach Umfang des Delegationsgrads müssen mehr oder weniger Räume zur Verfügung stehen. So steigt mit dem Einsatz von Helfern und Geräten auch die erforderliche Raumzahl mit der Gefahr, dass die Praxis den Charakter einer klassischen Naturheilpraxis verliert.

3.2 Erforderliche Grundfläche

Bei hohen Mieten und Mietnebenkosten zählt jeder Quadratmeter. Dies gilt insbesondere in Relation zur Patientenzahl und den Einnahmen. Grundsätzlich sollte eine Praxis deshalb gerade so groß sein wie erforderlich, um einen geordneten Praxis- und Behandlungsverlauf zu ermöglichen. Ein großzügiges Raumangebot ist zwar grundsätzlich zu begrüßen, bringt jedoch über die höheren Kosten hinaus auch noch einige weitere Nachteile mit sich.

So sind die Wege von den einzelnen Arbeitsbereichen in einer großen Praxis länger. Dies erfordert Zeit, die nicht mehr für die Behandlung von Patienten zur Verfügung steht. Im Verlauf eines Praxistags können solche Zeitverluste erheblich sein.

3.3 Therapiebedingte Praxisgröße

Die allgemeine Naturheilpraxis, deren Inhaber mehrere Therapien anwendet, kommt mit einem Sprech- und Behandlungszimmer, einem weiteren Behandlungsraum, einem Wartezimmer und einem Toilettenraum aus.

Verschiedene Therapien benötigen auch eine gewisse räumliche Flexibilität, die gewährleistet sein muss, um „Leerlauf“ zu vermeiden.

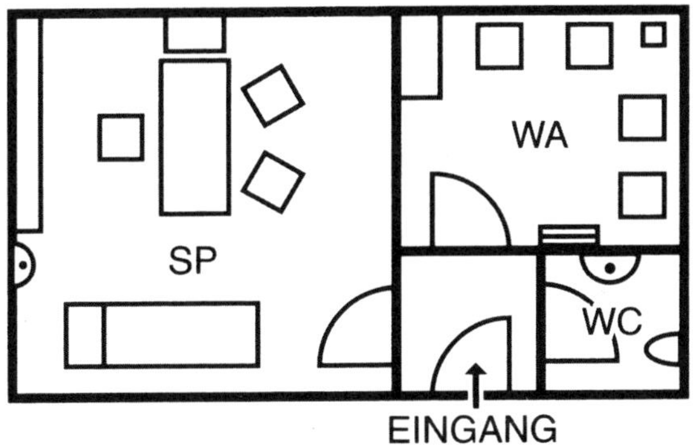

Maßstab 1:100

Abb. 1 Kleine Praxis
Sp = Sprechzimmer, Wa = Wartezimmer

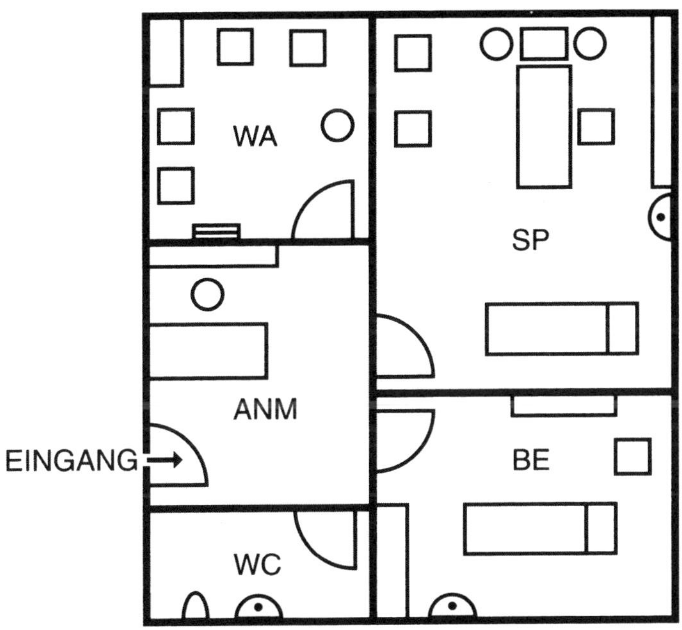

Maßstab 1:100

Abb. 2 Praxis mit Sprechzimmer und Behandlungsraum

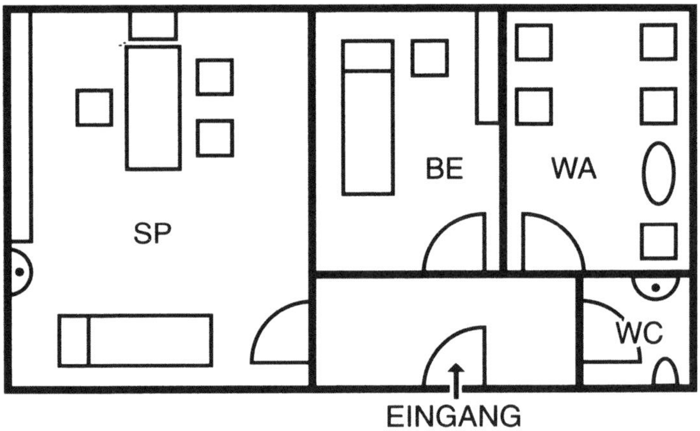

Maßstab 1:100

Abb. 3 Praxis mit Sprechzimmer und Behandlungsraum, Variante 1

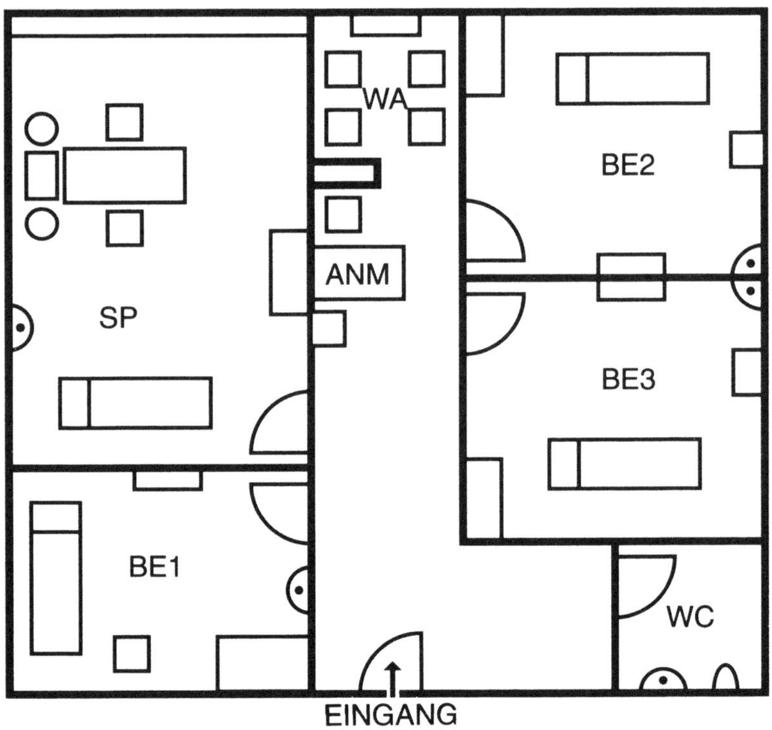

Maßstab 1:100

Abb. 4 Praxis mit Sprechzimmer und drei Behandlungsräumen

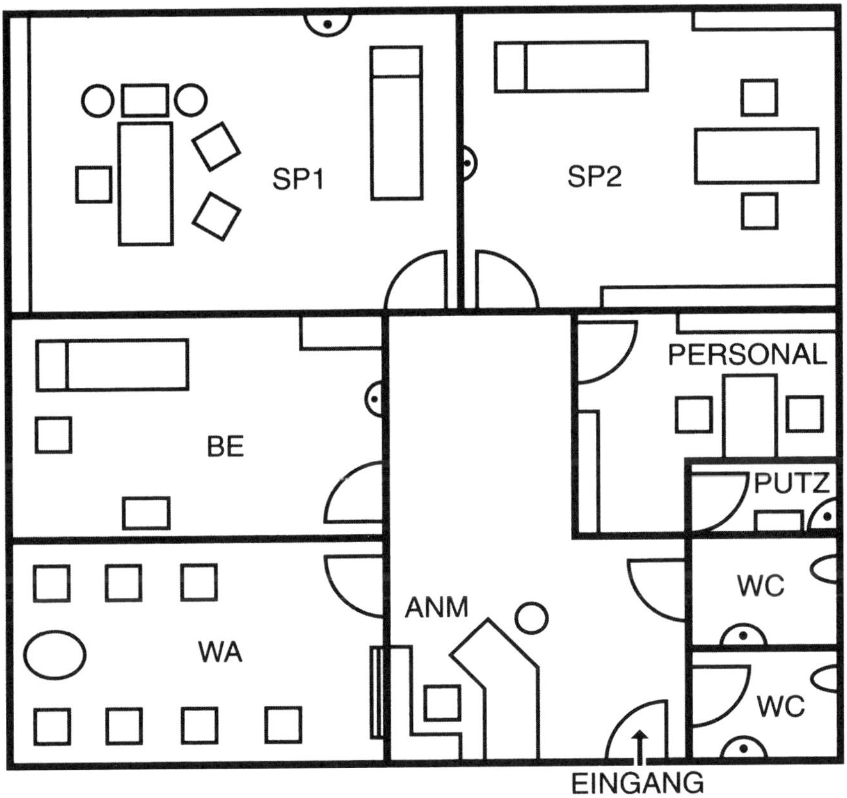

Maßstab 1:100

Abb. 5 Praxis mit zwei Sprechzimmern und einem Behandlungsraum

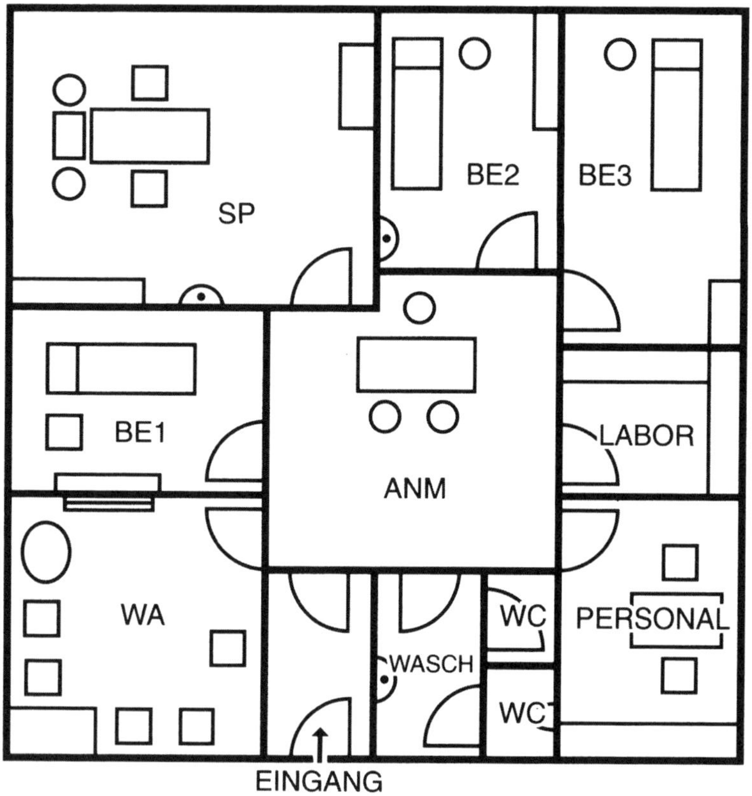

Maßstab 1:100

Abb. 6 Praxis mit einem Sprechzimmer und drei Behandlungsräumen

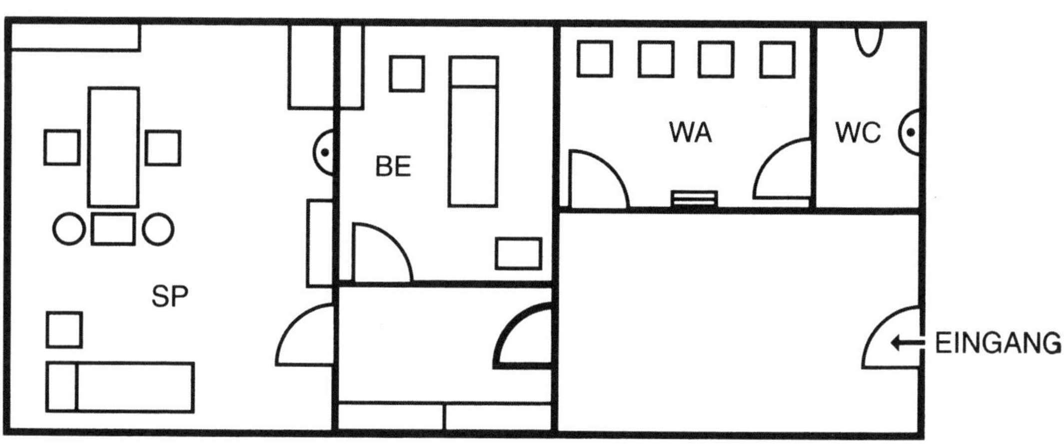

Maßstab 1:100

Abb. 7 Praxis mit einem Sprechzimmer und einem Behandlungsraum

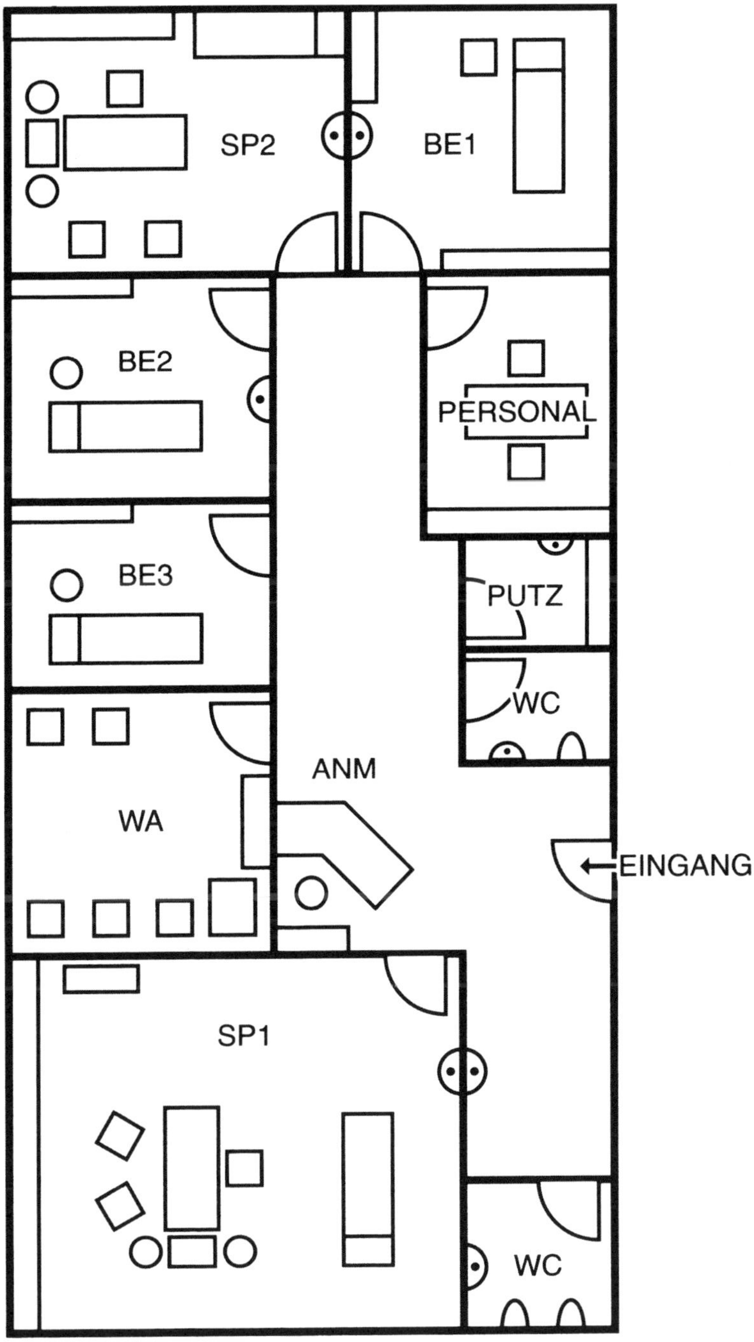

Maßstab 1:100

Abb. 8 Gemeinschaftspraxis mit zwei Sprechzimmern und drei Behandlungsräumen

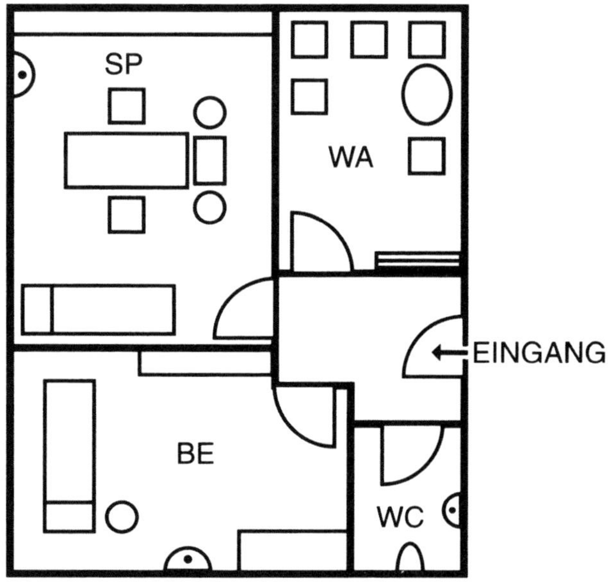

Maßstab 1:100

Abb. 9 Kleine Praxis (Vorschlag 1)

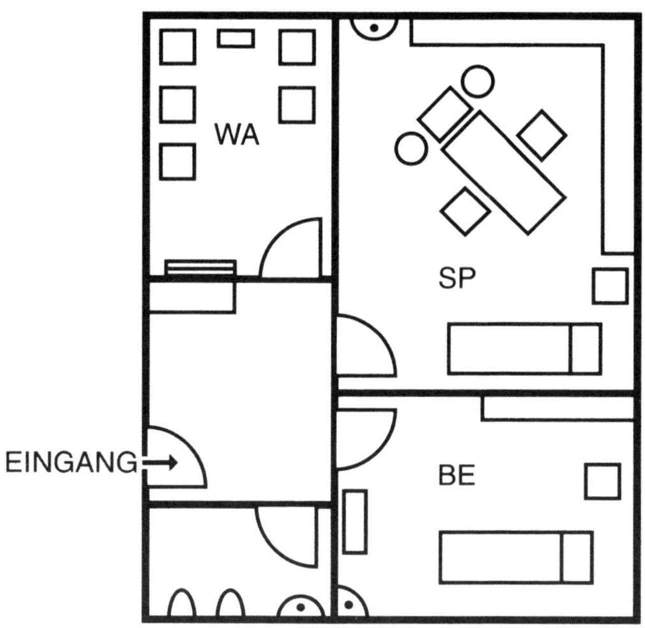

Maßstab 1:100

Abb. 10 Kleine Praxis (Vorschlag 2)

Zudem können für das Personal weitere Räume erforderlich sein, wie ein Pausenraum und zusätzliche Toiletten.

Zwei Sprech- bzw. Behandlungsräume reichen im Normalfall auch für *manuelle Therapien* einschließlich Chiropraktik aus. Da jedoch Ruhezeiten für die Patienten eingeplant werden müssen, z.B. bei *Neuraltherapie, Fußreflexzonentherapie* u.a., ist ein zusätzlicher Raum von Vorteil. Dies gilt auch für Praxen, in denen *Akupunkturbehandlungen* durchgeführt werden.

Die Behandlungszeit beträgt insgesamt mindestens 30 bis 40 Min., wovon die Ruhezeiten wenigstens die Hälfte beanspruchen. Hier sind Parallelbehandlungen normal, um Zeitverluste zu vermeiden. Drei Behandlungsräume erleichtern somit die Arbeit, insbesondere wenn einzelne vorbereitende Aufgaben delegiert werden.

Manche Therapien bringen es mit sich, dass sich Patienten lange in einem Behandlungsraum aufhalten, z.B. die Blutegeltherapie. Hier ist dann unbedingt ein zweiter Behandlungsraum erforderlich, in dem parallel behandelt werden kann.

Auch eine homöopathische Behandlung oder Gesprächstherapien erfordern meist einen relativ breiten Zeitrahmen. Da sie jedoch im Normalfall vom Praxisinhaber durchgeführt werden und diesen auch während der Behandlungszeit voll in Anspruch nehmen, genügt hierfür ein einzelner Raum. Parallelbehandlungen sind hier eigentlich undenkbar oder bestenfalls von Mitarbeitern durchzuführen.

Für körperorientierte psychotherapeutische oder Verfahren, die auch mit mehreren Personen gleichzeitig durchgeführt werden können, sollte man an einen entsprechend großen **Gruppenraum** denken. Berücksichtigt werden muss dann evtl. der Schallschutz und das Vorhandensein nicht schwingender Böden.

Falls in der Praxis *hydrotherapeutische* Behandlungen erfolgen sollen, sind entsprechende Einrichtungen erforderlich. Ist ihr Einbau möglich? Packungen und Wickel erfordern lange Liegezeiten und damit einen entsprechenden Raumbedarf.
Zu den bereits genannten Räumen kann sich ein *Anmeldebereich* gesellen, der zugleich den Arbeitsbereich einer Helferin, eines Helfers umfasst.

Werden Mitarbeiter beschäftigt, sollte an einen Aufenthaltsraum für diese gedacht werden. Auch ist eine Toilette für die Beschäftigten der Praxis erforderlich. Ab *fünf Mitarbeitern* verschiedenen Geschlechts sind *getrennte Toiletten* vorgeschrieben. So kann die Praxis aus einem Sprech- und Behandlungsraum mit Wartebereich und Toilette wie auch aus einer Vielzahl von Räumen bestehen.

3.4 Auf der Suche nach Praxisräumen – als Mieter oder Eigentümer

Für die Suche nach Mieträumen sollte man alle zur Verfügung stehenden Möglichkeiten nutzen:
- Verwandte, Bekannte, Freunde fragen
- Anzeigen in Tageszeitungen beachten
- Anzeigen in Fachzeitschriften lesen
- selbst Anzeigen in Tageszeitungen und Fachzeitschriften schalten
- Immobilienmakler zu Rate ziehen (bei Erfolg wird eine Maklergebühr fällig.)
- Apotheker fragen
- bei Immobilien- und Wohnungsbaugesellschaften nachfragen
- bei der Stadt- oder Gemeindeverwaltung nachfragen

Der Bekanntenkreis erweist sich als eine gute Quelle für Hinweise, sofern er groß genug ist, über ausreichende Kontakte verfügt und die erforderliche Zeit für Nachfragen zur Verfügung steht.
Auch die Anzeigen in Zeitungen und Fachzeitschriften zu beachten, erfordert oft einige Zeit, bevor geeignete Objekte gefunden werden. Schneller ist der Weg über eigene Anzeigen in Tageszeitungen, falls in der entsprechenden Region ein ausreichendes Angebot an Räumen besteht.
Oftmals bieten auch Wohnungsbau- oder Immobiliengesellschaften Räume an, man sollte in jedem Fall bei ihnen nachfragen. Dies gilt auch für Stadt- und Gemeindeverwaltungen, die im Besitz von Gebäuden sind und diese auch selbst verwalten.

Der Tipp: Häufig lohnt es sich, die Apotheker in der ausgewählten Umgebung, in der man sich Praxisräume sucht, zu befragen. Sie haben erfahrungsgemäß viele Kontakte und wissen gut Bescheid über alles, was sich auf dem „*Gesundheitssektor*“ tut.

Führt das Gespräch mit einem Apotheker zu keinem Hinweis, so kann es doch als erste Kontaktaufnahme mit einem späteren „Geschäftspartner" von Bedeutung sein.
Der „Profi" für alles, was mit Geschäftsräumen zu tun hat, ist selbstverständlich der Immobilienmakler. Regional verschieden kommt hier jedoch ein wesentlicher Punkt zum tragen, die Maklergebühr. Da sie sowohl von Vermietern als auch vom potentiellen Mieter als „verlorenes Geld" oder zumindest als zu hoch angesehen wird. Viele gute Angebote werden deshalb gar nicht erst dem Makler unterbreitet oder vom Interessenten nicht abgefragt, um die Maklergebühr zu sparen.

3.5 Besichtigung der Angebote

Schon vor der Suche nach Praxisräumen sollte man sich z.B. über die Therapien, die eigenen Vorstellungen von einer Praxis, die gewünschten Arbeitsbedingungen, eventuelle Mitarbeiter und die finanziellen Möglichkeiten einigermaßen im Klaren sein. Nach ihnen richtet sich nicht zuletzt die Größe der Praxis, die Raumaufteilung und auch die Lage.
Die Verkehrsbedingungen, die Umgebung der zukünftigen Praxis, die Parkplatzfrage u.a. mehr sollten beachtet werden.
Hat man geeignete Räume gefunden, müssen Gespräche und Verhandlungen über den Mietvertrag geführt werden. Vor allem sollte man klären, ob:

- die erforderlichen Genehmigungen vorliegen.
- bei Wohnräumen eine Nutzungsänderung beantragt und genehmigt werden muss.
- Stellplätze verlangt werden und zur Verfügung stehen.
- Umbauten erforderlich sind und der Genehmigung bedürfen.
- die Praxis für die Patienten gut erreichbar ist.
- Jedoch auch zunächst als nebensächlich angesehene Fragen, z.B.: Darf ich ein Praxisschild anbringen, wie groß und wo?
- In welchem Stockwerk liegt die Praxis?
- Ist nötigenfalls ein Fahrstuhl vorhanden? Ist er groß genug für einen Rollstuhl oder Kinderwagen?
- Gibt es einen Telefonanschluss?
- Sind die Stromanschlüsse und ihre Absicherung ausreichend?
- Wie werden die Räume beheizt?
- Wie verhält es sich mit dem Raumklima, z.B. bei starker Sonneneinstrahlung?
- Sind die Räume hell und freundlich?
- Ist das Gebäude, in dem die Praxis eingerichtet werden soll, attraktiv oder abstoßend?
- Hat die Gegend einen schlechten Ruf?

3.6 Der angemessene Mietvertrag

Nach der Klärung dieser Punkte muss ein Mietvertrag abgeschlossen werden. Dabei spielen eine Rolle:

- der Mietbeginn
- die Höhe der Miete und der Nebenkosten
- mögliche Erhöhungen während der Mietzeit
- die Laufzeit des Mietvertrags
- vorzeitige Kündigungsmöglichkeiten
- Optionen für eine Verlängerung des Mietvertrags und deren Bedingungen
- verträgt sich die Hausordnung mit einem Praxisbetrieb?
- sind die vorgeschriebenen Stellplätze vorhanden?

Beim Mietbeginn sollte man beachten, dass die:

- Einrichtungsgegenstände auch rechtzeitig geliefert werden können,
- Handwerker für evtl. erforderliche Umbauten auch zur Verfügung stehen,
- erforderliche Genehmigungen rechtzeitig vorliegen.

Es könnte sonst sein, dass Sie die Mieträume angemietet haben, die Räume zur Verfügung stehen und die Mietzahlungen fällig sind, aber die für den Praxisbetrieb erforderlichen Arbeiten nicht durchgeführt werden können.
Jeder Monat vor der Praxiseröffnung kostet Geld, das für andere Zwecke evtl. dringend benötigt wird. Oft besteht nicht die Möglichkeit, den Mietbeginn selbst zu bestimmen, dann sollten Kompromisse gesucht oder alle Aspekte eines frühzeitigen Mietbeginns berücksichtigt werden.

Bei den Kosten sollte man sehr genau auf die Mietnebenkosten achten. Sie können heute einen erheblichen Anteil an den gesamten Raumkosten einnehmen. Für die Raumkosten sind somit die voraussichtlichen Gesamtkosten entscheidend.
Bei der Miethöhe war bis jetzt eine gleichbleibend hohe Mietsumme über einen möglichst langen Zeitraum von Vorteil. Dies hat sich besonders in Ballungsräumen inzwischen geändert. Durch einen hohen Leerstand bei Gewerberäumen kommt es z.T. zu einer Herabsetzung der Mietpreise. Darauf sollte man jedoch bei einer Praxisneueröffnung nicht spekulieren.

Es dürfte immer noch sinnvoll sein, eine *feste Miete* für längere Zeit zu vereinbaren, da dies eine zuverlässige Kalkulationsgrundlage ergibt.
Nicht ohne weiteres sollte man jedoch die früher üblichen zeitlich *gestaffelten Mieterhöhungen* in einem Vertrag akzeptieren.
Mietgleitklauseln sollten in keinem Fall Steigerungen über die Inflationsrate beinhalten.
Bei der Dauer eines Mietvertrags müssen Vor- und Nachteile gegeneinander abgewogen werden. Für eine gut florierende Praxis bringt eine lange Mietzeit, möglichst noch mit einer Option auf eine Verlängerung, nur Vorteile. Hier wäre es u.U. fatal, wenn der Mietvertrag vom Vermieter gekündigt würde, insbesondere wenn keine Ersatzräume in der näheren Umgebung gefunden werden. Ein Teil der Patienten folgt einem Behandler bei einem Umzug nur bis zu einer gewissen Entfernung. Es ist somit schwer abzuschätzen, ob die Praxis am neuen Standort denselben Erfolg hat.
Meine erste Praxis befand sich in einem Gebäude, das nur Gewerberäume enthielt, eine Bank, eine Arztpraxis und Büroräume. Der Vermieter schloss nur Mietverträge mit einjähriger Laufzeit ab. Jedes Jahr erfolgte eine moderate Mieterhöhung, Kündigungen wurden nur aus wichtigen Gründen vorgenommen. So befand sich meine Praxis lange Jahre in diesem Gebäude, ein Glücksfall. Jederzeit hätte auch eine Kündigung erfolgen können, z.B. nach einem Besitzerwechsel oder dem plötzlichen Tod des Besitzers.
In Zeiten steigender Mieten muss somit bei kurzen Mietlaufzeiten immer mit einer Kündigung bzw. Änderungskündigung gerechnet werden, die nur dem Zweck dient, die Miete zu erhöhen.
Vor Jahren habe ich selbst erlebt, dass sich nach einer solchen Kündigung die Mietforderungen verdoppelten, schließlich befand sich in den Mieträumen eine gut florierende Praxis, was dem Vermieter natürlich nicht verborgen geblieben war. Ein langer Mietvertrag mit festem Mietpreis schützt davor!
Bei einer Praxisneueröffnung, insbesondere in schwierigen Zeiten, ist der wirtschaftliche Erfolg jedoch keineswegs abzusehen. Sollte sich die Praxis trotz aller Bemühungen nicht tragen, entbindet dies nicht von der Mietverpflichtung. So könnte es sein, dass die Praxis längst geschlossen ist, die Mietforderungen aber noch lange weiterlaufen und sich gewaltig summieren. Aus diesem Grund sollte möglichst ein Kompromiss gesucht werden. Dieser könnte, entsprechend den finanziellen Möglichkeiten und den Erfolgsaussichten für die Praxis, bei zwei, drei oder fünf Jahren liegen.

Der Tipp: Optimal wäre ein kürzerer Vertrag, mit vom Vermieter fest zugesagten Optionen auf Verlängerungen.

So könnten die Praxisräume vom Praxisinhaber erforderlichenfalls gekündigt werden, während dies bei entsprechender Vertragsgestaltung durch den Vermieter für die gesamte Optionszeit nicht möglich wäre.

Der Tipp: Bei Stellplätzen sollte man sich keinesfalls auf bisherige Umstände verlassen. Vor allem reicht der Hinweis nicht aus, dass bisher keine Stellplätze erforderlich gewesen seien oder niemand solche verlangt habe. Für eine Naturheilpraxis sind heute nahezu überall Stellplätze erforderlich.

Die entsprechenden Vorschriften werden durch Landesbauordnungen oder Stellplatzverordnungen geregelt. Sicherheit für den Praxisinhaber bringt eine Fixierung von Stellplätzen im Mietvertrag. Besondere Bedingungen sollten stets im Mietvertrag aufgeführt sein, und auch die Fixierung sämtlicher Vertragsabsprachen muss beachtet werden.

3.7 Die Praxis in eigenen Räumen

Genehmigungen, Nutzungsänderungen, Stellplätze und dergleichen spielen auch bei eigenen Räumen eine Rolle. Man sollte auch beachten, ob im eigenen Haus oder in einer Eigentumswohnung die Einrichtung einer Praxis auf Grund eines Nutzungsplans überhaupt möglich ist. Es gibt *reine Wohngebiete*, die eine solche Nutzung nicht zulassen.
Bei *Eigentumswohnungen* kann es zudem erforderlich sein, dass die Eigentümerversammlung einer **Nutzungsänderung** zustimmen muss. Dies sollte schon im Vorfeld der Überlegungen geklärt werden, um Ärger, juristische Auseinandersetzungen und unnötige Kosten zu vermeiden. Gemeinsame Wohnanlagen unterliegen nun einmal bestimmten Regelungen, die entweder in einem Vertrag festgelegt wurden oder eine gesetzliche Grundlage haben.

Es wäre fatal für eine eben mit großem Aufwand eingerichtete Praxis, wenn sie mitten in der Aufbauphase wegen fehlender Genehmigungen wieder geschlossen werden müsste. Praxisräume im eigenen Haus bringen sowohl Vor- als auch Nachteile mit sich. Zu den **Vorteilen** zählen u.a.:

- keine Zeitverluste auf dem Weg zum Arbeitsplatz
- Die Telefonbereitschaft kann evtl. auf Familienangehörige übertragen werden.
- Es fällt keine zusätzliche Miete an.
- Die Räume werden nicht gekündigt.
- Evtl. Umbauten oder Erweiterungswünsche bedürfen keiner Zustimmung eines Vermieters.
- Die Mitarbeit von Familienangehörigen wird erleichtert, z.B. die der Ehefrau, trotz zeitweiliger Kinderbetreuung.
- Dringende Behandlungen außerhalb der Sprechzeiten sind leichter möglich.

Selbstverständlich verursachen auch Räume im eigenen Haus Kosten, z.B. für die Abschreibung usw., sie fallen bei bestehenden Häusern meist jedoch ohnehin an und sind anders zu bewerten als eine monatliche Mietzahlung. Bestenfalls ein Mietausfall, weil die Räume nicht vermietet werden können, ist vorrangig gegenzurechnen.

Nachteilig kann es sich auswirken, dass bisweilen Pharmareferenten, Praxisbesucher und Patienten außerhalb der Sprechzeiten, z.B. beim Mittagessen, stören. Je nach Örtlichkeit müssen Familienmitglieder evtl. Rücksicht auf den Praxisbetrieb nehmen.

4. Technische Ausstattung

4.1 Wie viele Geräte sind erforderlich?

In einer klassischen Naturheilpraxis werden nur wenige Geräte benötigt. Die Patienten kommen im Normalfall nicht, um an Geräte angeschlossen und um mit modernster Technik behandelt zu werden. Viele Patienten mit chronischen Beschwerden haben einen langen Leidensweg durch technisch bestens ausgestattete Arztpraxen hinter sich und suchen den Therapeuten, der sie im wahrsten Sinne des Wortes „*behandelt*". Einige wenige Instrumente und Geräte sind jedoch meist erforderlich oder hilfreich.

Letztendlich entscheidet jedoch der Praxisinhaber, welche Hilfsmittel er für eine naturheilkundliche Diagnostik und Therapie benötigt. Bestimmte Therapien sind auch nur mittels Geräten durchzuführen.

In jeder Praxis sollte ein **Sterilisiergerät** vorhanden sein. Heißluft-Sterilisatoren sind für wenige hundert Euro zu erhalten und erfüllen günstig ihre Aufgabe. Neuerdings wird jedoch die Effektivität der Heißluft-Sterilisatoren in Frage gestellt und ihr Einsatz nur noch als bedingt empfehlenswert angesehen. Es muss daher eine zeitnahe Information durch den Fachhandel empfohlen werden. Erheblich teurer sind Autoklaven, die sich besonders für eine schonende Sterilisation von Textilien, Gummi und empfindlichen Instrumenten eignen.

4.2 Diagnosegeräte und Hilfsmittel

Der Therapeut für klassische Homöopathie nimmt wieder einmal eine Sonderstellung ein, kann er doch ohne jedes Gerät und ohne Technik auskommen. Grundsätzlich gilt dies auch für den nur verordnenden Behandler anderer Therapierichtungen wie Phytotherapie, Komplexmittelhomöopathie, anthroposophische Medizin, Bachblüten usw.. Sie alle können heute jedoch nicht auf ergänzende Untersuchungen verzichten.

So benötigt man in einer Naturheilpraxis unbedingt:

- Ein **Blutdruckmessgerät**. Als einfaches und präzises Gerät hat sich der Blutdruckmesser aus Manschette und Handpumpe mit Manometer erwiesen. Sehr präzise sind die **Quecksilber-Tischmodelle**. Elektronische Blutdruckmessgeräte gibt es heute in den verschiedensten Ausführungen für Messungen am Oberarm und am Handgelenk. Sie übernehmen auch die Schlagzahlmessung des Pulses. Jeder Behandler weiß, dass die Messbedingungen mitentscheiden bei einer korrekten Blutdruckmessung, worauf besonders beim Delegieren dieser Aufgabe geachtet werden sollte.
- Ein **Stethoskop**. Einfache Stethoskope sind bereits für wenige Euro erhältlich. Doppel-, Comfort-, Baby-, Kinder-, Cardiology- und eine Reihe weiterer Spezialstethoskope stehen zur Auswahl. Der Einsatzzweck und die individuelle Anwendung bestimmen die Kaufentscheidung. An der Spitze des technischen Fortschritts stehen die **elektronischen Stethoskope** für einige hundert Euro. Von ihnen werden die Schallsignale verstärkt. Das Klangbild kann klar erfasst werden, wodurch die Differentialdiagnostik erleichtert wird.
- Als diagnostisches Hilfsmittel wird sehr oft die **Augendiagnose** eingesetzt. Hierzu wird mindestens eine spezielle Lupe benötigt, die heute vor allem bei Hausbesuchen eingesetzt wird.
- Das **Irismikroskop** gehört heute zur Standardausrüstung jedes „Augendiagnostikers". Es gibt bereits sehr gute Geräte für wenige Tausend Euro. Bei einer Kaufentscheidung sollten die Ansprüche des Praxisinhabers mit den finanziellen Möglichkeiten in Übereinstimmung gebracht werden. Ob eine fotografische Einrichtung benötigt wird, hängt nicht zuletzt von den diagnostischen Fähigkeiten des Behandlers, der Dokumentation für den Erfahrungsaustausch und die Fortbildung sowie den Kosten ab.
- Als nützlich hat sich der **Hubtisch für ein Irismikroskop** erwiesen. Er kann jedoch auch durch höhenverstellbare Stühle ersetzt werden.
- Ob ein **Gerät für die Kirlianfotografie** benötigt wird, hängt ausschließlich vom Praxisinhaber ab. Es ist bereits für knapp über Tausend Euro zu erhalten.
- **Spirometer zur Messung der Lungenkapazität** erweisen sich oftmals als hilfreiches Instrument. Sie werden vom einfachen Gerät mit Skala bis hin zum elektronischen

Komfortgerät für einige Tausend Euro angeboten.

- **Akupunkturpunktsucher** sind günstige Instrumente zur genauen Lokalisation der Akupunkturpunkte. Sie können meist auch zur Störfelddiagnostik verwendet werden. Das Angebot reicht bis zum Komfortgerät für mehrere Tausend Euro, das als hochsensibel mit Empfindlichkeitsanpassung unter Berücksichtigung der Hautfeuchtigkeit empfohlen wird.
- **Kombinierte Mess- und Therapiegeräte** siehe 4.3.
- Relativ neu sind eigenständige **Ampullen-Testgeräte**. Sie sind ausschließlich zum Testen von Ampullen und deren Eignung für den Patienten gedacht.
- Angeboten werden auch **Messgeräte zur Suche elektrischer und magnetischer Störfelder** für die Praxis und den Wohnbereich des Patienten.
- In vielen Praxen findet sich heute auch ein **Gefäßdoppler**, der insbesondere bei einer akuten tiefen Venenthrombose hilfreich sein kann.
- Auch der Wert eines **EKG-Geräts** ist unumstritten, es stellt sich jedoch die Frage, ob solche Geräte in einer Naturheilpraxis vorhanden sein müssen.

4.3 Therapiegeräte und Hilfsmittel

Von den rund 500 Therapien, die Heilpraktiker ausüben, können die meisten ohne Geräte praktiziert werden. Einige Therapien sind jedoch auf Apparate angewiesen, und wenige beruhen ausschließlich auf dem Einsatz eines Gerätes.

- Dies gilt für die **Ozontherapie**, die in jeder Form auf ein Ozongerät angewiesen ist. Sauerstoff pO2-Messgeräte zur blutigen und unblutigen Messung kosten einige Tausend Euro. Die Preise für Neugeräte liegen meist oberhalb von 5.000,- Euro und gehen bis über 10.000,- Euro hinaus. Der Praxisgründer sollte im Zweifelsfall die Anschaffung eines guten, gebrauchten Geräts in Erwägung ziehen.
- Für die Begasung der Extremitäten wird ein **Ozon-Absauger** für einige Tausend Euro benötigt.
- Ein **Haemoaktivator**, mit dem Eigenblut ultraviolett bestrahlt werden kann, kostet um die 3.000,- Euro. Rund das Doppelte muss für einen Haemoaktivator mit Lasermodul bezahlt werden.
- Etwas teurer sind auch Geräte für die **Singulett-Sauerstoff-Therapie**, deren Preise um 4.000,- Euro betragen.
- Für die **Sauerstoff-Mehrschritt-Therapie** ist eine entsprechende Sauerstoffflasche mit Sauerstoffdruckminderer und evtl. einem Regler erforderlich. Die Kosten belaufen sich auf einige Hundert bis zu rund 1.000,- Euro.
- Zur Elektroakupunktur wird ein breites Spektrum an Geräten angeboten. Im Wesentlichen wird unterschieden in:

1. Geräte zur Nadelstimulation, die meist weniger als 1.000,- Euro kosten und mit einem Punktsuchteil verbunden sind oder damit ergänzt werden können.

2. kombinierte Geräte zur Punktsuche für die EAV mit Therapieteil und zur Medikamententestung, die selbstverständlich etwas teurer sind. Mit ihnen können auch Materialverträglichkeits- und Allergietests, Zahnreiztests und Mundstrommessungen durchgeführt werden.

- **BFD-Mess- und Therapiegeräte** erfordern eine Investition von mindestens 3.000,- Euro. Sie umfassen meist die automatische oder manuelle Rundummessung, eine Normwertautomatik mit Ausgleich der Leitwerte, einen Messwertspeicher mit aktueller Anzeige des letzten Messwerts bei Therapiebetrieb, die Kippschwingungstherapie, direktes Umschalten von „Messen" auf „Therapie", negative oder positive Impulse können über die Sondenspitze appliziert werden, eine frei programmierbare Frequenzschaukel, die Auflagekraftmessung im Messgriffel und besitzen einen Empfindlichkeitsregler zur Spreizung der Messanzeige.
- Bei den **Laser-Geräten für die Akupunktur** unterscheidet man grundsätzlich zwei Arten, die batteriebetriebenen Handgeräte und die stationären, netzbetriebenen Geräte. Die Handlaser kosten zwischen rund 1.000,- Euro und 3.000,- Euro und bestehen aus dem Laser und einer Netzstation, vor allem zum Aufladen der Batterien. Ihre Leistung liegt zwischen 5 und 180 mW, und sie können sowohl zur Akupunktstimulation wie auch zur Kleinflächentherapie eingesetzt werden. Die vielseitigen Netzgeräte erfordern eine Investition von mehr als 2.000,- Euro.

- Für die **Bioresonanztherapie** sind Geräte erforderlich, die normalerweise mehr als 3.000,- Euro kosten.
- **Reizstromgeräte** gibt es in den unterschiedlichsten Ausführungen und zu den entsprechenden Preisen.
- **Heilsonnen und Bestrahlungslampen** werden schon lange in der Praxis eingesetzt. Das Tischmodell der Unisol-Heilsonne kostet um die 300,- Euro.
- **Inhalationsgeräte** in den verschiedensten Ausführungen, als Feuchtwarm-, Dampf-, Feinvernebelungs- oder Feuchtzerstäubungs geräte, sind für 100,- bis 300,- Euro zu erhalten.
- **Fußbadewannen** für warme oder ansteigende Fußbäder, für Fußmassagen u.a. mehr werden in einer breiten Vielfalt angeboten und kosten meist nur wenige hundert Euro.
- Noch umfangreicher ist das Angebot an **Massagegeräten** mit einem entsprechenden Preisspektrum.
- Ein **Colon-Hydrogerät** erfordert eine Investition von rund 4.000,- bis 8.000,- Euro.
- **Magnetfeld-Therapiegeräte** sind bereits für mehrere Hundert Euro erhältlich, können jedoch auch sehr teuer sein.
- Seit einigen Jahren werden **Geräte zur Farbtherapie** angeboten. Mit ihnen sind große oder kleine Flächenbestrahlungen, z.B. Ganzkörper-, Akupunkturpunkt- und Reflexzonenbestrahlungen, möglich. Die Investitionssumme beträgt meist mehr als 3.000,- Euro.

4.4 Labor

Traditionell gehört ein Labor nicht zu einer Naturheilpraxis. Selbstverständlich greift der Behandler jedoch heute, neben anderen Diagnosefindungsmethoden, auch auf Laborparameter zurück. Sie dienen vor allem zur Absicherung einer Verdachtsdiagnose, der Ausschlussdiagnostik aber auch der Verlaufskontrolle während einer Behandlung.
Die Feststellung von Laborwerten kann auch im Hinblick auf die *Sorgfaltspflicht* erforderlich sein. Vor allem bei einem Erstattungsanspruch gegenüber einem Kostenträger ist darauf zu achten, dass die Durchführung von Laboruntersuchungen durch entsprechende Verdachtsdiagnosen begründet sein muss.

Um die gewünschten **Laborwerte** zu erhalten, gibt es grundsätzlich drei Wege:
1. Der Patient lässt die erforderlichen Parameter beim Arzt feststellen und übergibt Ihnen die Ergebnisse. Bei guten Kontakten kann der Arzt oder Facharzt auch durch Überweisung des Patienten tätig werden.
2. Die gewünschten Parameter werden im eigenen Labor ermittelt.
3. Die für eine Laborauswertung erforderlichen Körperflüssigkeiten oder Ausscheidungen werden in der Praxis entnommen und einem Labor zugeleitet.

4.4.1 Eigenes Labor

Ein eigenes Labor für eine Naturheilpraxis empfiehlt sich nur unter bestimmten Bedingungen.
So sollten stets viele Patienten behandelt und dafür viele Laborwerte ermittelt werden müssen.
Der Praxisinhaber oder ein naher Angehöriger ist selbst in Labormedizin ausgebildet, oder eine qualifizierte Fachkraft steht preiswert zur Verfügung.
Die Ausrüstung für ein eigenes Labor erfordert eine erhebliche Investitionssumme, die sich letztendlich amortisieren muss. Ein geeigneter Raum mit allen erforderlichen sanitären Einrichtungen wird benötigt. Hinzu kommen u.a. Photometer, Mikroskop mit Objektträgern, Färbebänke, eine Zentrifuge und eine Vielzahl von Laborinstrumenten, Reagenzien und Hilfsmitteln.
Praxisgründer sollten sich, nicht zuletzt aus finanziellen Gründen, auf einige einfache Verrichtungen beschränken. Hierzu zählt der Einsatz von **Schnellteststreifen**, z.B. für die quantitative Blutzuckerbestimmung.
Teststreifen zur Bestimmung von Glucose, Eiweiß, pH-Wert, Leukozyten, Keton, Urobilinogen, Bilirubin, Blut, Nitrit usw. im Harn gibt es sowohl für den einzelnen Wert als auch in der Kombination von bis zu zehn Parametern.
Standardtests zum Feststellen von **okkultem Blut im Stuhl** erweisen sich als sehr nützlich.
Ein **Blutsenkungsapparat nach Westergren** mit Pipetten und Reagenzien für weniger als 100,- Euro zählt ebenfalls zu den sinnvollen Ergänzungen, auch für die kleinere Praxis.

4.4.2 Fremdlabor

Grundsätzlich haben Sie die Wahl, sich einer Laborgemeinschaft anzuschließen, an deren wirtschaftlichem Erfolg Sie beteiligt sind, oder Sie beauftragen ein rein kommerzielles Unternehmen.

Im Normalfall erhalten Sie vom Labor die Versandpackungen für das zu untersuchende Material. Nach der Auswertung durch das Labor wird Ihnen das Ergebnis entweder schriftlich, telefonisch oder per Telefax mitgeteilt. Meist ist es möglich, die Laborergebnisse innerhalb von 24 Stunden zu erhalten. Normalerweise ist das Untersuchungsmaterial am nächsten Tag im Labor. Wenn dann die Untersuchungen noch am selben Tag durchgeführt werden, kann das Ergebnis unmittelbar danach bekannt gegeben werden. Die Zusammenarbeit mit einem eingeführten Labor ist in der Regel problemlos.
Die Labors bieten sowohl einzelne Parameter zur Untersuchung an, die beliebig miteinander kombiniert werden können, als auch Untersuchungen nach Indikationsgebieten oder nach Profilen, die mehrere Parameter umfassen.
Das Leistungsangebot, die Versandbedingungen und die Preise sollten bei den Labors erfragt werden. Dies sollte bereits vor der Inanspruchnahme eines Labors erfolgen, da es *erhebliche Preisunterschiede* gibt.
Allgemein kann davon ausgegangen werden, dass viele Leistungen preiswerter als noch vor zehn Jahren erbracht werden. So kann ein Checkup mit zehn Werten nur 1,50 Euro aber auch ein Mehrfaches diese Beitrags kosten. Darin enthalten ist meist der Status des Blutzuckers, der Cholesterin- und Harnsäurewert sowie Leber- und Mineralstoffwerte. Ein großes Blutbild kann schon für 1,75 Euro erstellt werden. Der Atherosklerosestatus mit Differenzierung von HDL- und LDL-Cholesterin, Triglyceriden und Cholesterin kostet 6,00 Euro, oder auch über 50,- Euro. Einzelne Leber- oder Mineralstoffwerte sind oft bereits für 1,50 Euro zu erhalten, können aber auch 17,90 oder 23,90 Euro kosten. Beliebt sind auch Stoffwechselprofile. Sie können 42 Parameter von den Blut- und Leberwerten bis zu Harnsäure und Kreatinin für etwa 50,- Euro umfassen. Ein großer Immunstatus mit über 50 Werten kann aber auch nahezu 300,- Euro kosten. Auch Spezialuntersuchungen, z.B. für die Malignom-Diagnostik, können sehr aufwändig und teuer werden. Je nach Art und Umfang der gewünschten Parameter kann eine Laborrechnung niedrig oder auch hoch sein. Manche Labors erheben auch Versand- oder Zusatzkosten, andere nicht. In jedem Fall sollte nach Kenntnis der zu erwarteten Kosten der Patient informiert werden, bevor die Rechnung vorliegt.
Grundsätzlich kann es zur Diagnosestellung erforderlich sein, Laborwerte feststellen zu lassen. Entsprechend der Erkrankung kann dies nach der Sorgfaltspflicht erforderlich sein. Zur Aufklärungspflicht gehört dann aber die Mitteilung an den Patienten, welche Kosten auf ihn zukommen. Die Rechnungsstellung erfolgt entweder an den Patienten direkt oder über den Praxisinhaber. Sie kann auch gegenüber der Praxis ausgestellt werden. Laborkosten zählen zu den *Fremdleistungen,* die ohne Aufschlag an die Patienten weitergereicht werden.
Nachfolgend habe ich einige Labor-Anschriften aufgeführt. Sie dienen lediglich als Beispiele für eine Vielzahl von Instituten.

Auswahl von Labor-Anschriften

Biologisches Labor GmbH Dr. med. Carsten Grüneberg Bembergstr. 3 58675 Hemer Tel.: 0 23 72 / 15 11 12 Fax: 0 23 72 / 15 14	Labor Dr. Hauss Spez. Kieler Str. 71 24340 Eckernförde Tel.: 0 43 51 / 71 26 81 Fax: 0 43 51 / 71 26 83
Gemeinschaftslabor f. biol. Heilkunde u. Umweltkrankheiten Dr. Joachim Leman Postfach 11 69 69489 Hirschberg Tel.: 0 62 01 / 50 78 54 Fax: 0 62 01 / 50 78 54	Labor Limbach Im Breitspiel 15 69126 Heidelberg Tel.: 0 62 21 / 34 32 0 Fax: 0 62 21 / 34 32 11 0
Harndiagnostisches Laboratorium Spez. Dr. J. Gutschmidt Nachf. Kufsteinstr. 36 83075 Bad Feilnbach Tel.: 0 80 66 / 81 81	Probios GmbH Reuchlinstr. 9 a 70178 Stuttgart Tel.: 0 7 11 / 5 05 32 25 Fax: 0 7 11 / 5 05 32 21
SKA Labor Spez. Zentrum f. Diagnostik u. Therapieverfahren Brandstr. 6 49393 Lohne Tel.: 0 44 42 / 92 58 0 Fax: 0 44 42 / 92 58 77	Labormed Institut für medizinische Laboruntersuchungen GmbH Karl-Bosch-Str. 2 65203 Wiesbaden Tel.: 0 61 1 / 30 76 24 Fax: 0 61 1 / 30 76 18
Laboratorium f. spektralanalytische u. biol. Unters. Spez. Dr. Bayer Bopserwaldstr. 26 70184 Stuttgart Tel.: 0 71 1 / 16 41 80 Fax: 0 71 1 / 16 41 81 8	

5. Finanzplanung

5.1 Finanzbedarf vor der Praxiseröffnung

Der Finanzbedarf für eine Praxis kann bei bescheidenen Ansprüchen gegen Null tendieren, während nach oben die Grenzen offen sind. Er richtet sich auch nach der Praxisstruktur und den vorliegenden Gegebenheiten.
Für eine Praxisgründung in **eigenen Räumen** muss mit folgenden Kostenpunkten gerechnet werden:

- Renovierungskosten Wände, Decken und Fußboden
- Bereitstellung von sanitären Einrichtungen, Toiletten, Waschgelegenheiten
- die Praxiseinrichtung
- Geräte, Instrumente und Hilfsmittel
- Bürogeräte und -material, Schreibwaren, Drucksachen, Stempel und dergleichen
- Bei einer Praxisgründung **in Mieträumen** können die folgenden Ausgaben hinzukommen:
- Maklergebühren für die Vermittlung von Mieträumen
- Mietvorauszahlungen
- Abstandszahlungen an den Vormieter

Bei allen Maßnahmen müssen die Hygienevorschriften und die betriebsärztlichen und sicherheitstechnischen Vorschriften berücksichtigt werden. Ein **Finanzplan** für eine **Praxis im eigenen Haus** könnte folgendermaßen aussehen:

Renovierungs- und Umbaukosten für 80 m²	8.000,- Euro
Praxiseinrichtung	6.000,- Euro
Irismikroskop mit Tisch und Stühlen	3.000,- Euro
Sterilisator	300,- Euro
Kleingeräte, Instrumente und Hilfsmittel	3.000,- Euro
Bürogeräte einschließlich Computer und Drucker	2.000,- Euro
Schreibwaren, Drucksachen, Stempel etc.	1.000,- Euro
Kosten für Renovierung und Praxiseinrichtung	**23.300,-Euro**

Bei einer **Praxiseröffnung in Mieträumen** könnte die Beispielrechnung folgendermaßen aussehen:

Renovierungskosten für 80 m²	3.000,- Euro
Praxiseinrichtung	6.000,- Euro
Irismikroskop mit Tisch und Stühlen	3.000,- Euro
Sterilisator	300,- Euro
Kleingeräte, Instrumente und Hilfsmittel	3.000,- Euro
Bürogeräte einschließlich Computer und Drucker	2.000,- Euro
Schreibwaren, Drucksachen, Stempel etc.	1.000,- Euro
Mietvorauszahlung, Abstandszahlung, Makler	3.000,- Euro
Kosten für Renovierung und Praxiseinrichtung	**21.300,-Euro**

Insbesondere Geräte können auch geleast werden. Entscheidend sind die zur Verfügung stehenden Barmittel, die aus dem Familienkreis geliehenen Summen und die Kreditzusagen der Bank. Sämtliche Verbindlichkeiten müssen in absehbarer Zeit zurückgezahlt werden.
Deshalb sollte man bei einer kleinen Eigenkapitaldecke jede Investition, jede Anschaffung eines Geräts und jede finanzielle Verpflichtung sehr genau auf ihre momentane Notwendigkeit überprüfen.

5.2 Finanzbedarf nach der Praxiseröffnung

Aus der Rück- und Zinszahlung von Verpflichtungen durch die Kreditaufnahme für die Praxisausstattung und den laufenden Praxiskosten ergibt sich die Gesamtbelastung für den Praxisgründer. Zu beiden Ausgabenpositionen gesellen sich noch die **privaten Lebenshaltungskosten**. Langfristig muss die Bilanz zwischen den Einnahmen und den Gesamtausgaben selbstverständlich positiv sein. Defizite müssen eingeplant und entsprechend finanziert werden. So manche Praxis ist bereits an

zu hohen monatlichen Belastungen oder einer unzureichenden Finanzierung gescheitert.
Für eine gewisse „Durststrecke" sollte sich deshalb jeder Praxisgründer ein finanzielles Polster zurücklegen.
In dem Finanzplan muss enthalten sein, dass die Einnahmen zunächst nur gering sind und meist auch nur langsam ansteigen. Heute kann es ein oder auch mehrere Jahre dauern, bis sich eine Praxis finanziell trägt. Die fixen Kosten fallen jedoch unabhängig davon an.
Die Differenz zwischen geringen Einnahmen und den Ausgaben muss entweder durch ein **zusätzliches Einkommen** abgedeckt sein, oder sie muss durch **Rücklagen**, bzw. eine **Finanzierung**, gesichert sein. Dies gilt selbstverständlich auch für alle privaten Ausgaben während der „Anlaufzeit".
Sowohl die zu erwartenden Einnahmen als auch die Kosten einer Praxis sollten vorsichtig realistisch angesetzt werden, insbesondere wenn noch keine Erfahrungswerte vorliegen.
Die **Honorareinnahmen** eines Praktikers aus der Praxistätigkeit resultieren unmittelbar aus seinen diagnostischen und therapeutischen Bemühungen. Hinzu können Einnahmen als Dozent aus Vorträgen und Unterricht kommen.
Die **anfallenden Ausgaben** bestehen aus festen Verpflichtungen wie der Miete, an deren Höhe Sie während der Laufzeit nichts ändern können. Bei den variablen Kosten, z.B. für Praxisbedarf, Telefon oder Fortbildung, verbleibt ein gewisser Spielraum, den man jedoch nicht allzu hoch einschätzen sollte. Die wesentlichen **Kosten** sind nachfolgend aufgeführt:

- Miete
- Mietnebenkosten (Heizung, Wasser und Abwasser, Müllabfuhr, Aufzug usw.)
- Stromkosten
- Helferin oder Aushilfskraft
- Reinemachefrau
- Bank- und Kreditkosten
- Praxisbedarf (Klein- und Verbrauchsmaterial wie Spritzen, Kanülen, Tupfer, Desinfektions- und Reinigungsmittel, Verbandsmittel, Akupunkturnadeln usw.)
- Allgemeine Praxiskosten (Zeitschriften, Pflanzen, Anzeigen usw.)
- Telefon- und Faxkosten
- Fachbücher und -zeitschriften
- Fachfortbildungskosten
- Büromaterial und Schreibwaren (Schreibpapier, Drucksachen, Rezepte, Visitenkarten, Briefbogen, Portokosten usw.)
- Kraftfahrzeugkosten
- Beiträge für Berufs- und Fachorganisationen
- Versicherungen (Berufshaftpflicht-, Praxisversicherung)
- Steuerberatungs- und Buchhaltungskosten
- Abschreibung für Abnutzung der Praxiseinrichtung

Die größten Posten sind erfahrungsgemäß die **Miet- und Raumkosten** sowie die **Personalkosten**. Die Bank- und Kreditkosten hängen selbstverständlich stark vom Kreditbedarf ab. Die Abschreibung richtet sich nach der Höhe und Art Ihrer Investitionen.
Die Kosten für Versicherungen und Beiträge sind gut überschau- und kalkulierbar. Alle weiteren Ausgaben sind mehr oder weniger mit Ihren Aktivitäten gekoppelt, so steigen mit zunehmender Patientenzahl im Normalfall auch die Kosten für den Praxisbedarf.
Zu Beginn einer selbständigen Praxistätigkeit sollte man den Kostenrahmen möglichst niedrig halten und damit den zunächst zu erwartenden geringen Einnahmen annähern.
Mehrere Praxisneugründer habe ich allein deshalb scheitern sehen, weil sie die Einnahmeerwartungen zu hoch angesetzt hatten und deshalb zu hohe Verpflichtungen eingegangen waren.
So sollte man auch mit der Einstellung von Personal sehr vorsichtig sein. Man geht dabei meist längerfristige Verpflichtungen ein, die auch dann eingelöst werden müssen, wenn die Einnahmen zunächst nur sehr gering sind.

5.3 Die Einnahmen- und Ausgabenplanung

Der Abschluss im 1. Praxisjahr könnte bei Anmietung der Räume ab Januar und Praxiseröffnung im März wie folgt aussehen:

Einnahmen	
▶ 3 Patienten in der 1.Woche ▶ nach 3 Monaten 10 Patienten wöchentlich ▶ am Jahresende 20 Patienten wöchentlich Somit: ▶ 36 Arbeitswochen mit durchschnittlich 12 Patienten in der Woche ▶ bei einem durchschnittlichen Honorar von 30,- Euro pro Behandlung	36x12x30,- Euro = 12.960,- Euro
Gesamteinnahmen	**12.960,- Euro**

Ausgaben	
Miete und Raumkosten 12 x 600,- Euro	7.200,- Euro
Helferin/Reinemachefrau 10 x 400,- Euro	4.000,- Euro
Bank- und Kreditkosten 30.000,- auf 10 Jahre	5.000,- Euro
Praxisbedarf	1.000,- Euro
Allgemeine Praxiskosten	500,- Euro
Telefon- und Faxkosten 12 x 40,- Euro	480,- Euro
Fachbücher und -zeitschriften	400,- Euro
Fachfortbildungskosten	1.000,- Euro
Büromaterial und Schreibwaren	1.000,- Euro
Kraftfahrzeugkosten	3.000,- Euro
Beiträge für Berufs- und Fachorganisationen	300,- Euro
Versicherungen	400,- Euro
Steuerberatungs- und Buchhaltungskosten	1.000,- Euro
Gesamtausgaben	**24.780,- Euro**

Bei 12.960,- Euro Einnahmen und 24.780,- Euro Ausgaben, würde ein **Verlust von 11.820,- Euro** entstehen. Diese Unterdeckung müsste selbstverständlich durch Rücklagen, andere Einnahmequellen oder bei der Finanzierung berücksichtigt werden.

Die Zins- und Rückzahlungsverpflichtungen für die Praxisausstattung und/oder die Rücklagebildung ist in den Bank- und Kreditkosten enthalten. Bei einem **Kreditbedarf** von 30.000, Euro und einer Laufzeit von 10 Jahren sind dies zwischen 5 und 6.000,- Euro jährlich. Wird die Laufzeit auf 5 Jahre verkürzt, erhöht sich diese Summe auf 6.000,- bis 8.000,- Euro jährlich. Die genaue Zahlungsverpflichtung ergibt sich aus der Kredithöhe, der Laufzeit, der jeweiligen Zinssituation, den grundsätzlichen Bedingungen des Kreditgebers und auch vermehrt auch aus Ihrem Verhandlungsgeschick. Selbstverständlich sollte man mehrere Angebote einholen und diese miteinander auf ihre Gesamtbelastung, die effektiven Kosten und die laufenden Verpflichtungen hin vergleichen.

Die **Einnahmen-Ausgaben-Überschussrechnung** könnte sich im 2. Praxisjahr dann wie folgt entwickeln:

Einnahmen	
▶ bei durchschnittlich 20 Patienten wöchentlich zu Jahresbeginn und ▶ 40 Patienten wöchentlich am Jahresende ▶ Somit 48 Arbeitswochen mit durchschnittlich 30 Patienten in der Woche ▶ bei einem durchschnittlichen Honorar von 30,- Euro pro Behandlung	48x30x 30,- Euro = 43.200,- Euro
Gesamteinnahmen	**43.200,- Euro**

Ausgaben	
Miete und Raumkosten 12 x 600,- Euro	7.200,- Euro
Helferin/Reinemachefrau 12 x 400,- Euro	4.800,- Euro
Bank- und Kreditkosten 30.000,- auf 10 Jahre	5.000,- Euro
Praxisbedarf	1.500,- Euro
Allgemeine Praxiskosten	800,- Euro
Telefon- und Faxkosten 12 x 40,- Euro	480,- Euro
Fachbücher und -zeitschriften	400,- Euro
Fachfortbildungskosten	1.000,- Euro
Büromaterial und Schreibwaren	600,- Euro
Kraftfahrzeugkosten	3.000,- Euro
Beiträge für Berufs- und Fachorganisationen	300,- Euro
Versicherungen	400,- Euro
Steuerberatungs- und Buchhaltungskosten	1.000,- Euro
Gesamtausgaben	**26.480,- Euro**

Im 2. Praxisjahr würde in unserer Beispielrechnung bei **Gesamteinnahmen von 43.200,- Euro** und **Ausgaben von 26.480,- Euro** ein **Gewinn von 16.720,- Euro** entstehen, der sich bei weiter ansteigenden Patientenzahlen im 3. Jahr zusätzlich erhöht.

5.4 Private Ausgaben

Im Normalfall müssen die Einnahmen aus der Praxistätigkeit auch die Ausgaben für die **private Lebensführung** abdecken. Deshalb müssen auch diese Kosten genau aufgelistet und auf ihre Notwendigkeit hin überprüft werden. Während der Aufbauphase einer Praxis muss sich die Kostenkontrolle sowohl auf die Praxiskosten als auch auf die privaten Ausgaben beziehen.
Die wesentlichen Positionen setzen sich zusammen aus den **Ausgaben** für:

- Die Wohnraummiete + Nebenkosten
- Einrichtungsgegenstände und Reparaturen
- Versicherungen (z.B. Hausrat)
- Lebens- und Genussmittel
- Kleidung
- Kommunikationsmittel (Telefon, Fax usw.)
- Die Altersvorsorge (Renten- oder

Lebensversicherung, Sparpläne usw.)
- Eine Kranken- und Unfallversicherung
- Die kulturellen Bedürfnisse (Bücher, Konzerte, Theater usw.)
- Vereine und Hobbys
- Körperpflege und Kosmetik
- Verkehrsmittel und Reisen

Da sich die privaten Ausgaben sehr stark an den eigenen Vorstellungen sowie dem gesellschaftlichen und kulturellen Umfeld orientieren, umfassen sie ein breites Spektrum individueller Planung. Dabei wird man stets an eine Untergrenze unbedingt erforderlicher Ausgaben stoßen, während es nach oben keinerlei Begrenzung gibt.
Zu Beginn einer selbständigen Tätigkeit müssen zwangsläufig alle entbehrlichen Kostenpunkte reduziert oder vermieden werden.

6. Die Finanzierung

6.1 Eigen- und Fremdkapital

Bei der Finanzplanung sollten sehr genau sämtliche Positionen festgehalten und in ihren kurz-, mittel- und langfristigen Folgen bewertet werden, um ein späteres finanzielles Fiasko auszuschließen.
Ausgaben und Kosten dürfen nie unterschätzt, mögliche Einnahmen sollten nicht überschätzt werden.
Je exakter die Finanzplanung durchgeführt wurde und je realistischer die zukünftigen Einnahmen und Ausgaben erfasst werden, desto sicherer ist die finanzielle Existenz der künftigen Naturheilpraxis und deren Inhabers.
Eine **zu großzügige Finanzierung** bietet zwar zusätzliche Sicherheit, bringt aber erhöhte Zinszahlungen mit sich, die letztendlich verdient und erbracht werden müssen.
Eine **zu knappe Finanzierung** spart Zinsen, kann aber zu finanziellen Engpässen führen. Sollten diese dann aus „eigener Kraft" nicht überwunden werden können, steht eine Nachfinanzierung an. Banken stehen erfahrungsgemäß einer Nachfinanzierung skeptisch gegenüber. Lehnt die Bank weitere Mittel ab und sind keine zusätzlichen finanziellen Quellen zu erschließen, kann dies schnell das „Aus" für die neue Praxis bedeuten. Deshalb sollte bei der Planung ausreichend „Luft" für Unvorhergesehenes vorhanden sein.

Der Tipp: Im Zweifelsfall also eher großzügig finanzieren.

Meist führen jedoch überzogene Ausgaben, z.B. für eine zu großzügige Ausstattung oder unterschätzte Folgekosten, bei zu geringer Kapitaldecke fast schon automatisch die späteren finanziellen Schwierigkeiten mit sich.
Den ersten, oft verhängnisvollsten Fehler kann ein Praxisgründer bereits bei der **Auswahl der Kredit gebenden Bank** machen.

Der Tipp: Es ist deshalb stets zu empfehlen, sich mehrere Angebote unterbreiten zu lassen, Kreditgespräche zu führen und sich erst danach für eine Bank zu entscheiden.

Bei Kreditgesprächen mit der Bank sollte man mit einem guten Konzept und realistischen Berechnungen antreten. Dies gilt insbesondere auch für die Ertragserwartungen und damit für die Rückzahlung des Kredits und der Zinsen.
Es kann bei der Gesprächsvorbereitung nichts schaden, wenn man sich einmal die Sichtweise der Bank zu eigen macht.
Dabei werden oftmals Schwachstellen aufgedeckt und können dann bereits vor dem Kreditgespräch ausgeräumt werden. Selbstverständlich wird die Bank nach **Sicherheiten** fragen.
Immobilien, Wertpapiere oder Guthaben bei Lebensversicherungen erleichtern zweifellos die positive Entscheidung der Bank.
Oft stellt sich auch die Frage nach einem **Bürgen**, der sich aber über alle Konsequenzen einer Bürgschaft im Klaren sein sollte.
Der erforderliche Umfang einer Finanzierung kann durch einen **Finanzierungsplan** festgestellt werden.
Nachfolgend eine Auflistung möglicher Ausgabenpositionen, die zum besseren Verständnis fiktive Zahlen aus einem Finanzierungsplan enthalten.
Es müssen **finanziert** werden:

Vorbereitungs- und Planungskosten	2.000,- Euro
Aus- und Umbaukosten	3.000,- Euro
Abstandszahlungen und Mietvorauszahlungen	2.000,- Euro
Praxiseinrichtungs- und Ausstattungskosten	15.000,- Euro
Werbekosten	1.000,- Euro
Kostenunterdeckung während der Aufbauphase	10.000,- Euro
private Ausgaben während der Aufbauphase	20.000,- Euro
Mietvorauszahlung, Abstandszahlung, Makler	3.000,- Euro
Summe	**53.000,- Euro**

Von dieser Summe können die **Ersparnisse** und evtl. von der Familie zur Verfügung gestellte Gelder, die erst nach der Aufbauphase zurückgezahlt werden müssen, abgezogen werden, z.B.:

Ersparnisse	15.000,- Euro
Familiendarlehen	20.000,- Euro
Summe	**35.000,- Euro**

In diesem Fall wäre ein **Kreditbedarf** von 18.000,- Euro erforderlich. Hinzu kommen dann aber selbstverständlich die Kreditrück- und Zinszahlungsverpflichtungen für die Zeit der Aufbauphase. Diese können sich leicht auf 10.000,- bis 15.000,- Euro summieren.
Somit wäre eine **Gesamtkreditaufnahme** von etwa 28-33.000,- Euro erforderlich.
Die Zinsen für ein Darlehen sind **abzugsfähige Ausgaben**, und dies gilt auch für die **Geldbeschaffungskosten gemäß § 9 Abs. 1 Nr. 1 des Einkommenssteuergesetzes** (Werbekosten). Zu den Geldbeschaffungskosten zählen alle Aufwendungen, die der Steuerpflichtige hat, um einen Kredit zu erhalten.
Dazu zählen:

- ein Disagio oder Damnum (wird in der Regel bei der Auszahlung des Darlehens einbehalten)
- sonstige Kreditbearbeitungsgebühren
- Bereitstellungszinsen für das Darlehen
- Notarkosten für die Eintragung einer Hypothek oder Grundschuld
- Gebühren des Amtsgerichts für die Eintragung ins Grundbuch
- Schätzgebühren für die Wertermittlung eines Grundstücks, das als Sicherheit für einen Kredit dient
- Bürgschaftsgebühren
- Provisionen für einen Finanzmakler
- Es gibt die verschiedensten Finanzierungsmodelle für Praxisneugründer.

In Betracht kommen z.B. Kredite mit:

- gleichbleibender Ratenzahlung von Beginn an.
- einem festen Rückzahlungsdatum ohne Tilgungsraten.
- tilgungsfreien Jahren während der Aufbauphase.

Gleichbleibende Rückzahlungsraten bieten eine feste Kalkulationsgrundlage, ob sie wirtschaftlich günstig sind, muss jeweils überprüft werden.

Bei längerfristigen Darlehen sollte stets die Zinsbindungsfrist beachtet werden. Gilt ein abgeschlossener niedriger Zinssatz nur für 3 oder 5 Jahre, muss damit gerechnet werden, dass er dann neu festgesetzt wird. Befindet man sich dann in einer Hochzinsphase, kann es leicht zu einer Verdopplung des Zinssatzes kommen, wodurch sich die Zinszahlungen selbstverständlich ebenfalls verdoppeln. Bei einem Kredit von 30.000,- Euro macht jeder Prozentpunkt bereits 300,- Euro im Jahr aus.
Ist eine **Rückzahlung des Gesamtkredits am Ende der Laufzeit** vereinbart worden, z.B. nach 5 oder 10 Jahren, ermäßigen sich selbstverständlich die Zahlungsverpflichtungen, weil nur die Zinsen anfallen. Die Zinszahlungen nehmen aber während der gesamten Zeit nicht ab, da ja keine Tilgung des Kredits erfolgt. Die Kreditsumme sollte dann spätestens nach der Aufbauphase angespart werden, damit sie zum Rückzahlungstermin bereitliegt.
Bei einem **Darlehen mit tilgungsfreien Jahren** kommt es somit zu einer Verschiebung der Rückzahlung in die Zeit nach der Aufbauphase.
Dies ist immer dann von Vorteil, wenn die Praxis nach einer Aufbauphase floriert. Ist dies nicht der Fall, so erweisen sich die höheren Zinszahlungen als zusätzliche Belastung.
Ein **Kontokorrentkredit**, somit ein Überziehen des Girokontos, ist eine teure Angelegenheit, weshalb er nur kurzfristig in Anspruch genommen werden sollte. Normalerweise ist er gedacht, um kurzfristig entstehende finanzielle Lücken zu schließen. Er muss stets mit dem kontoführenden Institut vereinbart werden.
Die Aufnahme und Tilgung eines Darlehens durch eine **Kapitallebensversicherung** sollte immer dann bedacht werden, wenn diese bereits seit längerem besteht. Es entfällt dann die Tilgung des Darlehens, und nur die Zinszahlungen fallen an.
Der **Neuabschluss einer Kapitallebensversicherung** zur Kreditaufnahme bringt immer zusätzliche Ausgaben mit sich, die exakt berechnet werden sollten, da sich zu den Zinsen die Beiträge gesellen.
Leasing wird vorwiegend für Einrichtungsgegenstände, Geräte und Kraftfahrzeuge in Anspruch genommen. Diese Art der Finanzierung ist meist problemloser als die Aufnahme eines Darlehens, jedoch normalerweise auch teurer.
Ein steuerlicher Vorteil durch eine sofortige Berücksichtigung der Leasing-, sprich Mietkosten, kommt bei den meisten Praxisgründungen in den

ersten Jahren nicht zum Tragen, da in dieser Zeit ohnehin keine großen Gewinne anfallen.
Ansonsten besteht auch bei dieser Art der „Finanzierung" genauso eine festgelegte Zahlungsverpflichtung wie bei einem aufgenommenen Darlehen.
Der **Abschluss einer Risikolebensversicherung** für den Praxisinhaber wird von Banken und Kreditgebern oftmals bei der Darlehensaufnahme verlangt. Dies bedingt ebenfalls zusätzliche Kosten, sichert jedoch den Kreditgeber und die Angehörigen im Todesfall des Praxisgründers ab.

6.2 Finanzierungshilfen

Immer wieder wurden öffentliche **Finanzierungsprogramme für Existenzgründer** geschaffen. Grundsätzlich stehen diese auch für Praxisneugründer zur Verfügung.
Praktisch tauchen jedoch stets Probleme auf, die bewältigt werden müssen.
Sie sollten sich zweckmäßigerweise schon bei der Bank nach den aktuellen Bedingungen erkundigen, bevor Sie Praxisräume suchen.
Eine wichtige Rolle spielt bei den öffentlichen Programmen die **KfW Mittelstandsbank, Palmengartenstr. 5-9 in 60325 Frankfurt**.

Das **Unternehmerkapital** erhalten:
- Existenzgründer und junge Unternehmen
- Wachstumsunternehmer
- etablierte Mittelständler

Dabei kann es sich um **Unternehmen** aus der gewerblichen Wirtschaft und den **freien Berufen** handeln. **Gefördert werden Investitionen** des Unternehmens, z.B.:
- Betriebs- und Geschäftsausstattung
- Markterschließungskosten
- Übernahme eines Unternehmens
- Grundstücks- und Gebäudeerwerb

Die Kredite der KfW haben einige **Vorteile** wie:
- die Vergabe von **langfristigen** und unbesicherten **Nachrangdarlehen**
- feste Zinssätze
- lange **tilgungsfreie Zeiträume**

Dadurch wird es möglich, dass Ihre **Eigenmittel** bis zu 40 Prozent der Kosten einer Investition aufgestockt werden. Erwartet wird allerdings eine Beteiligung von Eigenmitteln in Höhe von 15 Prozent der Investitionen.
Bei einer Investition von 20.000,- Euro würden Sie somit 3.000,- Euro Eigenmittel benötigen. Die KfW gibt weitere 5.000,- Euro Nachrangdarlehen hinzu. Den Restkredit in Höhe von 12.000,- Euro erhalten Sie von Ihrer Hausbank.
Der Hausbank wird dabei ein Investitions-, ein Kosten- und ein Umsatzplan vorgelegt. Daraus errechnen sich die Rentabilität und Ihre Liquidität während der Gründungsphase. Die Abwicklung erfolgt über ihre Hausbank.
Die **KfW-Kredite** werden somit **zinsgünstig an Darlehensnehmer** vergeben, **die nicht über ausreichende Eigenmittel verfügen** und denen auf anderem Wege nicht genügend Eigen- oder Fremdmittel zur Verfügung stehen, um den Förderzweck zu erreichen.

Der Tipp: In jedem Fall sollte man sich bei seiner Hausbank nach den aktuellen Fördermöglichkeiten erkundigen. Bei einer zu prompt erfolgten ablehnenden Information ist ein hartnäckiges Hinterfragen angebracht.

7. Kauf, Verkauf, Pacht

7.1 Kauf einer Praxis – Übernahme einer bestehenden Praxis

Die Übernahme einer bestehenden Praxis bietet viele Vorteile, worüber die Nachteile nicht übersehen werden dürfen.
Grundsätzlich spielen die **Gründe**, aus denen eine Praxis übergeben werden soll, eine große Rolle.
Die vermutlich günstigste Variante dürfte die Übergabe durch den Praxisinhaber aus **Altersgründen** sein.
Wenn die Praxis lange Jahre erfolgreich geführt wurde, ein gutes Einkommen sichert und während der ganzen Zeit viele zufriedene Patienten registrieren konnte, so wäre dies eine gute Gelegenheit, ohne lange „Vorlaufzeit" eine florierende Praxistätigkeit aufzunehmen. Wenn dann auch noch der Standort genehm, der Kaufpreis erträglich, die Honorarsätze akzeptabel, das Einkommen nachweislich gut und die angewendeten Therapien mit den eigenen Vorstellungen übereinstimmen, gilt es, im „Schnellverfahren" alle wesentlichen Entscheidungskriterien zu überprüfen und die Gelegenheit zu nutzen.
Selbstverständlich sollte man sich vor dem Kauf die Buchhaltungs- und Steuerunterlagen zeigen lassen und auf deren Aktualität achten. Eine Praxis, die z.B. vor drei Jahren erhebliche Einnahmen und ein hohes Einkommen sicherte, kann aktuell nur noch geringe, oder gar keine Einnahmen mehr erbringen, z.B. weil der Praxisinhaber vor einiger Zeit schwer erkrankt oder verstorben ist.
Geachtet werden sollte auch auf den **realen Wert der Praxiseinrichtung**, der letztendlich dem Kaufpreis zugrunde gelegt wird. Je nach Einnahmen- und Überschusssituation wird über den realen Wert hinaus ein so genannter **„ideeller Wert"** zum Ansatz kommen.
Dieser ist umso höher, je größer die Überschüsse einer Praxis sind. Er muss jedoch in einem angemessenen Verhältnis zum erwarteten zukünftigen Überschuss stehen.
Abstriche von der Idealvorstellung müssen im Gesamtkontext gesehen und auf ihre Akzeptanz geprüft werden. Standortkompromisse müssen z.B. mit der Lebensplanung abgestimmt werden. Wenn Sie gerne in einer norddeutschen Großstadt leben möchten, dürfte eine bayrische Landpraxis kaum in Frage kommen. Liegt die Praxis jedoch in einem vertretbaren Radius von ihrem Wunschstandort, dann ist ein Kompromiss denkbar. Selbstverständlich sind alle bisher angeführten Kriterien auch beim Kauf einer bereits lange Zeit bestehenden Praxis zu beachten. Dies gilt für die persönlichen, räumlichen, technischen, finanziellen und rechtlichen Voraussetzungen.
Während z.B. der „alte" Praxisinhaber über Jahrzehnte nicht mit dem Problem von fehlenden Stellplätzen behelligt wurde, kann von dem „Neuen" sofort die **Beachtung der Stellplatzverordnung** verlangt werden.
Ist dann der Nachweis von Stellplätzen oder deren unverzügliche Schaffung nicht möglich, muss zumindest mit einer Ablösung an die Gemeinde oder Stadt für die Bereitstellung öffentlicher Parkplätze gerechnet werden. Diese kann 5.000,- Euro, 10.000,- Euro oder auch mehr pro Parkplatz betragen. Es nützt dann wenig, sich darauf zu berufen, dass bisher auch keine Stellplätze verlangt worden sind, wenn die Pflicht zur Schaffung von Stellplätzen besteht, muss sie eben erfüllt werden, was die Finanzierung völlig verändern kann.
Ähnliches gilt auch für andere gesetzliche Auflagen oder Verordnungen, z.B. zu baulichen oder hygienischen Voraussetzungen für Praxisräume.

Der Tipp: Im Zweifelsfall sollte man bei einem schnellen Vertragsabschluss mindestens ein **Rücktrittsrecht** festlegen, das in Anspruch genommen werden kann, wenn die Praxis nicht den rechtlichen Auflagen entspricht. Die **Klärung offener Rechtsfragen** muss jedoch unmittelbar erfolgen.

7.2 Verkauf einer Praxis

Zu den „klassischen Gründen", aus denen eine Praxis veräußert wird, wie z.B. aus Altersgründen, sind heute vermehrt „modernere" hinzugekommen. Der Praxisinhaber möchte beispielsweise eine längere Pause einlegen, um sich selbst besser „verwirklichen" zu können, um eine Weltreise anzutreten, um in einem anderen Land, einem anderen Kulturkreis zu arbeiten und neue Erfahrungen und Kenntnisse zu sammeln. Verstärkt beobachtet man auch den Wunsch, schon in den „besten Jahren" in „wärmere Gefilde" umzuziehen.

Die Verkaufssumme sollte, mit umgekehrten Vorzeichen, wie beim Kauf festgesetzt werden.
Eine nicht florierende Praxis sollte auch als solche angeboten werden. Der potentielle Käufer soll dann selbst entscheiden, ob er sich für fähig hält, eine tragfähige Praxis aufzubauen.
Einen Käufer über die tatsächliche finanzielle Situation im Unklaren zu lassen oder gar zu täuschen, wäre nicht nur unkollegial sondern evtl. auch strafrechtlich relevant.
Bei fairer Interessensabwägung dürfte stets ein angemessener Kaufpreis gefunden werden, der keinen der beiden Partner übervorteilt.
Beim **Verkauf einer Praxis** darf nicht vergessen werden, den dadurch erzielten **Veräußerungsgewinn dem Finanzamt mitzuteilen**. Dabei wird der Veräußerungsgewinn nur dann zur Einkommenssteuer herangezogen, wenn er eine bestimmte Summe (derzeit 10.300,- Euro) übersteigt. Für die genaue Berechnung sollte man einen Steuerberater oder das Finanzamt befragen.

7.3 Pacht einer Praxis

Immer wieder werden Praxen zur Pacht angeboten. Die Gründe dafür sind vielschichtig. Die Pacht kann z.B. für den Verpächter eine Art Rentenfunktion übernehmen, deren Höhe durch die Differenz zwischen der Pachteinnahme und den Kosten bestimmt wird. Ähnliches spielt auch eine Rolle, wenn der Praxisinhaber plötzlich verstorben ist, und seine Witwe auf die Einnahmen angewiesen ist. Die zu zahlende Pacht muss selbstverständlich in einem angemessenen Verhältnis zwischen der Leistung und dem Ertrag stehen.
Im Hinblick auf die Besitzverhältnisse gibt es zwei verschiedene Pachtvoraussetzungen.
Umfassend kann der **Verpächter** sowohl **Eigentümer der Praxisräume** wie auch **Besitzer der Einrichtungsgegenstände** sein.
Die realen Kostenfaktoren, aus denen sich die Pachtkosten zusammensetzen, sind dann z.B. Miete und Nebenkosten und die Kosten für die Nutzung der Praxiseinrichtung.
Ist der **Verpächter nur Mieter der Praxisräume**, muss auf die Mietdauer geachtet werden. Der Pachtvertrag muss sich selbstverständlich daran orientieren. Im Normalfall ist auch die Zustimmung des Eigentümers für die Verpachtung erforderlich. Es muss auch zweifelsfrei geklärt sein, wer für die Zahlung der Miet- und Nebenkosten zuständig ist und wie sich die haftungsrechtliche Seite darstellt. Die Miet- und Nebenkosten können in der Pacht enthalten oder direkt an den Vermieter abzuführen sein.
Die Differenz zwischen realen Kosten und der tatsächlichen Pacht wird vorwiegend vom **ideellen Wert** bestimmt.
Dieser besteht wie bereits bei der Praxisveräußerung aus dem Wert, den die bereits vom Vorgänger erarbeiteten Überschussbedingungen darstellen und von denen der Pächter normalerweise profitiert.
Vom Pächter muss stets bedacht werden, dass er einen Teil der Patienten des bisherigen Praxisinhabers verlieren wird.
Neu gewonnene Patienten dürfen jedoch nicht in die Kalkulation einfließen, da sie allein der Leistung des Pächters zu verdanken sind.

Der Tipp: Pachtverträge sollten sorgfältig ausgehandelt und fixiert werden, bevor sie unterschrieben werden. Hinsichtlich der Pachtdauer und anderen Faktoren gelten die bereits in diesem Kapitel unter 3.6 aufgeführten Punkte.

II.
Praxisgründung

1. Gewährleistung der Funktion und Organisation

1.1 Startposition

Vor einer Praxisgründung sollten einige grundsätzliche Punkte erfüllt sein:

- die persönlichen Voraussetzungen müssen stimmen,
- die Standortfrage sollte geklärt sein,
- die Räume bereitstehen und
- die Finanzierung gesichert sein.

Die planerischen Voraussetzungen wurden unter Beachtung aller wesentlichen Punkte aus Kapitel I geschaffen.

1.2. Checklisten

Schon in der Planungsphase einer Praxisgründung sollten zweckmäßigerweise Checklisten angelegt werden. Niemand kann sich alle Vorgänge, alle erforderlichen Maßnahmen, alle benötigten Einrichtungsgegenstände usw. merken, ohne Gefahr zu laufen, mehr oder weniger wichtige Dinge zu vergessen.

Als erste Liste müsste zweifellos ein **Zeitplan** erstellt werden, in dem der Praxisgründer alle für ihn individuell notwendigen und erforderlichen Punkte aufnimmt.

Als Beispiel kann nachfolgender Zeitplan dienen:

Durchzuführende Maßnahme	erledigt bis
▶ Praxisräume suchen / Mietvertrag abschließen	Ende Januar
▶ **Mietbeginn 1. April**	
▶ Planung der Ein- und Umbaumaßnahmen	15. Februar
▶ Vergabe der erforderlichen Aufträge	Ende Febr.
▶ Telefon-, Fax-, Internet-anschluss beauftragen, falls nicht vorhanden	Ende Febr.
▶ Praxiseinrichtung (PE) planen	Ende Febr.
▶ PE mit festem Liefertermin bestellen (z.B. 30. April)	Ende Febr.
▶ Drucksachen, Stempel etc. bestellen	Ende März
▶ Praxisräume ausbauen bzw. renovieren	Ende April
▶ Praxis einrichten	10. Mai
▶ **Praxiseröffnung**	15. Mai

Während der gesamten Planungs-, Bau- und Einrichtungsphase sind ständig die Checklisten zu beachten. Die termingerechte Erledigung der einzelnen Punkte muss laufend überprüft werden.

Checklisten sollten angelegt werden für:

- die in Kap. I.1.2 behandelten Fragen
- die *Standortfragen* nach Kap. I.1.3
- die Vorplanung entsprechend den Räumlichkeiten, den eigenen Vorstellungen und der Funktionsanalyse Kap. I.1.4
- die erforderlichen Genehmigungen vor Abschluss des Mietvertrags
- alle für den Mietvertrag relevanten Punkte
- die *Renovierungs-, Um- und Ausbaumaßnahmen* für jeden einzelnen Praxisraum. Dabei sollte die zeitliche Abfolge der Maßnahmen beachtet werden, z.B. Leitungen verlegen vor den Malerarbeiten. Eventuell Feiertage, Fasching, Ferien beachten!
- *die Einrichtungsgegenstände* für jeden Raum
- die erforderlichen *Geräte*
- das *Arbeitsmaterial* und die Instrumente
- die *Schreibwaren und Drucksachen*
- die erforderlichen *Mitteilungen über die Praxiseröffnung*

Zur Orientierung können die in diesem Buch festgehaltenen Auflistungen dienen.

1.3. Formale Repräsentation

- **Drucksachen** müssen rechtzeitig vor der Praxiseröffnung bestellt werden, damit sie auch pünktlich vorhanden sind.

Sie sollten den *Namen*, den *Beruf*, die *Anschrift* und die *Telefon- bzw. Faxnummer* enthalten. Bei den **Rechnungen** muss selbstverständlich auch eine *Bankverbindung* angegeben werden.

Der Tipp: Vor der Verwendung von Logos oder Verbandszeichen sollten Sie sich bei der entsprechenden Stelle erkundigen, ob dies gestattet ist.

Das unerlaubte Verwenden von geschützten Zeichen kann eine kostenpflichtige Abmahnung nach sich ziehen und den Praxisetat unnötig belasten. Nach der derzeitigen Berufsordnung für Heilpraktiker dürfen die Drucksachen bis zu drei Therapien enthalten. Diese Vorschrift ist jedoch von der Rechtsprechung überholt worden und wird deshalb in absehbarer Zeit geändert.

In der letzten Zeit trifft man vermehrt auf Drucksachen mit auffallender Gestaltung, mit Phantasiebezeichnungen wie Sport- oder Kinderheilpraktiker, Rheumaspezialist, Krebstherapeut u.v.a. mehr. Ergänzt werden diese oft noch mit Werbeaussagen zur Praxis, dem Therapeuten oder seinen *„Fähigkeiten“*. Ganz übersehen wird dabei, dass sehr schnell die *Grenze des Seriösen* oder gar Strafbaren überschritten wird und die vermeintliche Werbung dann ins Gegenteil umschlägt. Wer begibt sich schon gerne in die Hände eines unseriösen Behandlers?

Der Beruf des Heilpraktikers hat sich immer als zurückhaltend und bescheiden dargestellt, dessen wichtigste Werbung die Weiterempfehlung durch zufriedene Patienten ist.

Dies gilt auch für die Gestaltung von Drucksachen. Im Wesentlichen benötigt man:

- Briefpapier
- Rechnungen
  Sie sind entbehrlich, wenn sie durch ein Computerprogramm von einem Heim-Drucker erstellt werden.
- Rezeptblöcke
- Visitenkarten
- Terminblöcke
  Es können auch die Blöcke von Firmen verwendet werden, wenn deren Werbung nicht zu aufdringlich ist.

Die *Auflagenhöhe* und die Kosten sollten in einer gesunden Relation zueinander liegen. Alle Kolleginnen und Kollegen, die schon längere Zeit praktizieren, haben Änderungen von Telefonnummern, Straßennamen oder gar Postleitzahlen erfahren.

Selbst wenn der Praxisstandort immer derselbe bleibt, kann dann ein *großer Vorrat an Drucksachen* nicht mehr, oder nur mit unschönen Änderungen, weiterverwendet werden.

1.4 Kommunikationssysteme

Als Kommunikationsmittel für eine Naturheilpraxis kommen in Frage:

- ein Telefon
- ein Faxgerät
- eine Sprechanlage
- ein Diktiergerät
- ein Computer mit Internetanschluss

Eine Praxis ohne **Telefon** ist undenkbar. Ob eine einfache Telefonverbindung oder eine ISDN-Anlage gewählt wird, bleibt den Erfordernissen der einzelnen Praxis überlassen, und dies gilt auch für den gewünschten Komfort. Das Telefon erweist sich sehr schnell für jeden Praxisinhaber als eine sehr ambivalente Einrichtung.

Völlig unproblematisch ist das Anwählen von Gesprächspartnern, es kann vor oder nach der Sprechstunde oder während einer Behandlungspause erfolgen.

Wenn jemand in der Praxis anrufen möchte, z.B. ein Patient, ist ein Telefon nur dann sinnvoll, wenn der gewünschte Kontakt auch zustande kommt. *Telefone, die nur selten besetzt* sind, haben bei Patienten, erst recht bei potentiellen Patienten, einen *abschreckenden Charakter*.

Wenn sich jemand nach einer Behandlung erkundigen möchte oder gar einen Termin für eine Behandlung vereinbaren will, kann er leicht durch einige vergebliche Versuche verärgert werden. Dies gilt auch für Patienten mit einem dringenden Problem.

Im Zeitalter von Handys und Anrufweiterleitungen dürfte dies der Vergangenheit angehören.

Selbstverständlich muss ein Telefon nicht ständig besetzt sein. Wenn der Praxisinhaber alleine praktiziert, können Anrufe auch sehr störend sein. Bei manchen Behandlungsarten, z.B. bei Gesprächstherapien, Hypnosen, aber auch bei zahlreichen weiteren Verrichtungen, ist es nicht möglich, Telefonanrufe entgegenzunehmen.

Falls keine Hilfe den Telefondienst übernommen hat, erweist sich ein **Anrufbeantworter** als hilfreich.

Dieser muss jedoch exakt mitteilen, wann man wieder zu erreichen ist oder welche *alternative Telefonnummer* anzuwählen ist. Wenn die Ansage jedoch nicht stimmt, ist dies für den Anrufer stets ärgerlich.

So teilt der Anrufbeantworter z.B. mit:

Wir haben derzeit keine Sprechstunde. Rufen sie uns bitte montags von 9-12 Uhr und von 15-18 Uhr wieder an.
Der Anrufer ruft montags um 10.15 Uhr an und hört den gleichen Satz, ebenso um 11.00 Uhr und 15.15 Uhr. Oder der Anrufbeantworter sagt:
„Ich befinde mich derzeit in einer Behandlung. Bitte geben Sie Ihre Telefonnummer an, und ich rufe Sie umgehend zurück“.

Der Anrufer gibt seine Telefonnummer an und wartet auf den Rückruf. Eine Stunde, zwei, drei oder mehr, eine lange Behandlung. Ich selbst habe bis zu 1 ½ Tage auf solche Rückrufe gewartet.
Der Anrufer, sprich Patient, erhält nach solchen Erfahrungen wohl kaum den Eindruck eines zuverlässigen Behandlers. **Kommunikationsgeräte dienen der Kommunikation**. Kommt diese nicht zustande, entsteht leicht Frust, in den geschilderten Fällen meist zum *Nachteil* einer Praxis.
Es besteht auch die Möglichkeit, **Anrufe weiterzuleiten**, z.B. an andere Telefonanschlüsse oder Handys.
Stets und überall zu erreichen sind Besitzer von **Handys**. Dies bringt Vor- und Nachteile mit sich, die gegeneinander abgewogen werden müssen. Wenn sie stören würden, kann man sie vorher abschalten. Sie können aber auch vermeiden, dass man eben von einem Hausbesuch in 15 km Entfernung zurückkehrt, um daraufhin einen weiteren Besuch in der gleichen Gegend antreten zu müssen.
Für Mitteilungen oder als Hinweis, dass man gerufen wird, ist auch ein Europiepser oder ähnliches zu verwenden, wenngleich seine Bedeutung durch die Handys relativiert wurde.
Faxgeräte sind heute fast schon ein **Muss**. Sie dienen der schnellen Übermittlung von Schriftstücken, z.B. von Laborberichten. Moderne Geräte sind inzwischen günstig zu erhalten. Sie liefern eine gute Schriftqualität und sind auch zur Herstellung von Kopien geeignet.
Auch **Internetanschluss und E-Mail** haben in den Praxen Einzug gehalten und dienen einer schnellen Kommunikation.
Gegensprechanlagen sind selbstverständlich nur in *großen Praxen* sinnvoll, wenn Personal vorhanden ist. Die Kosten für die Anlage selbst sind recht gering. Die Installation kann sich jedoch als aufwendig erweisen, vor allem wenn Kabel verlegt werden müssen. Eine Reihe von Sprechanlagen kann jedoch über die Steckdosen oder völlig kabellos betrieben werden.
Die Verwendungsmöglichkeiten für einen allein tätigen Praxisinhaber sind jedoch beschränkt, er könnte bestenfalls seine Patienten im Wartezimmer aufrufen, aber wer möchte diese in seiner Naturheilpraxis schon gerne so unpersönlich empfangen? Für die Haustüre erweisen sie sich jedoch als sinnvoll, wenn sie mit einem elektrischen Türöffner gekoppelt sind.
Diktiergeräte können z.B. eingesetzt werden, um Befunde festzuhalten oder Schriftstücke zu diktieren. Das Thema Computer wird in Kapitel III.4. behandelt.

2. Rechtliche Erfordernisse

Eine Reihe von **Gesetzen, Verordnungen** und **Vorschriften** sind **bei** der **Neugründung** und dem Betrieb einer Naturheilpraxis zu **beachten.**

Als Grundvoraussetzung muss jeder, der selbständig Diagnosen erstellt und Therapien durchführt, über eine Approbation als Arzt oder eine **Zulassung als Heilpraktiker** verfügen.

Um die *räumlichen, instrumentellen und hygienischen Voraussetzungen* zu erfüllen, sind nachfolgende Punkte zu beachten.
Für Heilpraktiker sind die Rechtslage und die gesetzlichen Einschränkungen in Kapitel IV. von Bedeutung.
Wenn Mitarbeiter in der Praxis beschäftigt werden, sollten Sie Kapitel III.2. lesen.
Bei Abrechnungsfragen und der Erstattung durch Kostenträger gilt das in Kapitel III.5. Angeführte.

2.1 Bauvorschriften

Nicht alle Räume können als Praxisräume verwendet werden. Obwohl der Heilpraktiker einem freien Beruf angehört und kein Gewerbe betreibt, bleibt die Grundvoraussetzung, dass die **Räume gewerblich genutzt werden können**.
Möchte man bisherige Wohnräume für seine Praxistätigkeit nutzen, so muss ein **Nutzungsänderungsantrag beim Bauamt** gestellt und genehmigt werden. Dies gilt sowohl für eigene wie auch für Mieträume.
Bei Mieträumen wird jedoch der Antrag vom Vermieter gestellt.
Die **Umwidmung** ist von einigen Voraussetzungen abhängig. Wenn entsprechende **Baunutzungsverordnungen** vorliegen, müssen die zukünftigen Praxisräume normalerweise in einem entsprechend zugelassenen Gebiet liegen.
Bei *reinen Wohngebieten* kann u.U. die Einrichtung einer Praxis abgelehnt werden.
Die Nutzungsänderung kann auch bei entsprechenden Vorschriften und bei *Wohnraummangel* versagt werden.
Meist ist die Umwidmung auch mit einigen Bedingungen verknüpft, die durch *Bauordnungsgesetze* und *Vorschriften der Länder* geregelt sind. Sie können beim zuständigen Baurechtsamt erfragt werden.

Bei **Nutzungsänderungen** haben meist die *Grundstücksanlieger* ein *Anhörungsrecht*. Dies gilt auch für die *Eigentümerversammlung* bei einer *Eigentumswohnung*.
Einige **Landesbauordnungen** sehen auch einen **barrierefreien Zugang für Rollstuhlfahrer** vor. Dies wird vor allem bei der Neueröffnung einer Naturheilpraxis verlangt. Es gibt dabei erhebliche regionale Unterschiede. Oft hängt es auch allein von dem örtlichen Bauamt ab, ob ein rollstuhlgerechter Zugang verlangt wird. Unerheblich bleibt dabei, ob in der Praxis Patienten behandelt werden, die einen Rollstuhl benötigen oder nicht. Es sollten deshalb *in der Planungsphase vorsichtige Erkundigungen* eingeholt werden.
Ähnliches gilt auch für **behindertengerechte Toilettenräume**.

Für Gewerberäume müssen fast überall **Stellplätze für Personenkraftwagen** nachgewiesen werden.
In manchen Bundesländern wurden dafür eigene Stellplatzverordnungen erlassen. Naturheilpraxen werden dort meist zu den Räumen mit Besucherverkehr (Beratungs-, Schalter- oder Abfertigungsräume, Arztpraxen o.ä.) gezählt. Für diese müssen z.B. in Baden-Württemberg, 1 Stellplatz je 20-30 m^2 Nutzfläche, mindestens jedoch 3 Stellplätze nachgewiesen werden.
Ein Stellplatz muss mindestens 5 m lang und 2,30 m breit sein. Der Nutzungsänderungsantrag wird normalerweise erst dann bearbeitet, wenn die Stellplätze auf dem Lageplan ausgewiesen sind. Können keine Stellplätze nachgewiesen werden, besteht oftmals die Möglichkeit, durch Zahlung einer bestimmten Summe die Bereitstellung von Stellplätzen auf die Gemeinde zu übertragen. Dies kann bisweilen sehr teuer werden. Solche Stellplätze können bis zu 20.000,- Euro oder auch mehr kosten.
Der Hinweis, dass in der Nähe der geplanten Praxis genügend Parkplätze zur Verfügung stehen, die Praxis gar keinen Bedarf für 3 Stellplätze mit sich bringe oder dass z.B. im ländlichen Raum die Stellplatzfrage irrelevant sei, führt meist **nicht** dazu, dass man **von der Pflicht befreit wird, Stellplätze** einzurichten. Dies wurde anhand vieler Beispiele bereits geklärt.
Selbstverständlich müssen auch andere *Vorschriften*, z.B. zur *Raumhöhe*, zur *Belichtung der Räume* usw. beachtet werden.

Wird eine Praxis in Wohnräumen ohne eine entsprechende Umwidmung betrieben, ist es meist nur eine Frage der Zeit, bis die Baubehörden davon unterrichtet werden. Dies kann im schlimmsten Fall zur Schließung einer nach der Anlaufzeit gerade florierenden Praxis und zu einer Geldbuße in Höhe von bis zu 50.000,- Euro führen.

2.2 Genehmigungen

Handelt es sich um **Gewerberäume** und werden die **sanitären** und **hygienischen Vorschriften** eingehalten, sind keine weiteren Genehmigungen für die Eröffnung einer Naturheilpraxis nötig.
Soll die Praxis in Räumen untergebracht werden, die einer Eigentümergemeinschaft gehören, kann die *Zustimmung der Eigentümerversammlung* bzw. der anderen Eigentümer erforderlich sein. Dies hängt von den Bedingungen ab, die von den Eigentümern festgelegt wurden.

2.3 Anmeldungen

Die Eröffnung einer Heilpraktiker-Praxis muss in den meisten Bundesländern dem **zuständigen Gesundheitsamt** angezeigt werden.

Der Tipp: Dies sollte der Praxisinhaber möglichst vor der Praxiseröffnung vornehmen.

Die **Meldung** muss den **Namen**, das **Geburtsdatum** und die **Praxisanschrift** enthalten und kann normalerweise *formlos* erfolgen. Beigelegt werden sollte eine **beglaubigte Durchschrift der Zulassung als Heilpraktiker**.

Auch wenn die Meldung an das Gesundheitsamt nicht vorgeschrieben ist, sollte dieses möglichst dennoch informiert werden.
Das Gesundheitsamt nimmt in den meisten Fällen eine solche Meldung ohne weitere Reaktionen zu den Akten. In den letzten Jahren wird jedoch auch bisweilen der Praxisbesuch durch einen Beauftragten angekündigt. Selbstverständlich hat das Gesundheitsamt das Recht, die Praxis, z.B. auf ihre hygienischen Verhältnisse, zu überprüfen.
Eine weitere Meldung hat an das **zuständige Finanzamt** zu erfolgen. Sie werden dann als **freiberuflich tätiger Heilpraktiker** registriert und erhalten eine **Steuernummer**.
Meist wird versucht, die Grundlagen für Steuervorauszahlungen zu ermitteln.

Der Tipp: Da in den meisten Fällen im ersten Jahr nach der Praxiseröffnung keine steuerrelevanten Gewinne durch die Praxistätigkeit anfallen, sollte man dies dem Finanzamt mitteilen und die **Vorauszahlungen auf Null Euro** festlegen lassen.

Dies setzt selbstverständlich voraus, dass keine weiteren Einkommens- oder Gewinnquellen vorliegen, die entsprechende Vorauszahlungen bedingen.
Der Praxisinhaber ist auch dazu verpflichtet, seine Praxis bei der **Berufsgenossenschaft** anzumelden (siehe II.2.5).
Dies hat unabhängig davon zu geschehen, ob der Praxisinhaber sich **freiwillig** bei der Berufsgenossenschaft **versichern** lassen will, oder ob **versicherungspflichtige Arbeitnehmer** beschäftigt werden.
Die Beschäftigung **jedes Mitarbeiters**, auch wenn sie noch so geringfügig ist oder gar ohne Entlohnung erfolgt, muss **sofort** mitgeteilt werden.
Weitere Anmeldungen sind nach dem gegenwärtigen Stand nicht erforderlich.

Der Tipp: Es empfiehlt sich jedoch, auch seinem **Berufsverband** die Eröffnung einer Naturheilpraxis mitzuteilen. Dies gilt insbesondere dann, wenn der Verband eine Therapeutenliste führt, nach der er auf Anfragen mitteilt, in welchen Praxen die gewünschten Therapien durchgeführt werden.

Besonders zu Beginn einer Praxistätigkeit sollten aber nur Diagnose- und Therapiemethoden genannt werden, die vom Therapeuten auch *voll beherrscht* werden.

2.4 Hygieneverordnungen

Die **Hygiene** ist eine der **großen Errungenschaften** der Medizin. Ihr kommt eine nicht zu unterschätzende Bedeutung bei der Krankheitsvermeidung und Krankheitsbewältigung zu.

Wir dürfen somit **Hygienemaßnahmen niemals** zu **gering achten** und können nur hoffen, dass sie sowohl im Einzelfall, im regional begrenzten Umfeld, als auch überregional dazu beitragen, Infektionen zu vermeiden oder einzudämmen. Leider ist im Ernstfall nur schwer abzuschätzen, wie effektiv die einzelnen Maßnahmen sind und mit welchem Aufwand der erwünschte Zustand erreicht werden kann. Im Zweifelsfall kann jedoch kein Aufwand zu groß sein, um Infektionen zu vermeiden.

Es ist deshalb verständlich, dass auf der **Grundlage** des **Infektionsschutzgesetzes**, der **Hygieneverordnungen** der Bundesländer, der **Richtlinien** des **Robert-Koch-Instituts**, der **Vorschriften** der **Berufsgenossenschaft**, der **Trinkwasserverordnung** und des **Medizinproduktegesetzes** umfangreiche Hygienevorgaben erarbeitet wurden.

Sie wären zum größten Teil praktisch nur schwer umzusetzen, wenn sie nicht bereits weitgehend zur Lebenspraxis, dem Praxisalltag und der allgemeinen Handhabung bei diagnostischen und therapeutischen Tätigkeiten gehörten. Wohl kaum ein Praxisinhaber hätte Zeit, nach einer Checkliste ständig die auf meist mehr als 50 Seiten festgehaltenen Maßnahmen zu überwachen, wenn sie nicht weitgehend zu den Selbstverständlichkeiten zählten.

Dabei werden die **Aufgaben entsprechend** den **Tätigkeiten** und deren **Gefahrenpotential bzw. Infektionsrisiko** erfüllt.

Eine rein *homöopatisch* oder *psychotherapeutisch* ausgerichtete *Praxis ohne invasive Eingriffe* und mit wenig körperlichen Kontakten beinhaltet ein **sehr geringes Infektionsrisiko**, das weitgehend dem allgemeiner sozialer Kontakte entspricht. Die **Anforderungen** an die Raumgestaltung und den Personenschutz sind dementsprechend **gering**.

Ähnliches gilt für Naturheilpraxen, die nur nicht-invasive Therapien durchführen, wie **Chiropraktik, Osteopathie, Akupressur, Kinesiologie, Massagen** etc. Entsprechend den Kontakten zwischen Patienten und Behandler besteht ein **gewisses Infektionsrisiko**, das aber ebenfalls als **gering** einzuschätzen ist.

In jedem Behandlungsraum sollte ein **Handwaschbecken** vorhanden sein, wie es im nachfolgenden Hygieneplan beschrieben wird. Die **Raumgestaltung** für Behandlungsräume muss beachtet werden, und die Liegen und Arbeitsflächen müssen leicht zu reinigen sein.

Invasive Eingriffe, z.B. durch **Injektionen, Akupunktur, Blutiges Schröpfen, Aderlass, Blutegelbehandlung** u.s.w. weisen ein **erhöhtes Infektionsrisiko** auf. Dies muss bei der gesamten Raumgestaltung und der Ausstattung berücksichtigt werden. Zusätzlich ist das direkte Infektionsrisiko zwischen Patient und Behandler zu beachten.

Schutzhandschuhe und evtl. Schutzkleidung seien nur beispielhaft genannt.

Die **Hygieneverordnungen** der Bundesländer **verpflichten** die in einer Naturheilpraxis Tätigen **zur sorgfältigen Beachtung** der allgemein anerkannten und tätigkeitsspezifischen Regeln **der Hygiene** (§ 2 Abs. 1 Verordnung des Landes Baden-Württemberg). Dieser Satz steht genauso oder inhaltlich übereinstimmend in allen Hygiene-Verordnungen.

Die **Hygiene-Verordnung** des Landes **Nordrhein-Westfalen** umfasst wie die der anderen Bundesländer nur wenige Seiten, die **Erläuterungen** sind jedoch recht umfangreich. Dies liegt vermutlich daran, dass dort den Betroffenen am wenigsten Eigenverantwortung zugetraut wird.

So beschreiben die Ergänzungen neben den allgemeinen auch die **speziellen Hygieneanforderungen** wie die Beschaffenheit der Räume, die Haut- und Schleimhautdesinfektion, die Instrumentenaufbereitung und deren Ablauf, die Wäscheaufbereitung u.s.w.

Unter der Überschrift **Hygieneplan** heißt es:

> Zur Festlegung innerbetrieblicher Verfahrensweisen zur Hygiene und damit zur Minimierung bzw. Vermeidung von Infektionsrisiken sowie zur erleichterten Dokumentation der Kontrollen, die das zuständige Gesundheitsamt nach dem Infektionsschutzgesetz durchführen kann, wird empfohlen, einen **Hygieneplan aufzustellen**.

Dieser sollte Angaben zu den erforderlichen Maßnahmen zur Reinigung, Desinfektion und Sterilisation, zur Ver- und Entsorgung, zum Personalschutz sowie Angaben darüber enthalten, welche Personen mit der Durchführung und Überwachung der einzelnen Maßnahmen beauftragt sind. Falls eine Berufskleidung getragen wird, sind auch hierzu Angaben zur Reinigung und Häufigkeit des Wechsels (z.B. zweimal pro Woche und bei

Verschmutzung mit Blut) zu machen. Letztendlich sind die Angaben in der Hygiene-Verordnung jedoch nur Hinweise in die richtige Richtung.
Die einzelnen Verbände haben deshalb eigene Pläne und Vorschriften entwickelt. Sie **stellen** ihren Mitgliedern diese **Hygienepläne zur Verfügung**, die alle Bereiche des Praxisalltags umfassen. Von der Reinigung oder Desinfektion von Flächen über die Personalhygiene und den Personalschutz, die Anforderungen an die Aufbereitung und Pflege von Medizinprodukten, die Maßnahmen bei invasiven Eingriffen bis zur Entsorgung von Praxisabfällen wird dort alles detailliert beschrieben.
Da es über allgemein Gültiges hinaus auch **regionale Unterschiede** an die Anforderungen gibt, ist ein ortsnaher **Hygieneplan** anzuwenden. Nachfolgend beschriebene Maßnahmen und Hygienetabellen sind lediglich als Beispiele zu sehen, zählen aber weitgehend zu den von einer Naturheilpraxis geforderten Mindeststandards.
Auch wenn die **Hygiene-Verordnungen** der einzelnen Bundesländer **unterschiedlich** sind, dienen ihre Grundaussagen der **Verhütung übertragbarer Krankheiten**. Ergänzt werden die HV durch die *Vorschriften der Berufsgenossenschaft*.
Besonders dann, wenn die Gefahr einer Erregerübertragung durch Blut besteht, somit bei allen **invasiven** diagnostischen und therapeutischen **Maßnahmen**, sind **besondere Hygienemaßnahmen** erforderlich.

Die **Einhaltung von Hygiene-Vorschriften** wird bei Praxisneueröffnungen, aber auch bei bestehenden Praxen **vermehrt durch die Gesundheits- und Ordnungsämter überprüft**.

Verstöße können mit *Bußgeldern* geahndet werden.
Vor allem auch der **betriebsärztliche** und **sicherheitstechnische Dienst** werden in beratender Funktion auf die Einhaltung der Vorschriften drängen. Der sicherheitstechnische Dienst **besuch**t inzwischen in der Regel die in Frage kommenden Praxen **alle fünf Jahre** (zuvor alle drei Jahre). Dies gilt für **Praxen, die Mitarbeiter**, gleich welcher Art, **beschäftigen**.
Im Wesentlichen sollte bei einer Naturheilpraxis darauf geachtet werden, dass **Waschplätze in der Nähe des Arbeitsbereichs** vorhanden sind.
Diese sollten ausgestattet sein mit:

- fließend kaltem und warmem Wasser und mit Einhebelmischern
- Flüssigseifenspendern
- Handdesinfektionsmittelspendern
- Einmalhandtüchern
- Hautpflegemitteln
- einem flüssigkeitsdichten Abfallbehälter

Für Patienten und Mitarbeiter sind **getrennte Toiletten** notwendig.
In der Patiententoilette sind keine Desinfektionsmittelspender und Handpflegemittel erforderlich. Zu empfehlen sind **Einmal-WC-Papiersitze**.
Auf **flüssigkeitsdichte, gut zu reinigende Fußböden** sollte in Behandlungsräumen geachtet werden.
Auf **abwaschbare Randleisten und Möbel**, evtl. sogar abwaschbare Wände in Behandlungsräumen, ist zu achten.
Liegen sollten nach jeder Benutzung durch Patienten gereinigt werden.
Es empfiehlt sich, die **Liegen** mit Papierrollen auszustatten oder jeweils ein sauberes Leintuch zu verwenden.
In Behandlungsräumen sollte **nach der Sprechstunde** eine **gründliche Reinigung** erfolgen, nötigenfalls müssen auch **Desinfektionsmaßnahmen durchgeführt** werden.
Ein **Hygieneplan** sollte für Maßnahmen zur Desinfektion, Reinigung und Sterilisation sowie zur Ver- und Entsorgung in jeder Praxis vorhanden sein. Für die Einhaltung aller erforderlichen Maßnahmen und deren Überwachung im Hinblick auf das Praxispersonal ist der Praxisinhaber verantwortlich.
Vor **jeder invasiven Maßnahme** müssen die **Hände des Behandlers** und die zu **behandelnde Stelle desinfiziert** werden.
Die erforderlichen Mittel sind in einer **Liste der Deutschen Gesellschaft für Hygiene und Mikrobiologie** (DGHM-Liste, zu beziehen über den mhp-Verlag GmbH, Ostring 13, 65205 Wiesbaden-Nordenstadt) und in der **BGA-Liste** (zu beziehen über das Robert-Koch-Institut, Nordufer 20, 13353 Berlin) aufgelistet.
Zur Hautdesinfektion dürfen **nur sterile Tupfer** verwendet werden (Lagerung beachten). Die **Einwirkzeit** muss beachtet werden. Selbstverständlich müssen für alle Maßnahmen **sterile Geräte** verwendet werden.
Für **Injektionen** sind dies **Einmalspritzen und -kanülen**. Die gebrauchte Kanüle darf nicht wieder in die Schutzhülle zurückgeschoben werden, weil die Gefahr der Stichverletzung besteht. Die Entsorgung erfolgt wie bei anderen spitzen Gegenständen über einen Entsorgungsbehälter.
Beim Umgang mit Blut, Ausscheidungen, Eiter oder hautschädigenden Substanzen sind

dünnwandige, flüssigkeitsdichte Handschuhe zu tragen. Schmuck an Händen und Unterarmen ist vor Arbeitsbeginn abzulegen.
Einwegmaterial darf nicht sterilisiert und weiterverwendet werden. Auf die aufgedruckte Verwendungszeit ist zu achten. Für Injektionen sind Einzeldosisampullen zu verwenden.
Bei Therapieverfahren wie z.B. *Akupunktur, Baunscheidtieren, Schröpfen* kommt auch mehrfach zu verwendendes Material zur Anwendung. Dieses muss nach jeder Anwendung sorgfältig **desinfiziert**, mit Wasser **gereinigt und sterilisiert** werden.
Zum Desinfizieren und Reinigen benutzter Instrumente sind feste, flüssigkeitsdichte Handschuhe zu verwenden. Bis zur nächsten Anwendung muss es in sterilen Behältern aufbewahrt werden.
Die **Desinfektion** und die **Sterilisation** haben nach den jeweiligen Vorschriften zu erfolgen. Desinfektions- und Sterilisationsmaßnahmen sind nur von sachkundigen Personen auszuüben. *Schutzkleidung* ist vom Praxisinhaber zur Verfügung zu stellen.
Die **Geräte für die Sterilisation** müssen zugelassen und in einem betriebssicheren Zustand sein. Eine Überprüfung auf Betriebssicherheit muss der Praxisinhaber alle 6 Monate mittels Bioindikatoren, sogenannter Sporenpäckchen, durchführen.
Diese sind beim Medizinfachhandel oder den Landesgesundheits- bzw. Landesuntersuchungsämtern zu beziehen. Adressen sind bei den Fachverbänden zu erfragen. Die sterilisierten Sporenpäckchen sind zur Auswertung den Landesuntersuchungs- oder Gesundheitsämtern zuzuleiten. Dort wird das Ergebnis ausgewertet und schriftlich mitgeteilt. Es sollte für Kontrollen aufbewahrt werden.
Dies sollten nur einige wenige Beispiele sein. Halten Sie sich im Zweifelsfall stets an die aktuellen **Hygienepläne Ihres Berufsverbands**.

2.4.1 Abfallentsorgung

Hier sind die **regionalen Besonderheiten** zu beachten. Jedes Bundesland, ja jede Stadt kann bestimmte *Vorschriften für die Entsorgung von Praxisabfällen* erlassen.

Der Tipp: Im Zweifelsfall sollte man sich nach den örtlichen Vorschriften, bei außergewöhnlichen Vorgaben jedoch auch nach deren gesetzlicher Grundlage, erkundigen

Allgemein kann davon ausgegangen werden, dass:

- Praxismüll in reißfesten und flüssigkeitsdichten Plastiksäcken mit höchstens 70 Litern Inhalt über den Hausmüll entsorgt wird.
- spitze, scharfe oder zerbrechliche Gegenstände in bruchsicheren Behältern, z.B. Kanülenboxen, zu sammeln und mit dem **Hausmüll** zu entsorgen sind.
- das Papier von Praxisliegen zum **Altpapier** kann, falls es nicht mit Körperflüssigkeiten verunreinigt ist.
- Reste von Desinfektionsmitteln, Reagenzien, Arzneimitteln etc. ihren Inhaltsstoffen entsprechend nach Umweltgesichtspunkten, erforderlichenfalls als **Sondermüll**, entsorgt werden sollten.

2.4.2 Hygieneplan

Maßnahmenübersicht für Naturheilpraxen zur Desinfektion, Sterilisation, Abfallentsorgung

Desinfektionsbereich	Mittel	Konzentration	Einwirkzeit	Lösungsansatz	Verfahren	Anwendungsrhythmus
Das Händewaschen	Waschlotion			Aus dem Seifenspender	Waschen, danach Abtrocknen mit Einweghandtüchern	Vor und nach jedem Patienten und bei Verschmutzung
Die hygienische Händedesinfektion	Präparate aus der DGHM-Liste	Nach Angabe DGHM	Etwa 30 Sekunden bis 1 Minute	Gebrauchsfertig aus dem Spender mind. 3 ml	Aus dem Spender, auf den trockenen Händen verreiben (kein Wasser), Fingerzwischenräume beachten	Vor dem Kontakt mit Patienten und nach dem Kontakt mit Blut, Eiter, Körperausscheidungen
Die Handpflege	Handelsübliche Handpflegemittel, ph-neutral, rückfettend		Mindestens 1 Minute		Auf die gereinigten Hände auftragen und einreiben	Mehrmals am Tag und nach Arbeitsende
Die Hautdesinfektion am Patienten	Mittels einzeln verpackter Alkoholtupfer, o. 80 vol% Ethanol, o. 60 vol% n-Propanol oder Präparate DGHM	Nach Angabe DGHM		Aus Einwegbehältern mit mechanischer Sprühpumpe, gebrauchsfertig	Unter Verwendung von geblasenen Einmalhandschuhen. Injektionsstelle oder dergleichen weiträumig mit sterilem Tupfer und aufgesprühtem Präparat abreiben.	Vor Ausführung des diagnostischen bzw. therapeutischen Eingriffs
Die Liegen, Arbeitsflächen und Nassbereiche	Nach DGHM-Liste	Nach Angabe DGHM		Messbecher auf Gesamtmenge, die Lösung täglich neu ansetzen	Nicht abgedeckte Bereiche feucht wischen (nicht sprühen). Liegen mit Einmalpapier in Liegebreite, oder jeweils frischer Textilunterlage (kochbar) abdecken.	Täglich bzw. nach jedem Patienten
Die Böden, teilweise auch die Wände	Nach DGHM-Liste	Nach Angabe DGHM		Messbecher auf Gesamtmenge, Lösung täglich neu ansetzen	Mit einem Lösungsansatz erst Arbeitsbereiche, dann Boden wischen	Täglich nach Praxisende und bei Verschmutzung
Die Sprühdesinfektion	Nach DGHM-Liste	Nach Angabe DGHM	Mindestens 15 Minuten	Aus Einwegbehältern, gebrauchsfertig	Nur an unzugänglichen und nicht wischbaren Oberflächen, um Raumluftbelastung, Allergien, Keimresistenz zu vermeiden; mechan. Reinigungseffekt Sprühdesinfektion	Täglich nach Praxisende
Instrumentendesinfektion für Instrumente der Gruppe 2 / 3 lt. Hygieneplan	Nach DGHM-Liste		Messbecher etc.	Unter Verwendung von Neuansatz mindestens nach 48 Stunden	Verwendung von Schutzhandschuhen, chem. Eintauchdesinfektion im Becken mit Sieb und Deckel, dann reinigen, wässern und trocknen	Nach Gebrauch
Zusätzliche Sterilisation für Instrumente der Gruppe 1 lt. Hygieneplan	Dampfsterilisation im Autoklaven oder Heißluftsterilisation			Druck Temperatur Mech. Luftzirkulation	Einschweißen in Spezialfolie oder sortieren in Spezialbehälter	Nach Gebrauch
Abfallentsorgung	von spitzen, scharfen oder zerbrechlichen Gegenständen wie **Kanülen, Akupunkturnadeln, Lanzetten etc.**: In durchstichfeste sicher verschließbare Behälter einbringen und dann in den Hausmüll geben. Entsorgung von **kontaminiertem Material wie Tupfer, Verbandsmaterial usw.**: In dichter Plastiktüte verschlossen in den Hausmüll geben. **Sondermüll:** Absprache mit der jeweiligen Kommunalverwaltung					

2.5 Berufsgenossenschaft, gesundheits- und sicherheitstechnischer Dienst

Selbständig tätige Heilpraktiker sind gesetzlich dazu verpflichtet, ihre Praxis, sprich ihr „Unternehmen", bei der Praxiseröffnung oder bei der Einstellung von Mitarbeitern innerhalb einer Woche bei der **Berufsgenossenschaft anzumelden**.
Bei einer bestehenden Praxis müssen wesentliche Änderungen innerhalb von 4 Wochen gemeldet werden.

Zuständig für Heilpraktiker ist die **Berufsgenossenschaft für Gesundheitsdienst und Wohlfahrtspflege BGW, Pappelallee 35-37 in 22089 Hamburg**.
Die Meldeverpflichtung gilt unabhängig davon, ob Sie Angestellte beschäftigen oder nicht. Der selbständige Heilpraktiker bleibt dabei *versicherungsfrei*, wenn er keine Mitarbeiter beschäftigt. Er hat jedoch die Möglichkeit, sich freiwillig zu versichern.
Für die **Mitarbeiter** besteht die **Zwangsversicherung**.
Diese gilt sowohl für Sprechstundenhelferinnen, Schreib- und Reinigungskräfte wie auch für Aushilfen. Die Länge der Arbeitszeit spielt für die Anmeldung und Betreuung keinerlei Rolle.
Nach Ablauf des Jahres erhält der Praxisinhaber einen **Erhebungsbogen**, in den die Beschäftigten und deren Arbeitszeitumfang eingetragen werden. Auf Grundlage dieses Erhebungsbogens und der Risikogruppe wird der Beitrag für die Berufsgenossenschaft errechnet.
Naturheilpraxen werden entsprechend ihrem Gefährdungspotential in die Gefahrenklasse 3,3 eingestuft.
Heilpraktikerpraxen erhalten die Strukturschlüsselnummer 01 80. Dies erfolgt nach den **Unfallverhütungsvorschriften** *„Fachkräfte für Arbeitssicherheit"* und *„Betriebsärzte"*, die im September 1995 nach 20jähriger Vorlaufzeit in Kraft traten.
Damals wurde die **betriebsärztliche** und **sicherheitstechnische Betreuung** für Kleinbetriebe, zu denen auch Naturheilpraxen zählen, neu geregelt.
Den Vorschriften wird ein umfassender Arbeitsschutzbegriff zugrunde gelegt.
Sie gelten für alle Praxen, in denen **Mitarbeiter** *entgeltlich oder unentgeltlich* beschäftigt werden.

Der Praxisinhaber muss eine **Vereinbarung** mit einem **betriebsärztlichen und sicherheitstechnischen Dienst** abschließen, der ihn anschließend betreut und berät.

Anschriften sind bei den Fachverbänden zu erfragen.
Dieser Betreuungsvertrag regelt die betriebsärztliche Untersuchung der Mitarbeiter.
Die Überprüfung der Praxen auf sicherheitstechnische Mängel erfolgt **alle fünf Jahre** (zuvor alle drei Jahre). Dies gilt für Praxen, die Mitarbeiter beschäftigen.
Die betreuende Firma hat dabei eine *beratende Funktion*. Festgestellte Mängel müssen jedoch in einer angemessenen Zeit behoben werden.
Die **betriebsärztliche Betreuung** findet bei *Arbeitnehmern*, die Umgang mit Blut- oder Körperflüssigkeiten haben, mindestens **alle drei Jahre** statt. Dabei werden die Arbeitnehmer untersucht, die Untersuchungsergebnisse erfasst und ausgewertet.
Neben einer allgemeinen *Gefährdung*, z.B. durch ungeeignete Arbeitsräume und durch das Verhalten von Arbeitgebern und Mitarbeitern, sieht die **Berufsgenossenschaft** eine berufsspezifische Gefährdung durch Infektionen, insbesondere auch durch Stichverletzungen (z.B. durch Kanülen und Akupunkturnadeln), durch die Einwirkung von Arzneimitteln, die Exposition gegenüber Desinfektionsmitteln und Laborchemikalien sowie durch Zwangshaltungen, vor allem bei der Anwendung von manuellen Therapien.
Die Vorgaben der Berufsgenossenschaft für die Arbeitsplätze decken sich teilweise mit den Hygieneverordnungen der Bundesländer.
So sollen **Arbeitsräume**:

- eine Grundfläche von mindestens 8 m^2 haben.
- bei einer Grundfläche bis 50 m^2 mindestens 2,50 m hoch sein.
- bei einer Grundfläche ab 50 m^2 mindestens 2,75 m hoch sein.
- je Arbeitsplatz mindestens 1,5 m^2 Grundfläche haben.
- für jede Person, die sich neben dem Arbeitnehmer im Arbeitsraum aufhält, bei Räumen mit natürlicher Lüftung einen Mindestluftraum von 10 m^3 aufweisen.

Die nachfolgenden Punkte sollten im Hinblick auf **gesundheitliche Aspekte** und die **Sicherheit** beachtet werden:

- Fußböden müssen eben, rutschhemmend und leicht zu reinigen sein.
- Höhenunterschiede, z.B. durch Stufen oder Türschwellen, müssen leicht zu erkennen und Fußabstreifer eingebaut sein.
- Wege, also z.B. Flure und Treppen, müssen frei sein von Hindernissen und Stolperstellen.
- Rettungswege sollten auf kürzestem Weg ins Freie führen.
- Alle Treppen mit mehr als 4 Stufen müssen über einen Handlauf verfügen.
- Glaswände und Türen sollen gut erkennbar und bruchsicher sein.
- Geöffnete Fenster dürfen die Bewegungsfreiheit am Arbeitsplatz nicht behindern.
- Arbeits- und Pausenräume benötigen eine Sichtverbindung nach außen.
- Lichtschalter sollten leicht zugänglich und evtl. sogar selbst leuchtend sein.
- Für Mitarbeiter muss ein Pausenraum mit mindestens 6 m^2 Grundfläche zur Verfügung stehen. Für jeden Arbeitnehmer wird eine Grundfläche von mindestens 1 m^2 verlangt.
- Eine Naturheilpraxis muss mit Waschgelegenheiten in der Nähe des Arbeitsplatzes ausgestattet sein. Zu empfehlen sind Einhebelmischer oder elektronische Wasserhähne. Ein Seifenspender, Einmalhandtücher und Hautpflegemittel sollten am Waschplatz vorhanden sein.
- Für Patienten und Mitarbeiter werden getrennte Toiletten verlangt. Bei mehr als 5 Arbeitnehmern verschiedenen Geschlechts sind sogar für diese getrennte Toilettenräume erforderlich.
- Für den Brandschutz muss ein Feuerlöscher der Brandklasse ABC in gebrauchsfähigem Zustand vorhanden, frei zugänglich und schnell erreichbar sein und mindestens alle zwei Jahre geprüft werden. Bei einer Praxisgrundfläche bis 50 m^2 werden Feuerlöscher mit 6 LE (Löscheinheiten) bis 100 m^2 9 LE und bis 200 m^2 12 LE verlangt. Die Mitarbeiter sollten mit der Anwendung und Handhabung vertraut gemacht werden. Druckgasdosen sollten gegen Erwärmung und direkte Sonneneinstrahlung geschützt werden und alle Mitarbeiter darüber unterrichtet sein, dass damit nicht in offene Flammen gesprüht werden darf.

So erfolgt eine **Beratung** durch den **betriebsärztlichen** und **sicherheitstechnischen Dienst** bei:

- der Planung, Ausführung und Unterhaltung von Betriebsanlagen und von sozialen und sanitären Einrichtungen.
- der Beschaffung von technischen Arbeitsmitteln und der Einführung von Arbeitsverfahren und Arbeitsstoffen.
- der Auswahl und Erprobung von Körperschutzmitteln.
- den arbeitsphysiologischen, -psychologischen und sonstigen ergonomischen sowie arbeitshygienischen Fragen, insbesondere solchen des Arbeitsrhythmus', der Arbeitszeit und der Pausenregelung, der Gestaltung des Arbeitsplatzes, des Arbeitsablaufs und der Arbeitsumgebung.
- der Organisation der Ersten Hilfe im Betrieb. Ein ausgebildeter Ersthelfer sollte zur Verfügung stehen. Ebenso ein **Erste-Hilfe-Verbandskasten** nach **DIN 13157 C**.

Erste-Hilfe-Leistungen sind zu dokumentieren und fünf Jahre aufzubewahren.

- Fragen des Arbeitsplatzwechsels sowie der Eingliederung und Wiedereingliederung Behinderter in den Arbeitsprozess.
- Alle *Mitarbeiter* sind mindestens einmal jährlich über alle *Gefahren*, die bei ihrer Tätigkeit auftreten können, zu unterrichten. Ebenso sind sie vertraut zu machen mit geeigneten *Maßnahmen* zur *Gefahrenabwendung.*

Der Inhalt und der Zeitpunkt, zu dem die Unterweisung erfolgte, sind schriftlich festzuhalten und von den Unterwiesenen per *Unterschrift zu bestätigen*. Die geltenden **Unfallverhütungsvorschriften** sind auszulegen.

- Die Bedienung von Geräten darf nur durch speziell eingewiesene Mitarbeiter erfolgen.
- Es ist vom Praxisinhaber darauf zu achten, dass in Arbeitskleidung und in Arbeitsräumen keine Lebensmittel eingebracht, gelagert oder verzehrt werden dürfen. Mitarbeitern ist dafür ein separater Raum zur Verfügung zu stellen.
- Für ein evtl. vorhandenes Praxislabor gelten die allgemeinen Hygiene- und Infektionsschutzmaßnahmen. Das Pipettieren von Flüssigkeiten darf nicht mit dem Mund erfolgen.
- Der Mitgliedsaushang ist sichtbar anzubringen.

- Bei Therapien wie Homöopathie, Biochemie und Inhalation muss auf eine Gefährdung durch die Einwirkung von Arzneimitteln hingewiesen werden.

Über die angeführten Punkte hinaus müssen die Hygieneverordnungen beachtet werden.
Um den Versicherungsschutz im Schadensfall zu sichern, sollten alle **Verletzungen in** ein **Verbandbuch** eingetragen werden. Dabei sollten Ort und Art der Verletzung, die Begleitumstände und die erfolgten Maßnahmen festgehalten werden.
Bei **Verletzungen** sollte stets eine optimale Versorgung erfolgen. Kleinere Verletzungen evtl. ausbluten lassen oder auch unter fließendes Wasser halten. Danach ein **Antiseptikum** anwenden. **Infektionsrisiko** feststellen. Trat die Verletzung im Zusammenhang mit Kontakten von Körperflüssigkeiten eines Patienten auf? Unter welchen Infektionen leidet oder litt der Patient, mit dessen Blut evtl. Kontakt erfolgte (Hepatitis, HIV etc.)? Erforderlichenfalls sind **Tests** durchführen zu lassen, um eine Ansteckung zu bestätigen oder auszuschließen (evtl. auch längerfristig).

2.6. Gesetz über Medizinprodukte (Medizinproduktegesetz MPG) – Medizinprodukte Betreiberverordnung (MPBetreibV)

Durch die Verabschiedung des Medizinproduktegesetzes und die daraus resultierende Medizinprodukte-Betreiberverordnung erfolgte die Umsetzung entsprechender EU-Richtlinien.
Das **Medizinproduktegesetz** regelt das **Herstellen, Inverkehrbringen, Inbetriebnehmen, Errichten, Betreiben** und **Anwenden** eines **Medizinprodukts**.
Es soll die **Sicherheit, Eignung** und **Leistungsfähigkeit** eines Medizinprodukts **garantieren**. Zugleich dient das Gesetz dem **Schutz von Patienten, Anwendern**, aber auch unbeteiligten Dritten, z.B. Begleitpersonen.
Wenn **Medizinprodukte** betrieben oder angewendet werden, **unterliegen** sie der **behördlichen Überwachung**.
Der **Anwendungsbereich des Gesetzes** erfasst praktisch alle **Medizinprodukte**, also Apparate, Gegenstände, Stoffe und sogar Software, die zur **Anwendung beim Menschen** zu medizinischen Zwecken bestimmt sind und **nicht unter** das **Arzneimittelgesetz** fallen.

Alle *Medizinprodukte* müssen die im *europäischen* und damit auch im *deutschen Recht* vorgeschriebenen *„grundlegenden Anforderungen"* erfüllen. Diese betreffen die Auslegung und Herstellung, die integrierte Sicherheit und die Erfüllung und Konstanz der angegebenen Leistung während der Lebensdauer des Produkts. Es ist auch geregelt, dass keine Beeinträchtigung des Medizinprodukts während des Transports und der Lagerung erfolgt und keine unvertretbaren Risiken entstehen.
Die **Zweckbestimmung eines Medizinprodukts** wird vom Hersteller vorgegeben und muss sich im Rahmen der Definition bewegen.
Zu jedem Produkt muss eine Risikoanalyse durchgeführt werden, die weitere Hinweise für die Risikoklassifizierung gibt. Entsprechend der Klassifizierung werden die gesetzlich vorgeschriebenen Konformitätsbewertungsverfahren zugeordnet.

Wenn ein Produkt die **„grundlegenden Anforderungen" erfüllt** und die vorgeschriebenen Konformitätsbewertungsverfahren positiv abgeschlossen hat, ist der Hersteller berechtigt, die **CE-Kennzeichnung** aufzubringen.

Mit ihr verpflichtet und bescheinigt der Hersteller, dass er die einschlägigen europäischen rechtlichen Vorschriften beachtet hat.

Vor allem beim Einkauf außerhalb Deutschlands ist darauf zu achten, dass die **Medizinprodukte mit der CE-Kennzeichnung** versehen sind.
Zertifikate und Gebrauchsanweisungen sollen in deutscher Sprache vorliegen und dem Original entsprechen.

Medizinprodukte werden den **Risiken entsprechend** nach bestimmten Kriterien in **Klassen eingeteilt**.
Für den Praxisinhaber sind die Vorschriften über das Errichten, Betreiben und Anwenden von Medizinprodukten von Bedeutung.
Nach ihnen ist der Anwender, somit der **Praxisinhaber**, für die Anwendung und den sachgemäßen Betrieb des Medizinprodukts **verantwortlich**.
Er muss sich vom Hersteller oder einer sonstigen

qualifizierten Person in die sachgerechte Anwendung des Produkts einweisen lassen. Der Praxisinhaber trägt auch die Verantwortung für die ausreichende Qualifikation von Bedienungspersonal, das entsprechend eingewiesen und geschult werden muss.
Auftauchende Risiken sind dem **Bundesinstitut für Arzneimittel und Medizinprodukte (BfArM)** in Bonn zu melden. Ersatzweise kann die Meldung auch über die **Arzneimittelkommission der deutschen Heilpraktiker** erfolgen.

In der **Medizinprodukte-Betreiberverordnung** wird das **Errichten, Betreiben, Anwenden** und **Instandhalten** von Medizinprodukten **geregelt**. Demnach dürfen *Medizinprodukte nur von Personen errichtet, betrieben, angewendet* und *instandgehalten* werden, die eine *entsprechende Ausbildung* haben oder die *erforderliche Kenntnis und Erfahrung* besitzen.
Anwender müssen sich vor der Anwendung eines Medizinprodukts von dessen **Funktionsfähigkeit** und **ordnungsgemäßem Zustand** überzeugen. **Gebrauchsanweisungen, sicherheitsbezogene Informationen** und **Hinweise für** die **Instandhaltung** sind zu **beachten**.
Die in einer Praxis vorhandenen **Medizinprodukte** sind **in** ein **Bestandsverzeichnis** einzutragen. Dabei sind für jedes Medizinprodukt folgende Angaben zu machen:

- Bezeichnung, Art, Typ, Seriennummer und Anschaffungsjahr
- Name oder Firma und Anschrift des für das Produkt Verantwortlichen
- die der CE-Kennzeichnung hinzugefügte Kennnummer der benannten Stelle, soweit diese nach den Vorschriften des Medizinproduktegesetzes angegeben ist
- eine bestehende betriebliche Identifikationsnummer
- den Standort und die betriebliche Zuordnung
- die vom Hersteller angegebene Frist für die sicherheitstechnische Kontrolle

Für jedes Medizinprodukt ist ein **Medizinproduktebuch** zu führen. Darin sind folgende Angaben einzutragen:

- Bezeichnung und sonstige Angaben zur Identifikation des Medizinprodukts.
- der Beleg über die Funktionsprüfung und die Einweisung nach den Vorgaben für das Betreiben und Anwenden.
- die Namen der in das Medizinprodukt eingewiesenen Personen und der Zeitpunkt der Einweisung.
- die Fristen und das jeweilige Datum der Durchführung sowie das Ergebnis der vorgeschriebenen sicherheits- und messtechnischen Kontrollen und das Datum von Instandhaltungsmaßnahmen sowie der Name der verantwortlichen Person oder Firma, die sie durchgeführt hat.
- wenn mit Personen oder Einrichtungen Verträge zur Durchführung von sicherheits- oder messtechnischen Kontrollen oder Instandhaltungsmaßnahmen bestehen, deren Namen und Anschrift.
- das Datum, die Art und die Folgen von Funktionsstörungen und wiederholten gleichartigen Bedienungsfehlern.
- Meldungen von Vorkommnissen an Behörden oder Hersteller.

Es ist zu empfehlen, sich im Zweifelsfall mit dem Hersteller oder Händler eines Geräts in Verbindung zu setzen, um die aktuellen Vorschriften zu erfragen. Dies gilt insbesondere für Produkte wie Ozongeräte oder Colon-Hydro-Geräte.

2.6.1 Verordnung über das Mess- und Eichwesen

Durch eine Rechtsverordnung der Bundesregierung mit Zustimmung des Bundesrats wurden Vorschriften erlassen, in denen die *Anforderungen an Messgeräte* und *ihre Verwendung*, die *Gültigkeitsdauer* der Eichung, die *Wiederholung von Prüfungen* und die *Häufigkeit von Wartungsarbeiten* festgelegt wurden.
Örtlich zuständig für Eichungen und sonstige Prüfungen von Messgeräten sind Behörden, die von den Landesregierungen oder von ihnen bestimmten Stellen bestimmt werden.

Die für die Praxis zuständige Stelle ist im Zweifelsfall zu erfragen, meist ist es das nächstgelegene **Eichamt**.
Nach der **Eichverordnung** dürfen die *nachstehenden medizinischen Messgeräte* nur in den Verkehr gebracht werden, wenn sie geeicht sind:

- Messgeräte zur Bestimmung von Körpertemperaturen mit Ausnahme von bildgebenden Messgeräten
- nicht invasive Blutdruckmessgeräte

- Blutmischpipetten
- Zellenzählkammern
- Messgeräte zur Bestimmung des Augeninnendrucks (Augentonometer)
- Messgeräte zur Bestimmung des Blutdrucks am Auge (Ophthalmodynamometer)
- Auch die nachstehenden *medizinischen Messgeräte* dürfen nur verwendet oder bereitgehalten werden, wenn sie geeicht sind:
- Waagen zur Bestimmung des Körpergewichts bei der Ausübung der Heilkunde
- Präzisionswaagen, Feinwaagen
- Messgeräte zur Bestimmung der Dichte von Flüssigkeiten
- Therapiepolster bei der Behandlung von Patienten mit Photonenstrahlung von außen im Energiebereich zwischen 0,005 bis 3 Megaelektronvolt

Die nachstehenden *medizinischen Messgeräte* dürfen nur verwendet oder bereitgehalten werden, wenn sie **zugelassen** sind und die **Übereinstimmung des Messgeräts mit der Zulassung bescheinigt** ist:

- Messkolben, Büretten, Pipetten, Kolbenbüretten, Kolbenhubpipetten, Dispenser, Dilutoren, Blutsenkungsrohre, Spritzen mit Ausnahme von Hochdruck-Injektionsspritzen
- Messgeräte für quantitative Untersuchungen an Lösungen durch Messung des spektralen Absorptionsmaßes (Absorptionsphotometer) mit Ausnahme von Geräten für Trübungsmessungen
- Elektrokardiographen, sofern sie Frank- oder Standardableitungen automatisch auswerten, mit Ausnahme von intrakardial anwendbaren Geräten

Die nachstehenden *medizinischen Messgeräte* dürfen nur verwendet oder bereitgehalten werden, wenn sie **zugelassen** sind, die **Übereinstimmung des Messgeräts mit der Zulassung** bescheinigt und das Messgerät nach den Anforderungen der Zulassung gewartet ist:

- Messgeräte zur Bestimmung der Hörfähigkeit (Audiometer)
- bildgebende Messgeräte zur Bestimmung von Körpertemperaturen (Thermographiegeräte)
- Tretkurbelergometer zur definierten physikalischen und reproduzierbaren Belastung von Patienten (Tretkurbelergometer)

Bereitgehalten im Sinne dieser Verordnung wird ein Messgerät, wenn es ohne besondere Vorbereitung in Gebrauch genommen werden kann.
Die **Gültigkeitsdauer der Eichung** ist normalerweise auf *zwei Jahre befristet* und wird in Jahren nach Ablauf des Kalenderjahrs bemessen, in dem das Messgerät zuletzt geeicht wurde.
Wer *nicht geeichte Messgeräte* oder Geräte mit *abgelaufener Eichzeit* verwendet oder bereithält, begeht eine **Ordnungswidrigkeit,** die im Normalfall mit Bußgeld geahndet wird.

3. Einrichtung der Räume

Ebenso wie die Größe einer Praxis hängt die Einrichtung von den **individuellen Vorstellungen** und den **finanziellen Möglichkeiten** des Praxisgründers ab.
Eigentlich werden *ein Schreibtisch, einige Stühle* und *eine Liege* benötigt, und die Praxis kann eröffnet werden, wenn ansonsten die hygienischen und rechtlichen Voraussetzungen erfüllt sind.
Diese Ausstattung trägt allerdings wenig zur Atmosphäre einer Naturheilpraxis bei und wird vielmehr den Ruf einer spartanischen Praxis prägen. So werden sehr schnell *Lampen, Vorhänge, Bilder* und *weitere Gegenstände* benötigt.
Dennoch kann schon mit wenigen Tausend Euro eine Praxis eingerichtet werden, und viele große und erfolgreiche Kolleginnen und Kollegen haben vor Jahrzehnten in ähnlicher Form ihre Praxistätigkeit aufgenommen.
Inzwischen haben sich jedoch Standards herausgebildet, die heute fast zwangsläufig ein „Muss" auch für den Praxisneuling sind, wobei **Bescheidenheit** auch bei der Praxiseinrichtung **eher dem Berufsstand entspricht** als „Glanz und Glamour". Das für die Behandlung Notwenige hat vorhanden zu sein, *Atmosphäre und persönliche Note* erfordert oft weniger finanziellen als **intellektuellen Einsatz**.
Der Entschluss für eine eigene Praxis ist längst gefallen, die Räume stehen bereit und die rechtlichen Voraussetzungen sind geklärt. Nun gilt es, die Praxis einzurichten.

Der Tipp: Spätestens jetzt sollten Sie noch einmal innehalten und evtl. zusätzliche Informationen sammeln.

Bevor Sie größere Umbauten vornehmen lassen oder teure Einrichtungsgegenstände und medizinische Geräte bestellen, gilt es nochmals zu klären, was Sie zu Beginn der neuen Praxistätigkeit tatsächlich benötigen.
Zur **Information** sollten Sie u.a.:

- bestehende Praxen besichtigen.
- Gespräche mit erfahrenen Praktikern führen.
- Angebote von Praxiseinrichtungshäusern prüfen.
- andere Bezugsquellen für Praxismöbel suchen.
- Auskünfte beim Fachverband einholen.

Bei Gesprächen mit erfahrenen Praktikern wird man auf manches *Entbehrliche* hingewiesen. Es ergeben sich aber auch Punkte, an die man gar nicht gedacht hat. Bei den Praxismöbeln kann man u.U. feststellen, dass die *Preisspanne* bei verschiedenen Anbietern für eine ähnliche Qualität sehr groß sein kann.
Durch umfassende Informationen kann auch leichter entschieden werden, welche der im nachfolgenden Kapitel angeführten Gegenstände für die Praxis erforderlich oder entbehrlich sind.

3.1 Grundausstattung

Die nachfolgend angeführten Einrichtungs- und Ausstattungsgegenstände unterliegen selbstverständlich den *individuellen Erfordernissen.* Die Auflistungen können jedoch als **Gedächtnisstütze** verwendet werden, wobei alle erforderlichen Gegenstände auch in anderen als den aufgeführten Räumen untergebracht werden können.

3.1.1 Der Empfang

Als Empfang eignet sich ein **großer Flur** oder ein **Durchgangsraum im Eingangsbereich**. Insbesondere bei größeren Praxen dient er als Arbeitsplatz für Helferinnen oder Helfer und als Weiterleitungsstelle für Patienten. Hier werden auch Termine vergeben, der *Telefondienst* und die *Schreibarbeiten* erledigt.

Als **Einrichtungsgegenstände** kommen in Frage:

- eine Theke oder ein Schreibtisch
- ein Beistelltisch
- ein Karteischrank
- Stühle
- Regale
- eine Schreibmaschine
- ein Computer mit Drucker
- Telefon, Anrufbeantworter und Faxgerät
- Nah beim **Telefon** sollten **wichtige Telefonnummern** gut sichtbar angebracht werden, z.B. **Notfallnummern**, Taxi, Apotheken.
- evtl. ein kleines Kopiergerät, soweit es im Drucker nicht bereits integriert ist.

Vorhanden sein sollten hier auch:
- die Patientenkartei
- Rezeptblöcke
- Stempel und Stempelkissen
- Schreibwaren und Formulare
- Briefumschläge und Briefmarken
- das Terminbuch und Terminblöcke
- die Kasse
- das Kassenbuch für Bareinnahmen und -ausgaben
- ein Quittungsblock
- ein Telefonbuch
- die Praxisordner
- Ablagen
- das GebüH
- Informationen für die Patienten

Selbstverständlich können auch Formulare und Dateien durch entsprechende Computerprogramme ersetzt werden. Es muss jedoch möglich sein, dass einzelne Unterlagen jederzeit auch in gedruckter Form zur Verfügung stehen, z.B. Patientendaten.
Wie auch in den anderen Räumen muss an die *Beleuchtung*, die *Vorhänge* und an den *Wandschmuck* gedacht werden.

3.1.2 Das Wartezimmer

Die Größe des Warteraums oder der Warteecke richtet sich nach den spezifischen Bedingungen der Praxis. Er sollte *hell, freundlich* und seiner *Funktion entsprechend* eingerichtet sein.
Eine Praxis mit offenen Sprechzeiten erfordert zweifellos einen größeren Warteraum als eine eingespielte Bestellpraxis mit guter Zeitplanung.
Als **Einrichtungsgegenstände** kommen in Frage:
- einige Stühle oder Sessel, bequem und standsicher
- ein Tisch
- eine Garderobe mit Spiegel
- ein Schränkchen
- Bilder
- Pflanzen oder Blumen
- ein Zeitungsständer
- ein Schirmständer

Die *Zeitschriften* sollten *regelmäßig erneuert* werden und auf die Patienten abgestimmt sein.
Auch **an** die **kleinen Patienten** oder begleitende **Kinder** sollte man **denken** und Kinderbücher, Hefte, Malbücher, Stifte und Spielsachen bereitlegen. Das Wartezimmer eignet sich auch dafür, den **Patienten Informationen zukommen zu lassen**, z.B.:
- Zug- und Busverbindungen
- Preis- und Gebühreninformationen
- allgemeine Patienteninformationen (siehe Kapitel IV)

Hinweise auf bestimmte *Qualifikationen* oder *Dienstleistungsangebote* sind ebenfalls denkbar. So könnten **Urkunden** aushängen über:
- die Zulassung als Heilpraktiker
- Abschlussurkunden einer Heilpraktikerschule
- Spezialausbildungen, z.B. in Chiropraktik, Akupunktur, Homöopathie und dergleichen

Hier kann auch über **Angebote** informiert werden:
- Hausbesuche
- Notdienste
- Raucherentwöhnungstherapie
- Kuren
- spezielle Behandlungsangebote

Viele Wartezimmerbereiche werden auch mit **Musik beschallt**. Die Auswahl der Musikstücke sollte sich dann selbstverständlich an den Wünschen der Patienten und nicht am Geschmack des Praxisinhabers orientieren.

Der Tipp: Mittels **Tonbändern, Fernseher, CD** und **Video** können die Patienten auch über *gesundheitliche* und *naturheilkundliche Themen* informiert werden.

Achtung: Rundfunk- und Fernsehgeräte, die in der Praxis eingesetzt werden, **müssen angemeldet werden**, damit für sie Gebühren entrichtet werden können. Ebenso müssen Selbständige und Freiberufler ihre **Empfangsgeräte im PKW** anmelden, auch wenn dieser nur teilweise beruflich genutzt wird.
Dies gilt inzwischen auch für so genannte **neuartige Rundfunkgeräte** wie **Computer, Notebooks** und **Laptops**, die Rundfunk- und Fernsehprogramme ausschließlich über das Internet empfangen können. Wenn allerdings bereits Geräte in der Praxis oder dem Auto angemeldet sind, fallen keine zusätzliche Gebühren an.

Im Normalfall werden auch **GEMA-Gebühren** fällig. Die ist immer dann der Fall, wenn in der Praxis **Hintergrundmusik** abgespielt oder **Fernsehprogramme**, z.B. im Wartezimmer, gezeigt werden. Die Gebühren richten sich nach der **Art der Wiedergabe** und der **Praxisgröße**.
So kostet z.B. die Wiedergabe von **Original CDs** bei bis zu 100 qm Raumgröße derzeit monatlich 8,16 Euro, bei einem Jahresvertrag 81,12 Euro.
Hörfunk-Wiedergabe muss bei der gleichen Raumgröße mit 14,02 Euro monatlich und 100,59 Euro jährlich ausgeglichen werden.
Eine **Fernseh-Wiedergabe** kostet je Fernsehgerät 14,60 Euro monatlich und 146,- Euro jährlich. Hinzu kommt jeweils die gültige Mehrwertsteuer.
Vorsicht auch bei Musik in **Telefonwarteschleifen** und **Anrufbeantwortern**, für die eine Gebühr in Höhe von 15,96 Euro monatlich und 159,72 Euro jährlich entrichtet werden muss.
Die Anschriften der **GEMA-Generaldirektionen** lauten:

- Bayreuther Str. 37 in 10787 Berlin,
  Tel. 0 30 / 2 12 45-00 und
- Rosenheimer Str. 11 in 81607 München,
  Tel. 0 89 / 4 80 03-00.

3.1.3 Das Sprechzimmer

Besonders beim Sprechzimmer einer Naturheilpraxis bin ich der Meinung, dass es sich von dem eines Arztes zu unterscheiden hat.

Hier muss der **Charakter einer Naturheilpraxis** sichtbar werden. Die Einrichtung und die Gegenstände dieses Raumes sollten ihre **eigene Atmosphäre** besitzen, die **Persönlichkeit des Praxisinhabers** widerspiegeln.

Patient und Behandler sollen sich in diesem Raum wohlfühlen.

Wände, Decken, Fußboden tragen ebenso dazu bei wie *Vorhänge, Bücher und Möbel.*
Zur **selbstverständlichen Ausstattung** gehören:

- ein Schreibtisch mit Stühlen
- Schränke und Regale

Im Sprechzimmer befinden sich auch meist die *Fachbücher* und *-zeitschriften*, die *Rote, Gelbe und Grüne Liste* sowie *Rezeptierbücher.*
Für die Augendiagnose steht hier auch ein **Irismikroskop** mit den entsprechenden Stühlen. Die Kosten dafür liegen zwischen 2.000,- und 15.000,- Euro. Man sollte hier die Qualität ebenso beachten wie die eigenen finanziellen Möglichkeiten. Entscheidend für die Augendiagnose bleibt selbstverständlich die Ausbildung des Therapeuten, und die Erfahrungen, auf denen die Auswertung dieser ergänzenden Diagnosemöglichkeit beruhen. Eine *fotografische Einrichtung* am Irismikroskop kann bisweilen hilfreich sein, ist jedoch für den normalen Praxisalltag entbehrlich. Man sollte jedoch darauf achten, ob später die Möglichkeit besteht, eine Fotoeinrichtung anzubringen. Für die Höhenverstellung des Irismikroskops kann ein Hubtisch verwendet werden. Auch dies kann jedoch durch höhenverstellbare Stühle geregelt werden.
Bei entsprechender Größe des Raums werden hier auch Untersuchungen und Behandlungen vorgenommen. Hierzu sind eine *Liege mit Hocker und Stuhl* und evtl. ein Wandschirm erforderlich.
Ein Waschbecken ist entweder Vorschrift oder aber zu empfehlen.
Beliebt sind seit langem **Schaubilder**, die im Sprechzimmer oder in den Behandlungsräumen anzutreffen sind. Vom menschlichen Skelett, über die Muskel-, das Gefäß- und das Nervensystem des Menschen bis zu den Verdauungsorganen, die Körper- und Ohrakupunktur und die Irisdiagnose kann auf ein breites Angebot zurückgegriffen werden. Im Format 70 x 100 cm oder auch 50 x 70 cm schmücken sie die Wände der Praxen. Der Preis pro Tafel liegt bei etwa 10,- bis 20,- Euro.
In vielen Sprechzimmern findet man auch **Akupunkturmodelle**, sie kosten in einer Höhe von 75 cm um die 250,- Euro, **elastische Wirbelsäulen** für ca. 70,- bis 100,- Euro und andere **Demonstrationsmittel**. Die zerlegbaren **Homoschädel** für rund 50,- Euro sind meist ebenso aus Plastik wie die **Skelette** für etwa 200,- Euro.
Ob sie allerdings zur *richtigen Atmosphäre* einer Naturheilpraxis beitragen, sollte überlegt werden.

3.1.4 Der Behandlungsraum

Ihm kommt vorwiegend eine *funktionelle* Bedeutung zu. Er sollte deshalb **einfach, pflegeleicht** und **rationell** eingerichtet werden.
Wände und Fußböden müssen leicht zu reinigen sein, insbesondere dann, wenn invasive Therapien durchgeführt werden.

Die **Wände** sollen bis zu einer Höhe von 1,80 m glatt und abwaschfest sein.
Vom **Fußboden** erwarten die *Gesundheitsämter*, dass er **trittsicher, fugenarm, leicht aufzuwischen** und **desinfizierbar** ist.
Selbstverständlich benötigt man in einem Behandlungsraum eine **Liege**. Eine einfache Untersuchungsliege kostet nur wenige hundert Euro. Auf ihr können die meisten Untersuchungen und Behandlungen in einer Naturheilpraxis durchgeführt werden.
Für spezielle Therapien, z.B. die Chiropraktik, sind **Spezialliegen** sinnvoll. Sie sind teilweise mit allen Raffinessen ausgestattet und kosten entsprechendes Geld.

Der Tipp: Über die Ausstattung und deren Notwendigkeit muss sich der Behandler einen Überblick verschaffen. Die Erfahrungen langjährig praktizierender Kollegen sind hier oft sehr hilfreich.

Stühle und *Hocker* gehören in den Behandlungsraum ebenso wie eine *Möglichkeit*, die *Kleider aufzuhängen*.
In die Nähe einer Behandlungsliege gehören stets auch ein *Abfalleimer* und eine **Ablagemöglichkeit** für **Geräte und Instrumente**.
Für Behandlungen sollten auch stets **Wolldecken** und/oder **Frotteetücher** bereitgehalten werden.
Man kann in jedem Raum mit Behandlungsmöglichkeit auch alle erforderlichen Hilfsmittel und Instrumente unterbringen. Dies kann jedoch auch an einem zentralen Ort, z.B. einem Vorraum, erfolgen.
Für die **Behandlung** sollten vorrätig sein:

- ein Spritzen- und Kanülenspender mit sortiertem Inhalt
- Tupferspender mit Mulltupfern
- Alkoholtupfer
- eine Kanülenbox für gebrauchte Kanülen

Selbstverständlich müssen die für spezielle Therapien erforderlichen Instrumente, Geräte und Gegenstände, z.B. für die Akupunktur Akupunkturnadeln, Akulaser oder Akupunktsucher, vorhanden sein.

3.1.5 Der Personalraum

Werden **Arbeitnehmer** beschäftigt, muss diesen ein *Personalumkleide-* bzw. *Aufenthaltsraum* für die *Arbeitspausen* zur Verfügung stehen. Hier sollten die Kleidungsstücke untergebracht werden können und eine Möglichkeit dazu bestehen, Pausensnacks oder Brote und Getränke für kurze Zeit aufzubewahren. Dies ist auch der einzige Raum, in dem heutzutage noch **Lebensmittel in einer Praxis** vorhanden sein dürfen.
Für das Personal wird auch eine **separate Personaltoilette** benötigt.

3.1.6 Der Toilettenraum

Wenn ein Toilettenraum neu eingerichtet werden muss, sollte man evtl. ein Bidet mit einplanen.

Der Tipp: Es wäre auch zu überlegen, ob die **Tür** nicht besser nach **und von außen geöffnet werden könnte**.

Es besteht immer die Möglichkeit, dass ein Patient während einer Behandlung die Toilette aufsucht. Falls er dort kollabiert, muss sichergestellt sein, dass er schnell Hilfe erhält.
Der Toilettenraum muss mit einer **hygienischen Händewascheinrichtung** versehen sein.
Beim Waschbecken sollten sich ein *Seifen- und ein Einweghandtuchspender* bzw. ein *Textilhandtuchautomat* befinden. Für die Toilette ist zu empfehlen, *WC-Einwegpapiersitze* bereitzustellen.
Ein abdeckbarer **Hygieneeimer** mit Plastiktüteneinsatz hat vorhanden zu sein.
Die **Wände** sind bis zu einer Höhe von mindestens 1,50 Meter mit einem glatten, abwaschbaren Belag oder Anstrich, vorzugsweise mit **Fliesen**, zu versehen. Der **Fußboden** muss **wasserundurchlässig**, **leicht zu reinigen** und zu **desinfizieren** sein. Die Hygieneverordnungen verlangen auch, dass ein Toilettenraum eindeutig **gekennzeichnet** wird. Wie bereits angeführt, sollte auch geprüft werden, ob ein **rollstuhlgerechter Toilettenraum** verlangt wird.

3.1.7 Der Putzraum

Verlangt wird von vielen *Gesundheitsämtern* heute auch ein kleiner **separater Putzraum** mit einem **Wasseranschluss** und einem **Schmutzwasserausguss**. Vorhanden sein muss auch ein **verschließbares Fach** für Chemikalien wie Reinigungs- und Desinfektionsmittel.
Alternativ muss ein getrennter Nebenraum, z.B. **ein abschließbarer Schrank**, zum Abstellen der Putzutensilien und ein separates Ausgussbecken zum Entsorgen des Putzwassers und der Chemikalien vorhanden sein. Bei der Verwendung eines *Staubsaugers* ist darauf zu achten, dass dieser mit einem **Mikrofilter** ausgestattet ist.

4. Schilder: Repräsentation nach außen

Schilder haben im Grunde zwei Funktionen: sie sollen auf etwas **aufmerksam machen** oder eine **Orientierungsfunktion** übernehmen.
Beides ist wichtig. Wie sollte ein Patient ohne weiteres den Eingang zu Ihrer Praxis finden, wenn kein Schild auf diese aufmerksam macht? Seltener dient das Praxisschild als Werbeträger, um neue Patienten „anzulocken". Innerhalb der Praxis übernehmen Schilder alleine die Orientierungsfunktion, für die sie gedacht sind.

4.1 Das Praxisschild

Es sollte sich an den Vorgaben der Berufsordnung Artikel 8 und 9 orientieren (siehe Kapitel IV. 4.). Die früher vorgeschriebenen **Höchstmaße für Praxisschilder** wurden durch die Rechtsprechung **aufgehoben** und sind heute nicht relevant. Zu bedenken ist jedoch der mögliche **Eindruck auf** die **Passanten** bzw. auf zukünftige oder tatsächliche **Patienten.**

4.2 Orientierungsschilder

Vor allem in Praxen mit *mehreren* Räumen sind meist Orientierungsschilder angebracht, die heute in den verschiedensten Ausführungen angeboten werden. Sie können bis zu 20 mögliche Aussagen, von Anmeldung, Ausgang, Behandlung über Sprechzimmer, Toilette und Wartezimmer bis zu WC enthalten. Je nach Praxis kann man sich für eine wörtliche, eine bildhafte, symbolische Aussage oder eine Kombination aus beidem entscheiden. Die Preise pro Schild liegen zwischen ca. 10,- und 40,- Euro.
Spätestens der orientierungslos in einer größeren Praxis umherirrende Patient wird den Praxisinhaber schnell von der *Notwendigkeit solcher Schilder* überzeugen.

III.
Praxisführung

1. Im Zentrum: Der Patient

Der **Patient** steht im **Mittelpunkt** jeder Praxistätigkeit. Ohne ihn wird weder eine Praxis noch ein Behandler benötigt.
So banal dies klingt, entscheidet die Anwesenheit von Patienten allein über die Existenz einer naturheilkundlichen Praxis.Unser Land ist zwar voll von kranken, Hilfe suchenden Menschen, die jedoch auch aus einem breiten Spektrum an *Hilfsangeboten* wählen können.
Neben den vielen rein schulmedizinischen Arztpraxen nimmt die Zahl der Behandler, die teilweise oder ausschließlich naturheilkundliche Therapien anwenden, rapide zu. Dies ist nicht zuletzt den zahllosen erfolgreichen Behandlungen durch Heilpraktiker in den letzten Jahrzehnten zu verdanken. Neben Ärzten und Heilpraktikern gibt es ambivalent viele alte und neue „Konkurrenten" oder „Mithelfer", wenn es um die Gesundheit der Bevölkerung geht. Die *biologisch-pharmazeutische Industrie* wirbt verstärkt direkt bei den Patienten für ihre Arzneimittel, unter Umgehung eines Behandlers. *Apotheken, Reformhäuser, Naturkostläden*, ja selbst *Kaufhäuser* und *Supermärkte* wenden sich zum Teil seit langem mit ihren Angeboten direkt an die Hilfe suchenden Menschen. *Hersteller von Gesundheitsartikeln* aller Art gesellen sich hinzu, und immer mehr „Gesundheitsanbieter" verschiedenster Couleur treten in Erscheinung. Letztlich handelt es sich beim „Gesundheitsmarkt" um einen großen und interessanten Wirtschaftszweig.
In diesem Umfeld ist auch die Naturheilpraxis verstärkt den Marktgesetzen unterworfen. Es gibt Behandler bzw. Praxen, die kaum den Ansturm von Patienten bewältigen können und zugleich eine zunehmende Zahl von Praxen, die wegen fehlender Patienten wieder schließen müssen.
Schon vor der Eröffnung einer Praxis hat sich der Praxisneugründer viele Fragen zu stellen, die in diesem Buch angeführt werden. Einige Grundfragen, die letztlich über die **Existenz der Praxis** entscheiden, werden nachfolgend angesprochen.

1.1 Warum kommt der Patient in die Naturheilpraxis?

Weil er ein **gesundheitliches Problem** bzw. ein **persönliches Anliegen** hat. Es kann sich dabei um eine **akute** oder **chronische Erkrankung** handeln, um **Beschwerden verschiedenster Art** oder auch nur um den Wunsch, über sich und seinen Körper besser Bescheid zu wissen. Die Patienten haben unterschiedliche **Gründe** dafür, eine **Naturheilpraxis aufzusuchen**.
Meist sind sie geprägt durch:

- Erfahrungen mit Heilpraktikern, Ärzten und Krankenhäusern
- Meinungen aus dem persönlichen Umfeld, von Verwandten, Bekannten, Nachbarn, Arbeitskollegen
- Informationen durch die Medien
- die Werbung von Arzneimittelherstellern und Krankenkassen
- Gesundheitsvereine (Kneipp etc.) und Selbsthilfegruppen
- Vorträge und Kurse der verschiedensten Organisationen
- religiöse und weltanschauliche Vorstellungen
- eigene Erfahrungen bei Erkrankungen
- Erfahrungen mit Therapiegruppen

1.2 Was erwartet der Patient in der Naturheilpraxis?

Selbstverständlich erwartet er die **Heilung** oder **Linderung** seiner Beschwerden. Er geht davon aus, dass ihm von einem kompetenten Behandler mit weitgehend *risikofreien* oder *risikoarmen Diagnose- und Therapieverfahren* geholfen wird.
Bisweilen entflieht der Patient auch nur dem „modernen Medizinbetrieb" mit seiner „High-tech"-Medizin und den vielen Geräten zur Diagnosefindung oder Therapie, die ihm bisweilen *Angst* einflößen. Oder er sucht nach einer **langen vergeblichen Behandlung** einen neuen Weg zur Linderung oder Beseitigung der Beschwerden.
Manchmal ist sich der Patient auch darüber im Klaren, dass eine langwierige oder gar dauerhafte Therapie erforderlich ist und möchte dabei nebenwirkungsreiche Therapien oder Medikamente gegen *risikoarme* austauschen. Vermehrt wird die Erwartungshaltung der Patienten durch die Vorgaben der Berufsverbände und durch die Medien geprägt.
Einige **Grundkriterien** werden als **selbstverständlich** von einem naturheilkundlichen Behandler **erwartet**.

Der Patient fragt sich z.B.:
- Nimmt sich der Behandler ausreichend Zeit für die Befragung, Beratung, Untersuchung und Behandlung?
- Berücksichtigt der Behandler die *Gesamtheit* von Seele, Geist und Körper?
- Sucht der Behandler nach den *Ursachen* der Beschwerden?
- Kann er die Frage nach seiner *Kompetenz* beantworten, oder reagiert er verärgert?
- Wie geht der Behandler mit der Frage nach der *Behandlungsdauer* um?
- *Erklärt* der Behandler seine diagnostischen Erkenntnisse?
- *Bespricht* der Behandler mit dem Patienten die von ihm vorgeschlagenen oder durchgeführten Behandlungen?
- Gibt der Behandler dem Patienten Gelegenheit dazu, geplante therapeutische Eingriffe *abzulehnen*?
- *Akzeptiert* er die Ablehnung eines therapeutischen Eingriffs und unterbreitet er alternative Vorschläge?
- Klärt der Behandler über die voraussichtlichen *Kosten* auf?
- Stellt er auf Wunsch eine detaillierte *Rechnung* aus?
- Ist er *Mitglied* in einem anerkannten *Berufsverband*?

Nachdem immer wieder darauf hingewiesen wurde, **reagieren** die **Patienten** in zunehmendem Maße **negativ** oder **misstrauisch**, wenn ein Behandler:
- durch große Anzeigen oder spektakuläre Berichte in den Medien auf sich aufmerksam macht,
- im Wartezimmer Fotokopien, Berichte oder Dankschreiben über spektakuläre Heilerfolge auslegt,
- sich mit Titeln, besonderen Bezeichnungen und zahlreichen Diplomen schmückt,
- Statussymbole zur Schau stellt.

Jeder Patient weiß heute auch, dass eine aufwändige Praxis in einer teuren Gegend mit vielen Apparaten **kein Beweis** für eine **gute Arbeit** sein muss.

1.3 Warum kommt der Patient zu mir?

Es gibt verschiedene Möglichkeiten, weshalb ein Patient eine **bestimmte Praxis** aufsucht. Es könnte z.B. die einzige Praxis weit und breit sein, doch wo soll dies heute noch vorkommen? Er hat die *Anschrift aus dem Branchenbuch*. Es könnte auch sein, dass er etwas über Sie gelesen, oder Sie in einer Fernsehsendung gesehen hat.
Im Normalfall jedoch kommt er auf **Empfehlung** eines Verwandten, Bekannten oder Arbeitskollegen, der mit Ihnen **gute Erfahrungen** gemacht hat. Diese **persönlichen Empfehlungen** haben einen **hohen Stellenwert**. Sie können erst vor kurzem gegeben worden sein aber auch bereits Jahre zurückliegen. Durch **gute Arbeit** schafft sich ein Behandler einen **guten Ruf**, der ihm ständig neue Patienten zuführt. Diese Art der „Patientengewinnung" ist durch nichts zu ersetzen, da sie auf Erfahrung und das daraus resultierende Vertrauen beruht. Der eine oder andere Patient kommt auch auf Empfehlung **Ihres Berufsverbands**. Besonders der *Fachverband Deutscher Heilpraktiker* pflegt eine gute Öffentlichkeitsarbeit, bei der immer wieder Anschrift und Telefonnummer des Verbands genannt werden. Patienten können so über die verschiedenen Landesverbände Therapeuten erfragen. Dies gilt auch für den Fall, dass sie sich für eine spezielle Therapie, z.B. Akupunktur, Chiropraktik, Homöopathie etc. interessieren.

1.4 Warum kommt der Patient weiterhin zu seinem Behandler – oder nicht?

Ein Patient kommt **zum ersten Mal** zu einem neuen Behandler. Dabei registriert er sehr wohl **alle Umstände**, die für ihn wichtig sind. Aus dem Gesamteindruck zieht er meistens die Konsequenz, wiederzukommen oder nicht. Auch der beste Ruf nützt im Einzelfall nichts, wenn der Patient den Eindruck hat, dass er bei Ihnen an der falschen Adresse ist. Ein **guter Ruf** muss ständig *neu verdient* werden. Das bedeutet nicht, dass Sie mit jedem Patienten sofort harmonisieren müssen, die Gesamtzahl der positiven oder negativen Entscheidungen über die Praxis, den Behandler und seine Mitarbeiter entscheidet jedoch über den Erfolg einer Praxis. Falls ein Behandler im **Zweifel** sein sollte, warum die Patienten *nicht mehr zu ihm kommen* oder eine *Behandlung abbrechen*, muss er sich mit der Beantwortung einiger Fragen auseinandersetzen:

Fragenkatalog zum Umgang mit Patienten

- Kenne ich die *Vorstellungen und Wünsche* meiner Patienten?
- Kenne ich meinen *Ruf* als Behandler und Mitmensch?

- Kenne ich Punkte, bei denen die Patienten *unzufrieden* sind, Klagen oder gar *Vorwürfe*, die erhoben werden könnten?
- Ist mein Praxisalltag geplant und verläuft er *ruhig* und ohne Hektik?
- Erfahren die Patienten ausreichend *Zuwendung*?
- Werden die Patienten in der Praxis *höflich* und *respektvoll* behandelt?
- Werden die Patienten mit ihrem *Namen* angesprochen?
- Wird den Patienten die erforderliche *Aufmerksamkeit* entgegengebracht?
- Haben die Patienten ausreichend *Zeit sich zu äußern* oder werden sie mit Behandlermonologen überfrachtet?
- Kenne ich meine Patienten und ihren *Lebensbereich* ausreichend?
- Herrscht in der Praxis ein *gutes Arbeitsklima*?
- Gehe ich auf die *Wünsche meiner Patienten* ein? Wenn nein, warum nicht?
- Wie sieht die *„Patientenstruktur"* der Praxis aus (Alters- oder Berufsgruppen, sozialer Status, Krankheitsbilder usw.)?
- *Erkläre* ich die erforderlichen Maßnahmen oder ordne ich nur an?

Ein Behandler sollte sich tunlichst auch davor hüten, irgendwelchen **Trends** nachzulaufen. Was heute *„in"* ist, ist morgen *„out"*.
Der gute Ruf eines Behandlers wird gefestigt durch eine **kontinuierliche Arbeit**, die sich durch die verschiedensten Maßnahmen ergänzen lässt. Heute so und morgen wieder völlig anders vorzugehen, führt selten zum dauerhaften Erfolg. Die Praxis sollte deshalb einem tragbaren Konzept folgend und nach den eigenen Vorstellungen geführt werden. Stehen mehrere Therapien zur Verfügung, werden sie allein den Erfordernissen entsprechend ausgewählt. Man sollte sich auch davor hüten, eine **bestimmte Therapie** oder sich selbst **„zu verkaufen"**.
Kompetenz, Freundlichkeit und Wahrhaftigkeit sind gefragt. Fehl am Platz ist auch die oftmals bei Berufsneulingen vorzufindende *Selbstüberschätzung*. Ein Behandler muss stets bereit sein, sich selbst und seine **Methoden kritisch zu prüfen**, um daraus die erforderliche Sicherheit zu gewinnen, die Voraussetzung für jede erfolgreiche Behandlung ist.

1.5 Vermeidbare Fehler im Umgang mit Patienten

Warum erscheint der Patient plötzlich nicht mehr in der Praxis?
Auch bei langjährigen Patienten muss man davon ausgehen, dass sie immer wieder **neu die Entscheidung treffen**, in die Praxis zu kommen oder nicht. Die Infragestellung wird dabei als Überwindung kognitiver Dissonanzen bezeichnet. Vom Patienten *positiv* beantwortet bedeutet dies, weiterhin seinen Behandler aufzusuchen.
Im *Negativfall* kommen Zweifel im Patienten auf, ob er bei Ihnen richtig ist. Er fühlt sich bei Ihnen fehl am Platz. Dies beginnt bereits beim ersten Kontaktanruf und setzt sich beim Betreten der Praxis fort.
Jede Station der Befragung, der Untersuchung oder der Behandlung kann Positiv- oder Negativreaktionen auslösen im Sinne von ja oder nein.
Der Patient kann generell an Ihrer Kompetenz zweifeln, oder punktuell bei einzelnen Abschnitten. Letzteres wäre bereits schlimm, ersteres hätte für Sie erhebliche Konsequenzen.

Sie könnten im besten Fall noch daran arbeiten, Ihre **Inkompetenz** zu überwinden, im schlimmsten Fall wäre ein Berufswechsel angesagt.
Dies setzt allerdings voraus, dass Ihnen ihre Inkompetenz bekannt gemacht wird und auch Ihnen selbst bewusst wird.

Fehler, die immer wieder gemacht werden, sind:
- alle negative Antworten auf die Fragen von 1.4
- Unfreundlichkeit und mangelnde Hilfsbereitschaft.
- abfällige Bemerkungen über Patienten oder ihre Beschwerden.
- abfällige Bemerkungen über andere Behandler und deren Methoden.
- ein herablassender Umgangston.
- unverständliche Erklärungen, evtl. auch noch mit Fremdwörtern gespickt.
- mangelhafte Zeitplanung und Zeitdruck.
- mangelnde Flexibilität.
- von Patienten vorgetragene Mängel oder Defizite, die nicht abgestellt werden.
- das sich selbst in den Mittelpunkt der Praxisarbeit stellen – und nicht den Patienten.
- mangelnde Motivation des Behandlers oder seiner Mitarbeiter.
- die verlangten Honorare stehen in keinem Verhältnis zu Leistung.

2. Mitarbeiter, Helfer

Mitarbeiter dienen in erster Linie der *Entlastung des Praxisinhabers.* Ob dies bereits zu Beginn einer selbständigen Praxistätigkeit erforderlich ist, muss individuell entschieden werden. Bei einer florierenden Praxis ergibt sich die Notwendigkeit, Mitarbeiter zu beschäftigen, fast von alleine.
Diese können darüber hinaus selbstverständlich die **Atmosphäre** einer Naturheilpraxis erheblich **beeinflussen**, sowohl im positiven wie auch negativen Sinn.
Die Einstellung von Mitarbeitern hängt somit ab:

- von der Bereitschaft des Praxisinhabers, Aufgaben selbst zu erfüllen oder zu delegieren.
- von den finanziellen Möglichkeiten.
- vom Arbeitsanfall einer Praxis.
- von der Praxisstruktur.

Zunächst muss sich der Praxisinhaber darüber im Klaren sein, welche **Arbeiten** in einer Praxis **anfallen** und welche davon **delegierbar** sind.
Es handelt sich im Wesentlichen um:

- diagnostische und therapeutische Maßnahmen,
- die Beratung des Patienten,
- die Bestellung und das Bereitstellen von Praxisbedarfsgegenständen (z.B. von Spritzen, Kanülen, Verbandsmaterial, Tupfer, Akupunkturnadeln usw.),
- die Tasche für Hausbesuche einsatzbereit halten,
- das Ausstellen von Rezepten,
- die Dokumentation der Daten des Patienten und der durchgeführten Maßnahmen,
- die Verwaltung der Dokumentationen (z.B. Karteikartensystem),
- den allgemeinen Schriftverkehr,
- die Patientenbetreuung (Terminvergabe, Empfang, Verabschiedung),
- die Besucherbetreuung (z.B. Pharmareferenten, Firmenvertreter etc.).
- den Telefondienst,
- die Rechnungserstellung und Einnahmenkontrolle,
- die Buchhaltungsaufgaben,
- die Muster- und Medikamentenbestellung,
- die erforderlichen Reinigungsmaßnahmen (Räume, Einrichtungsgegenstände und Instrumente).

Sämtliche Arbeiten können zu Beginn der Praxistätigkeit vom *Praxisinhaber selbst* erledigt werden. Dies bietet sich insbesondere dann an, wenn zunächst nur wenige Patienten die Praxis konsultieren und der Arbeitsanfall entsprechend gering ausfällt. Vor allem bei begrenzten finanziellen Mitteln will die Einstellung von Personal genau überlegt sein. Sehr schnell entwickeln sich **Personalkosten** zum größten Ausgabenposten einer Praxis.

Bereits eine Vollzeitkraft kostet im Normalfall mehr als die Praxismiete.
Als erstes wird meist eine Hilfskraft für die notwendigen **Reinigungsarbeiten** verpflichtet. Der erforderliche Aufwand bei einer Praxis mit zunächst wenigen Patienten hält sich in Grenzen und kann von einer *Aushilfskraft stundenweise* erledigt werden.

Diagnostische und therapeutische Maßnahmen werden normalerweise vom Praxisinhaber, sprich Heilpraktiker, selbst durchgeführt. Sie können auch einem *Assistenten* übertragen werden. Dieser kann alle Arbeiten selbständig durchführen, wenn er eine Zulassung als Heilpraktiker besitzt.

Vor allem bei florierenden Praxen gilt es, die **Arbeitszeit des behandelnden Praxisinhabers** möglichst **effektiv** einzusetzen, also vor allem für die Betreuung und Beratung des Patienten und zur Durchführung der erforderlichen diagnostischen und therapeutischen Maßnahmen. Bei Praxen mit großem Patientenzuspruch stößt der Praxisinhaber sehr schnell an *zeitliche Grenzen* und muss sich überlegen, welche Aufgaben an Mitarbeiter *delegiert* werden können.
Dabei kann er leicht den Punkt erreichen, bei dem er sich auf einer Gratwanderung zwischen der **erforderlichen Zuwendung** zum Patienten und einer **übertriebenen Delegation** befindet.

Normalerweise sucht ein Patient eine Praxis auf, weil er viel *„Gutes"* vom Praxisinhaber gehört hat. Er erwartet dann auch, von diesem befragt, untersucht, beraten und behandelt zu werden. Ist dies nicht der Fall, könnte sehr schnell eine Enttäuschung eintreten und der Patient die Behandlung abbrechen. Dies gilt vor allem während einer schwierigen Phase zu Beginn der Behandlung, wenn sich noch kein durchbrechender Erfolg der eingeleiteten Maßnahmen abzeichnet.

So muss der Praxisinhaber stets zwischen der **Erwartungshaltung des Patienten** und seinen **zeitlichen Möglichkeiten** abwägen, wobei auch sein eigenes **Selbstverständnis** im Hinblick auf die Behandlung kranker Menschen eine große Rolle spielt.

Mit **einfachen diagnostischen** oder **therapeutischen Aufgaben** kann normalerweise jedoch eine *Hilfskraft* betraut werden, sofern diese unter der Aufsicht eines Heilpraktikers erfolgen. Der Heilpraktiker trägt dafür die Verantwortung und wird deshalb auch nur Personal einsetzen, das für die entsprechenden Arbeiten ausgebildet oder geschult wurde.
Rezepte können sowohl vom Behandler als auch von einer *Hilfskraft* ausgestellt werden. Hilfskräfte erstellen Rezepte jedoch auf genaue Anweisung des Behandlers, der im Zweifelsfall einen Blick auf das fertige Rezept wirft, um sich von der richtig ausgeführten Niederschrift zu überzeugen.

Die **persönlichen Daten** können beim Erstbesuch von einem *Praxismitarbeiter* erfasst werden. Sowohl der Behandler als auch das *Personal* **dokumentieren** alle erforderlichen Daten und die Verordnungen und Anordnungen an den Patienten sowie alle durchgeführten diagnostischen und therapeutischen Maßnahmen und deren Resultate.
Mit der **Verwaltung** der Dokumentationen, des Karteisystems oder entsprechender Aufzeichnungsmöglichkeiten kann eine *Hilfskraft* betraut werden.
Der **Schriftverkehr** wird in gutgehenden Praxen nach Diktat von einer *Hilfskraft* erledigt.
Die **Betreuung der Patienten** kann durchaus z.T. auf *Hilfskräfte* übertragen werden. Dies gilt sowohl für den *Empfang* des Patienten und die *Terminvergabe* als auch für die Betreuung bis zur Verabschiedung.
Die **Beratung der Patienten** erfolgt selbstverständlich durch den *Behandler*. Es gibt jedoch spezielle Beratungen, die von einem *Mitarbeiter* vorgenommen werden können, z.B. die *Ernährungs- oder Diätberatung*, die Unterweisung in *gymnastischen* Maßnahmen, *Bewegungs- oder Atemübungen* u.v.a. mehr.

Der **Telefondienst** lässt sich ebenfalls problemlos auf einen *Mitarbeiter* übertragen, es sei denn, ein therapeutischer Rat wird von einem Patienten während einer laufenden Behandlung gewünscht oder ist erforderlich.
Die **Rechnungen** können von einer *eingearbeiteten Hilfskraft* nach den Vorgaben durch den Praxisinhaber erstellt werden. Dies gilt auch für die Kontrolle, ob die Rechnungen auch tatsächlich ausgeglichen worden sind.
Mit den **Buchhaltungsaufgaben** kann ebenfalls ein *Mitarbeiter* betraut werden. Sie werden jedoch auch von *Buchhaltungs-* und *Steuerberatungsbüros* übernommen. Hier sollten die entstehenden Kosten geprüft werden.
Soweit die **Muster- und Medikamentenbestellung** in der Praxis erfolgt, kann diese selbstverständlich von einer *eingearbeiteten Hilfskraft* vorgenommen werden.
Die **Betreuung von Praxisbesuchern** wie Pharmaberatern und Firmenvertretern dürfte nur *bedingt delegiert* werden können.
Während zu Beginn einer Praxistätigkeit der Praxisinhaber sehr gut selbst darauf achten kann, dass alle erforderlichen **Praxisbedarfsgegenstände** vorhanden sind, wird eine solche Aufgabe in einer gutgehenden Praxis auf einen *Mitarbeiter* übertragen. Dabei versteht es sich von selbst, dass diese scheinbar nebensächliche Aufgabe sorgfältig erfüllt wird, erforderlichenfalls an Hand einer Checkliste. Es dürfte peinlich sein, wenn während einer Sprechstunde festgestellt wird, dass die Spritzen, Kanülen, Akupunkturnadeln oder auch „nur" die Tupfer ausgegangen sind. Und wenn ein Pflaster oder eine Binde benötigt wird, haben diese selbstverständlich da zu sein.
Ähnliches gilt auch für die **Hausbesuchstasche**, deren Inhalt ständig kontrolliert und aufgefüllt werden muss. Hier sollte auch der gewünschte *Ampullen- bzw. Medikamentenbestand* automatisch nach jedem Hausbesuch aufgefüllt werden. *Rezeptformulare* müssen ebenfalls stets vorhanden sein. Vor jedem Hausbesuch gilt es, die entsprechende *Karteikarte* bereitzulegen.
Bei der Beschäftigung von Mitarbeitern sollte stets daran gedacht werden, dass sie die gesamte Praxis, den Arbeitsablauf und die Atmosphäre *erheblich verändern* können.
Eine *freundliche Helferin* kann allgemein als Bereicherung einer Praxis bewertet werden. Wenn sie den Telefondienst übernimmt, entfallen viele

Störungen während einer Untersuchung, Beratung oder Behandlung. Als zweiter Ansprechpartner in der Praxis steht sie auch dann zur Verfügung, wenn der Praxisinhaber anderweitig beschäftigt ist.
Mitarbeiter können jedoch auch überflüssige *Spannungen* in einer Praxis hervorrufen, ihre Stimmungen einbringen, Hektik erzeugen und insgesamt eine Praxis negativ beeinflussen. Von solchen Mitarbeitern sollte man sich jedoch schnellstens wieder trennen.

Der Erfolg einer Praxis hängt in erster Linie vom Praxisinhaber, sprich Behandler, ab. Sobald jedoch Mitarbeiter in die Betreuung und Behandlung der Patienten einbezogen werden, entfällt auf sie ein entsprechender Anteil am Erfolg oder Misserfolg.

In einer Naturheilpraxis steht der Patient im Mittelpunkt. Ihm gilt die ungeteilte Aufmerksamkeit und Zuwendung, diese hat freundlich und zuvorkommend zu erfolgen.

Persönliche Probleme des Praxisinhabers oder seiner Mitarbeiter sollten die kranken und Hilfe suchenden Menschen in einer Praxis nicht zusätzlich belasten.

2.1.1 Vollzeitarbeitskräfte

Als Vollzeitarbeitskräfte bezeichnet man allgemein Arbeitnehmer, die für eine übliche **Wochenstundenzahl** (z.B. 36 Stunden) zur Verfügung stehen. Entsprechend fällt die Entlohnung aus, die mit großen regionalen Unterschieden vorwiegend zwischen 2.000,- und 3.000,- Euro monatlich liegen dürfte. Hinzu kommen *Zusatzvergütungen* wie *Weihnachts- und Urlaubsgeld* entsprechend den vertraglichen Vereinbarungen. Dem Gesamtlohn müssen die *Sozialabgaben* hinzugerechnet werden. Weitere Kosten entstehen durch die *Berufsgenossenschaft*, die gesundheitliche Betreuung u.a. mehr.
Vollzeitkraft bedeutet auch nicht, dass der Mitarbeiter nun jahraus, jahrein während der vereinbarten Arbeitszeit zur Verfügung steht. Es entfallen die *Urlaubstage*, aber auch andere *Ausfallzeiten* müssen einkalkuliert werden. Sehr schnell kann es erforderlich werden, dass **zwei Vollzeitkräfte** beschäftigt werden müssen, damit stets ein Mitarbeiter anwesend ist, oder Fehlzeiten müssen mit *Aushilfskräften überbrückt* werden.

Nach diesen Ausführungen ist leicht erkennbar, dass sich Vollzeitkräfte nur bei **gut florierenden Praxen** mit einem großen Patientenstamm und vielen im Jahresverlauf durchgeführten Behandlungen einsetzen lassen.
Die jährlichen Kosten für eine Vollzeitkraft belaufen sich schnell auf 25.000,- bis 30.000,- Euro und mehr, denen entsprechende Einnahmen aus der Praxistätigkeit entgegenstehen müssen.

2.1.2 Teilzeitarbeitskräfte

Teilzeitarbeitskräfte kommen immer dann in Frage, wenn zwar Mitarbeiter erforderlich sind, diese jedoch nur für eine **bestimmte Stundenzahl** benötigt werden oder die Kosten für eine Vollzeitkraft zu hoch sind. So wäre es auch unsinnig, bei 20 Stunden Sprechzeit und einem Arbeitsanfall für bestenfalls 25 Stunden eine Vollzeitkraft einzustellen.
Möglich ist es auch, eine Teilzeitkraft für die **Vormittagssprechstunden** und eine für die **Nachmittagssprechstunden** zu beschäftigen.
Teilzeitkräfte bieten überhaupt die Möglichkeit, Mitarbeiter nach deren Wünschen und den individuellen Bedürfnissen der Praxis einzusetzen. So kann der Arbeitseinsatz auch optimal, entsprechend den besonderen Bedingungen einer Praxis, organisiert werden. Auch auf der *Kostenseite* führt dieser optimale Arbeitseinsatz meist zu einer positiven Entlastung, da besonders auch in ruhigeren Zeiten die Gefahr von „Leerlauf" minimiert werden kann.
Eine **Vollzeitkraft** kann selbstverständlich auch durch **zwei Teilzeitkräfte**, die jeweils einen halben Tag arbeiten, **ersetzt** werden. In diesem Fall wirken sich „Ausfallzeiten" meist weniger krass aus. Verfügt die Praxis nur über eine Vollzeitkraft und diese fehlt, z.B. wegen Krankheit oder Urlaub, so ist während dieser Zeit kein Mitarbeiter anwesend. Wird jeweils für die Vormittags- und die Nachmittagssprechstunde eine Teilzeitkraft beschäftigt, kann beim Ausfall einer Hilfskraft zumindest eine Sprechstunde täglich wie gewohnt abgehalten werden. Möglicherweise kann die Vormittagskraft für einige Zeit auch den Nachmittagsdienst versehen und umgekehrt.
Unter Umständen kann eine Sprechstunde ohne Mitarbeiter auch entlastet werden, indem mehr Patienten auf die Sprechzeiten mit einer Hilfskraft umbestellt werden.

Der Fall, dass zwei Mitarbeiter zugleich ausfallen, dürfte weitaus seltener sein, als der, dass eine Vollzeitkraft ausfällt.
Geringfügig entlohnte Beschäftigungsverhältnisse können im Monat mit bis zu **400,- Euro** entlohnt werden. Mehrere Arbeitsverhältnisse werden addiert. Bei einer bestehenden Hauptbeschäftigung darf nur ein „Minijob" ausgeführt werden. Dabei gibt es jedoch keine Stundenbegrenzung außer durch den Hauptarbeitgeber.
Gemeldet werden geringfügig entlohnte Arbeitnehmer bei der Rentenversicherung der **Knappschaft Bahn See** innerhalb eines Monats nach der Aufnahme der Beschäftigung.
Von der Lohnsumme müssen **30 % pauschal** abgeführt werden, davon sind *2 % Lohnsteuer, 13 % Krankenversicherung*, sofern der Beschäftigte Mitglied in einer gesetzlichen Kasse ist, und *15 % Rentenversicherungsbeitrag.*

2.1.3 Aushilfsarbeitskräfte

Selbstverständlich können in einer Naturheilpraxis auch **Schüler** und **Studenten** als Aushilfskräfte beschäftigt werden.
Studenten dürfen während des Semesters höchstens **20 Stunden wöchentlich** beschäftigt werden. Während der Semesterferien gibt es keine Stundenbegrenzung.
Ist der Beschäftigte Mitglied in einer gesetzlichen Krankenversicherung, muss er bei dieser angemeldet werden. Wenn er privat versichert ist, erfolgt die **Anmeldung** bei der AOK.
Es müssen 19,9 % Rentenversicherungsbeiträge abgeführt werden die je zur Hälfte vom Arbeitgeber und vom Arbeitnehmer zu tragen sind. Die Lohnsteuerkarte muss vorgelegt werden.
Schüler werden wie geringfügig entlohnte Beschäftigte behandelt. Während der Ferien ist eine **kurzfristige Beschäftigung** möglich. Dies darf 2 Monate oder 50 Tage im Jahr dauern. Das Beschäftigungsverhältnis bleibt dann sozialversicherungsfrei. Die Lohnsteuerkarte muss vorgelegt werden. Ansonsten ist eine Lohnsteuerpauschalierung möglich. Sie beträgt 25 % zuzüglich Solidaritätszuschlag und Kirchensteuer.
Der **Stundenlohn** darf **maximal 12,- Euro** betragen bei max. 62,- Euro täglich für höchstens 18 Arbeitstage. Bei Überschreiten der Vorgaben sind Schüler voll sozialversicherungs- und lohnsteuerpflichtig.

Im Einzelfall sollte der Steuerberater, das Finanzamt oder die Krankenversicherung befragt werden. Sozialabgaben verjähren nach fünf Jahren, wenn sie z.B. auf falschen Beitragsnachweisen oder Meldungen beruhen.

2.1.4 Assistenten

Viele Kolleginnen und Kollegen suchen eine Assistentenstelle, bevor sie selbst den Sprung in die Selbständigkeit wagen. An Assistenten besteht somit derzeit kein Mangel, wohl aber an Assistentenstellen. Bei den Verbänden liegen zahlreiche Anfragen vor, die nur zum Teil befriedigt werden können, und auch in den Anzeigen der Fachzeitschriften werden ständig Stellen gesucht. Dies liegt zum Teil daran, dass jährlich mehrere Tausend Heilpraktiker eine Zulassung erhalten und allein dadurch schon eine gewaltige Nachfrage entsteht.
Kontakte zwischen Praxisinhabern und Assistenten werden von den Verbänden vermittelt.

Der Tipp: Eine gute Gelegenheit, persönliche Kontakte aufzunehmen, bieten auch die verschiedenen **Fachfortbildungen**.

Assistentenstellen werden heute oftmals zögerlicher angeboten als früher. Mancher Praxisinhaber hat mit einem Assistenten negative Erfahrungen gemacht, dies führt allgemein zu Vorurteilen und im Einzelnen zu mehr Zurückhaltung. Hier kann nur die Vermittlung durch einen Verband und das persönliche Gespräch mithelfen, Vorbehalte abzubauen. Assistenten sagt man nach, dass sie Patienten „mitziehen", wenn sie eine eigene Praxis eröffnen. Diese Gefahr besteht tatsächlich, selbst bei bester Zusammenarbeit und Absprache zwischen Praxisinhaber und Assistent. Es bedeutet aber auch, dass der Patient sich beim Assistenten besser aufgehoben fühlt als beim Praxisinhaber, der diesen Patienten vermutlich ohnehin bald verlieren würde.
Die *aktive Abwerbung von Patienten* dürfte aus ethischen Gründen kaum vorkommen, und sie kann auch durch eine vertragliche Regelung verhindert werden. Einen gewissen Schutz erhält der Praxisinhaber dadurch, dass die Niederlassung des Assistenten in einem bestimmten Umkreis und für eine gewisse Zeit im Assistentenvertrag ausgeschlossen wird.

Die **„Angst“** eines Praxisinhabers, dass der Assistent seine **„Erfolgsrezepte“** kopieren könnte, ist unbegründet.

Jeder Praktiker wird früher oder später seinen eigenen „Behandlungsstil“ entwickeln und weiß, dass eine Kopie niemals so gut sein kann wie das Orginal.

Besser begründet sind Vorbehalte, weil der Assistent **Praxisinterna**, vor allem im Kollegenkreis, weitererzählen könnte.

Leider scheint dies des öfteren tatsächlich vorgekommen zu sein, und auch ohne Namensnennung erfolgt, besonders durch Kollegen, sehr leicht eine entsprechende Zuordnung. Ein Grund mehr dafür, sich Bewerber für eine Assistentenstelle genauer anzusehen.

Der Tipp: Für mich war der wichtigste Zurückhaltungsgrund stets, dass **jede weitere Person**, die in eine Behandlung einbezogen wird, einen **„Störfaktor“** bilden kann.

Dies gilt jedoch gleichermaßen für *Mitarbeiter* sowie für *Assistenten.*
Die **Behandlung** in einer Naturheilpraxis beruht auf einer **guten, vertrauensvollen Beziehung** zwischen Patient und Behandler, bei vielen Dingen möchte der Patient keine weitere Person einbezogen wissen.
Darauf muss der Behandler Rücksicht nehmen und Mitarbeiter wie auch Assistenten entsprechend unterrichten und einsetzen.

Um es klarzustellen, der **Berufsstand** braucht **qualifizierten Nachwuchs**. Nach einer fundierten Ausbildung sollten neue Kolleginnen und Kollegen möglichst viele verschiedene Assistentenstellen absolvieren und praktische Erfahrungen sammeln. Ein gut ausgebildeter Assistent ist eine Bereicherung für jede Praxis.
Assistenten arbeiten normalerweise *ohne finanzielle Entlohnung* mit. Wegen des Mangels an Assistentenstellen sind manche Assistenten sogar bereit, für diese Mitarbeit zu bezahlen, und einige Praxisinhaber nutzen dies aus, um sich eine zusätzliche Einnahmequelle zu erschließen, was zweifellos nicht in Ordnung ist.

Einer geringen Entlohnung oder der kostenlosen Mitarbeit steht der Gewinn an Erfahrung gegenüber. Ein „Lehrgeld“ zu kassieren, entspricht im Normalfall nicht unserer ethischen Einstellung.
Es empfiehlt sich, mit einem **Assistenten** einen **Vertrag** abzuschließen, in dem festgelegt werden sollte:

- die Dauer der Assistenzzeit,
- die Arbeitszeiten,
- die Entlohnung mit allen relevanten Punkten,
- das Aufgabengebiet,
- gegenseitige Verpflichtungen,
- eine Verpflichtung dazu, über alle Daten und Informationen, die mit der Behandlung von Patienten zusammenhängen, Stillschweigen zu wahren,
- evtl. ein befristeter Gebietsschutz.

2.1.5 Anlernvertrag

Selbstverständlich kann ein Heilpraktiker keine *Arzthelferin* ausbilden.
Mit einem **Auszubildenden** darf er jedoch einen **Anlernvertrag** abschließen, um ihn zur **Sprechstundenhilfe** auszubilden. „Sprechstundenhilfe“ gilt jedoch nicht als Ausbildungsberuf.

Der **Anlernvertrag** hat neben den in Abschnitt 2.3.4 angeführten Punkten eine genaue Beschreibung des Aufgabengebiets und des zu erlernenden Tätigkeitsfelds zu enthalten.
Selbstverständlich erstrecken sich Anlernverträge über einen bestimmten Zeitraum, z.B. 2 oder 3 Jahre, und enden mit dem angeführten Datum, wenn nichts anderes vereinbart wurde. Es ist zu überprüfen, ob noch eine Berufsschulpflicht besteht, die in den Anlernvertrag aufgenommen werden sollte.
Ebenso sollten auch alle übertragbaren Punkte aus den Mitarbeiter- oder Assistentenverträgen in einen Anlernvertrag übernommen werden (siehe 2.1.4 und 2.3.4).

2.2 Suche nach Mitarbeitern

Es gibt verschiedene Möglichkeiten, Mitarbeiter zu suchen. Als wichtigste **„Quellen“** sind zu nennen:

- das Arbeitsamt,
- Stellengesuche in Printmedien,
- eigene Anzeigen,
- persönliche Kontakte.

Während früher die vom **Arbeitsamt** vermittelten Mitarbeiter eher einen negativen Ruf besaßen, werden heute durchaus gute Hilfskräfte vermittelt.
Stellengesuche potentieller Mitarbeiterinnen und Mitarbeiter können auf eine gewisse Eigeninitiative der Bewerber hindeuten und sollten zu einem Bewerbungsgespräch führen.
Bei **eigenen Stellenanzeigen** muss entweder der Beruf oder der Arbeitsbereich möglichst präzise beschrieben werden. Erfahrungsgemäß führt eine Anzeige heute zu vielen Bewerbungen, so dass man überflüssige Bewerbungen auf Grund einer falschen Stellenbeschreibung vermeiden sollte. Dies gilt auch für die Arbeitszeit, für Qualifikationsforderungen und anderes.
Persönliche Kontakte im privaten oder auch im kollegialen Bereich und Hinweise von Patienten oder auch Apothekern führen oftmals ebenfalls zur Vermittlung eines Bewerbungsgesprächs.

Bereits bei der Suche nach Mitarbeitern, aber auch bei den Bewerbungsgesprächen und der Einstellung ist strikt **Das Allgemeine Gleichbehandlungsgesetz (AGG)**, allgemein als Antidiskriminierungsgesetz bezeichnet, zu **beachten**.
Dort heißt es in dem im Dezember 2006 in Kraft getretenen Gesetz unter anderem im **§ 1**:
„**Ziel des Gesetzes ist**, *Benachteiligungen* aus Gründen der Rasse oder wegen der ethnischen Herkunft, des Geschlechts, der Religion oder Weltanschauung, einer Behinderung, des Alters oder der sexuellen Identität *zu verhindern oder zu beseitigen.*“
Benachteiligungen aus den genannten Gründen sind unzulässig in Bezug auf:
„Die Bedingungen, einschließlich **Auswahlkriterien** und **Einstellungsbedingungen**, für den Zugang zu unselbständiger und selbständiger Erwerbstätigkeit, unabhängig von Tätigkeitsfeld und beruflicher Position, sowie für den beruflichen Aufstieg.“ Dies gilt aber auch für weitere Kautelen.
Eine unmittelbare Benachteiligung liegt bereits dann vor, wenn eine Person wegen eines der genannten Gründe eine weniger günstige Behandlung erfährt, erfahren hat oder erfahren würde. Eine **Benachteiligung wegen des Geschlechts** liegt z.B. auch im Fall einer *ungünstigeren Behandlung* einer Frau wegen **Schwangerschaft oder Mutterschaft** vor.
Besteht die Gefahr, durch ein Verhalten oder die Behandlung eines Bewerbers oder einer Mitarbeiterin bzw. Mitarbeiters einer **„Ungleichbehandlung“**, sollte das Gesetz oder eine fachkundige Person zu Rate gezogen werden. Verstöße **können erhebliche Probleme** mit sich bringen und vor allem auch erhebliche **Kosten verursachen**.

2.3 Bewerbungen

Auf eine **Stellenanzeige** gehen heute meist viele Bewerbungen ein. Falls in der Anzeige eine bestimmte Qualifikation gefordert wurde, z.B. „Arzthelferin“ oder „Arzthelfer“, können alle anderen Bewerber aussortiert werden. Die *Art der schriftlichen Bewerbung* lässt heute nur noch bedingt Rückschlüsse auf die Bewerber zu. Im Zeitalter der Computer kann eigentlich fast jeder eine saubere, fehlerfreie, gegliederte Bewerbung aufsetzen, zumal es die verschiedensten *Vorlagen* für ein Bewerbungsschreiben gibt. Persönliche Rückschlüsse lassen bestenfalls *handschriftliche Bewerbungen*, im positiven wie auch negativen Sinne, zu.
Den Bewerbungen liegen meist auch *Zeugnisse früherer Arbeitgeber* bei, deren Beurteilung heute mehr als problematisch ist, da ein Arbeitgeber verpflichtet ist, ein wohlwollendes Zeugnis auszufertigen und somit nur spezielle Formulierungen auf „Stärken oder Schwächen“ einer Mitarbeiterin oder eines Mitarbeiters schließen lassen.
Bewerber, die Ihren **Vorstellungen** und den gewünschten **Vorgaben** am besten entsprechen, sollten zu einem **Bewerbungsgespräch** gebeten werden.

2.3.1 Das Bewerbungsgespräch

Das Bewerbungsgespräch bildet die vermutlich **wichtigste Grundlage** für die Entscheidung, eine Mitarbeiterin oder einen Mitarbeiter einzustellen. Aus diesem Grund muss es sorgfältig vorbereitet und in Ruhe durchgeführt werden. Da jedes Gespräch einen entsprechenden Zeitrahmen, *meist nicht weniger als eine Stunde*, erfordert, sollte man eine **Vorauswahl** nach den gewünschten Vorgaben getroffen haben, um überflüssige Gespräche zu vermeiden.

Da es zu unserem Beruf gehört, auf Menschen einzugehen, mit ihnen Gespräche zu führen und unnötige Spannungen zu vermeiden, dürften Barrieren zu Beginn des Bewerbungsgesprächs schnell abgebaut sein.

Ein zwangloser Gesprächsbeginn über den Arbeitsbereich, die Vorstellungen des Praxisinhabers und des Bewerbers, über die Erfüllung der erforderlichen Aufgaben, die bisherigen Erfahrungen eines Bewerbers und ähnliches führt zu speziellen Fragen. Diese betreffen selbstverständlich die Qualifikation und Eignung für den vorgesehenen Aufgabenbereich und die bisherigen Berufserfahrungen.
Bei bereits erfahrenen oder zu erwartenden größeren jahreszeitlichen Schwankungen der Patientenzahlen wäre auch die *Flexibilität in Bezug auf die Arbeitszeiten* zu erfragen.

Werden Bewerbungsgespräche mit berufsfremden Bewerbern geführt, sollte man den zukünftigen Arbeitsbereich möglichst genau besprechen. Falsche Vorstellungen von der Arbeit einer Sprechstundenhilfe müssen unmittelbar berichtigt werden.

2.3.2 Auswahl von Mitarbeitern

Die **Entscheidung** für einen Bewerber sollte erst fallen, nachdem man **mit allen in Frage kommenden Personen** ein Gespräch geführt hat.

Spätestens bei speziellen Aufgaben stellt sich die Frage, ob man in der Praxis *gelerntes* oder *angelerntes Personal* beschäftigen sollte. Selbstverständlich verfügen Arzthelferin, Arzthelfer, Krankenschwestern oder Krankenpfleger über viele Kenntnisse und Fähigkeiten, die anderen Mitarbeitern erst noch vermittelt werden müssten. Eine voll ausgebildete Arbeitskraft wird deshalb meist auch *höhere Lohnforderungen* stellen.
Bei einer gutgehenden Praxis dürfte dies jedoch das kleinere Problem darstellen. Weitaus problematischer kann es sich auswirken, wenn sich eine Fachkraft bestimmte **Eigenarten** angewöhnt hat, die häufig im „Medizinbetrieb" anzutreffen sind.

Es beginnt mit dem routinemäßig vorgebrachten „Der Nächste bitte", lässt den Patienten verspüren, dass er ein „Krankheitsfall" ist, und beendet den Praxisbesuch mit der Vergabe eines weiteren Termins ohne Abstimmung mit dem Patienten. Zusammenarbeit mit, Mitarbeit oder gar Widerspruch durch den Patienten, sind bei dieser „professionellen, geschäftigen" Erledigung der Arbeit nicht vorgesehen.

Der Tipp: Aus diesem Grund sollte man seine Mitarbeiter nicht zuletzt nach ihrem **Wesen** und ihrem **Umgang mit Patienten** bewerten.

Sind von einem Mitarbeiter viele *Schreibarbeiten* zu erledigen, erfordert dies selbstverständlich entsprechende *Kenntnisse und Fähigkeiten*, die sich auch auf den Umgang mit dem Computer erstrecken können.

2.3.3 Einstellung von Mitarbeitern

Nach den vorherigen Ausführungen ergibt sich klar, bei der Einstellung vorzuziehen ist eine qualifizierte Fachkraft ohne überzogene Gehaltsforderungen, mit Schreib- und Computerkenntnissen, die stets freundlich und zuvorkommend gegenüber den Patienten und ihrem Chef ist, und dies auch in Zeiten mit großer Belastung und viel Stress.

Die Gesamtbewertung von erforderlichen Qualifikationen, Auftreten und Erscheinungsbild, Umgang und Einsatzfreude usw. hilft bei der Entscheidung für einen Bewerber.

Um es aber nochmals zu betonen: Auf allen Ebenen, bei der Suche nach Mitarbeitern, beim Bewerbungsgespräch und bei der Einstellung muss jede Art von Diskriminierung vermieden werden. Weder Geschlecht, noch Herkunft, Religion, Alter oder dergleichen dürfen bei der Suche oder Einstellung eine Rolle spielen oder – negativ oder positiv – hervorgehoben werden.

2.3.4 Der Arbeitsvertrag

Die bei der Bewerbung und im Gespräch fixierten Bedingungen werden in einem **Arbeitsvertrag** festgehalten. Er muss enthalten:
- die Namen der Vertragspartner,
- den Aufgabenbereich des Mitarbeiters,
- die regelmäßige Arbeitszeit,
- das vereinbarte Entgelt,
- vereinbarte zusätzliche Zahlungen, z.B. 13. Monatsgehalt, freiwilliges Weihnachts- und Urlaubsgeld,
- sonstige vereinbarte Leistungen, z.B. das Stellen von Berufskleidung und deren Reinigung durch den Arbeitgeber,
- eine Vereinbarung über vermögenswirksame Leistungen,

- die Dauer der Probezeit,
- die Laufzeit des Vertrags bzw. die Kündigungszeiten für den Arbeitsvertrag, insbesondere während der Probezeit,
- die Urlaubstage,
- Ort und Datum des Vertragsabschlusses.

Der **gesetzliche Jahresurlaub** beträgt 24 Arbeitstage, wobei heute allgemein 30 Tage üblich sind. Die **gesetzliche Kündigungsfrist** beträgt vier Wochen und zwar jeweils zum 15. oder zum Ende des Monats. Während der **Probezeit** liegt sie bei 2 Wochen. Die Probezeit selbst kann bis zu sechs Monaten dauern, wird jedoch üblicherweise auf 3 Monate begrenzt. Eine Kündigung während dieser Zeit bedarf keiner besonderen Begründung.

Der Tipp: Sinnvollerweise sollte ein Arbeitsvertrag auch die **Verschwiegenheitspflicht** über persönliche Daten und Informationen und über alle mit den diagnostischen und therapeutischen Maßnahmen von Patienten zusammenhängenden Vorgängen enthalten.

2.3.5 Der Ehegattenarbeitsvertrag

In vielen Naturheilpraxen arbeitet der **Ehepartner** wenigstens *stundenweise* mit. Grundsätzlich gilt er dann als Mitarbeiter wie jeder andere auch.
Selbst bei *unentgeltlicher Mithilfe* handelt es sich um einen bei der **Berufsgenossenschaft versicherungspflichtigen Arbeitnehmer**.
Für die Sozialversicherung gibt es ebenfalls keinen Unterschied zu anderen Mitarbeitern. Im Hinblick auf die *steuerlichen Aspekte* bedarf es der besonderen Sorgfalt, damit die gezahlten Vergütungen als Lohnkosten bzw. Betriebsausgaben anerkannt werden.

Folgende Voraussetzungen sollten unbedingt erfüllt werden:
1. Es muss ein Arbeitsvertrag abgeschlossen werden, der die Bedingungen des Arbeitsverhältnisses festhält. Diese müssen dem entsprechen, was auch bei fremden Beschäftigten üblich ist.
2. Die Höhe des Arbeitslohns muss eindeutig vereinbart sein.
3. Der Arbeitslohn muss zum üblichen Zahlungszeitpunkt auch tatsächlich ausgezahlt werden und damit vom Vermögen des Arbeitgeber-Ehegatten in das Vermögen des Arbeitnehmer-Ehegatten gelangen.
4. Bei der Auszahlung des Arbeitslohns müssen Lohnsteuer und Sozialversicherungsbeiträge, soweit die Pflicht dafür besteht, einbehalten und abgeführt werden.
5. Der Arbeitslohn muss angemessen sein und darf nicht den Betrag überschreiten, den ein fremder Arbeitnehmer für eine gleichartige Tätigkeit erhalten würde.

Achtung:
Ein Arbeitsvertrag ist **nicht durchführbar**, wenn sich die Ehegatten, die beide einen eigenen Betrieb unterhalten, wechselseitig als Arbeitnehmer des anderen verpflichten.
Die Voraussetzung nach Punkt 3 gilt als erfüllt, wenn der Lohn auf das eigene, private Bankkonto des Arbeitnehmer-Ehegatten überwiesen wurde, der Arbeitgeber-Ehegatte jedoch unbeschränkt Verfügungsmacht über dieses Konto besitzt.
Steuerlich nicht anerkannt wird die Lohnzahlung, wenn sie auf ein privates Konto des Arbeitgeber-Ehegatten überwiesen wird, über das dem Arbeitnehmer-Ehegatten nur ein *Mitverfügungsrecht* zusteht. Dies gilt auch, wenn der Lohn auf ein *gemeinsames Konto* überwiesen wird, über das jeder der Ehegatten allein verfügungsberechtigt ist (ein sogenanntes Oder-Konto).
Der Arbeitnehmer-Ehegatte muss auch steuerlich mitarbeiten und eine *fremde Arbeitskraft* ersetzen. Kann er dies nicht erfüllen, z.B. weil er durch einen Haushalt oder sonstige Tätigkeiten zu stark belastet ist, kann eine *steuerliche Anerkennung* versagt werden.
Der Lohnanspruch kann auch ganz oder teilweise in eine *Darlehensforderung* umgewandelt werden. Hierbei ist es jedoch erforderlich, dass der Lohn zuerst in die Verfügungsmacht des Arbeitnehmer-Ehegatten gelangt. Anderenfalls muss sichergestellt sein, dass der Darlehensvertrag wie unter Fremden üblich mit eindeutigen Zins- und Rückzahlungs-Vereinbarungen abgeschlossen und durchgeführt wird.
Wenn das Finanzamt feststellen sollte, dass ein *Ehegatten-Arbeitsverhältnis* nicht anerkannt wird, sind sowohl der Lohn als auch die Lohnnebenkosten (Lohnsteuer, Kirchensteuer, Sozialversicherungsbeiträge) und die vermögenswirksamen Leistungen **nicht als Betriebsausgaben abzugsfähig**.

2.3.6 Formalitäten zu Beginn eines Arbeitsverhältnisses

Die Aushändigung der „Arbeitspapiere“ sollte zu Arbeitsbeginn oder unmittelbar danach erfolgen.
Der Mitarbeiter muss innerhalb einer Woche bei der zuständigen **Krankenversicherung** gemeldet werden, die ihrerseits die weiteren **Sozialversicherungsträger** informiert.
Die Abführung sämtlicher **Sozialversicherungsbeiträge** erfolgt ebenfalls **an** die **Krankenversicherung**.
Der Praxisinhaber ist dafür verantwortlich, dass die **Arbeitnehmerbeiträge zur Sozialversicherung** einbehalten und gemeinsam mit den Arbeitgeberanteilen fristgerecht abgeführt werden. Er haftet für diese Beiträge und macht sich sogar *strafbar*, wenn er den zuständigen Sozialversicherungen die Beiträge vorenthält.

Jeder neue Mitarbeiter muss selbstverständlich in seinen neuen Arbeitsplatz und seinen Aufgabenbereich eingeführt werden. Hierzu zählen auch Hinweise auf *sicherheitstechnische Aspekte und Hygienevorschriften.*

2.3.7 Beendigung eines Arbeitsverhältnisses

Die **Arbeitspapiere** (Steuerkarte, Sozialversicherungsnachweisheft) sind dem *Arbeitnehmer* beim *Ausscheiden auszuhändigen.*

Der Tipp: Es ist sinnvoll, sich den Erhalt der Unterlagen bestätigen zu lassen.

Grundsätzlich muss der Arbeitnehmer die Arbeitspapiere bei Beendigung des Arbeitsverhältnisses beim Arbeitgeber abholen.
Der Arbeitgeber ist nicht dazu verpflichtet, die Papiere mit der Post zuzusenden. Nur wenn die Papiere beim Ausscheiden nicht bereit liegen, hat der Arbeitgeber diese auf eigene Kosten und Gefahr zuzustellen.
Das Arbeitsverhältnis endet mit Ablauf der **rechtlichen Frist für die Beendigung**. Bei nicht rechtzeitiger Abgabe durch den Arbeitgeber drohen Schadenersatzansprüche. Selbstverständlich sollte eine noch ausstehende Lohnabrechnung sofort erfolgen und die Vergütung vorgenommen werden. Lohn- und Lohnsteuerbescheinigungen sind dem Arbeitnehmer auszustellen.

Der Arbeitnehmer hat auch einen Anspruch auf ein **Zeugnis**, das **wohlwollend** erstellt werden muss und auf dem offiziellen Schreibpapier zu erfolgen hat. Es enthält:

- den Namen und die Anschrift des Arbeitgebers,
- den Namen und das Geburtsdatum des Arbeitnehmers,
- eine Beschreibung der Art des Beschäftigungsverhältnisses und des Tätigkeitsfelds,
- die Dauer des Arbeitsverhältnisses,
- eine Leistungsbeurteilung wie Fach- und Sachkenntnisse, die Arbeitsweise, das Leistungsvermögen, die Vertrauenswürdigkeit und andere relevante Beurteilungen,
- eine Verhaltensbeurteilung gegenüber Kollegen, dem Arbeitgeber oder Patienten,
- Hinweise auf Unterbrechungen des Beschäftigungsverhältnisses, z.B. durch Erziehungsurlaub oder Wehr-, bzw. Zivildienst,
- Ort, Ausstellungsdatum und die Unterschrift des Arbeitgebers,
- auf Wunsch des Mitarbeiters auch den Grund für die Beendigung des Arbeitsverhältnisses,
- den Dank an den Arbeitnehmer und Wünsche für die Zukunft.
- Bei der **Sozialversichung** muss der Arbeitnehmer umgehend *abgemeldet* werden.

Der Tipp: Es ist darauf zu achten, dass alle Arbeitsmittel, insbesondere aber überlassene **Schlüssel**, zurückgegeben werden.

Erwartet der Praxisinhaber beim Ausscheiden eines Mitarbeiters, dass dieser ein **zuvor erhaltenes Weihnachtsgeld zurückzahlt**, so muss dies ausdrücklich vereinbart werden, z.B. durch die Formulierung: Die Zahlung eines Weihnachtsgelds geschieht auf freiwilliger Basis. Beim Ausscheiden des Arbeitnehmers vor dem 31.3. des Folgejahrs nach der Zahlung muss das Weihnachtsgeld vollständig zurückgezahlt werden.
Ein stillschweigender Vorbehalt ohne schriftliche Fixierung führt nicht zu einer Rückzahlungsverpflichtung.

2.4 Führung von Mitarbeitern

Die **Mitarbeiter in einer Naturheilpraxis** sind nicht einfach nur Arbeitskräfte, auch wenn sie in diesem Buch so bezeichnet werden.

Sie übernehmen einen wichtigen Teil der Aufgaben, die im Wesentlichen der **Gesundheit** und dem **Wohlbefinden** der **Hilfe suchenden Patienten** dienen.

Je besser die Zusammenarbeit in der Praxis und mit dem Patienten ist, desto besser kann die Aufgabe erfüllt werden.

Der Tipp: Das Wohlbefinden und die Arbeitsfreude von Mitarbeitern sollte jedem Praxisinhaber am Herzen liegen. Erforderlichenfalls muss ein Mitarbeiter die gleiche Zuwendung erfahren wie ein Patient.

Sorgen und Nöte, gesundheitliche, private und soziale Probleme sind immer auch die Probleme des „Chefs", wenn dieser in sie mit einbezogen wird, was bei einem guten Vertrauensverhältnis stets der Fall ist. Eine gute Einweisung in den Aufgabenbereich, exakte Anweisungen und klare Direktiven für den Umgang mit den Patienten fördern eine gute Aufgabenerfüllung, die immer wieder **anerkannt** und **gelobt** werden sollte.

Problematische Situationen während der Sprechstunden müssen bei der nächsten Gelegenheit besprochen und im Hinblick auf die Zukunft befriedigend gelöst werden. Immer wieder auftauchende schwierige Situationen sollten geübt werden. Verbesserungsvorschläge für die Zusammenarbeit und die Arbeit in der Praxis sollte man in Abwesenheit der Patienten vorbringen und auf ihren Gehalt überprüfen.
Für **Fehler durch Mitarbeiter**, die nie ganz zu vermeiden sind, hat der Praxisinhaber einzustehen und muss alles tun, damit sie gemeinsam ausgeglichen werden. Nur eine **vertrauensvolle Zusammenarbeit**, auch nach einem unterlaufenen Fehler, verhindert dessen „Vertuschen" und hilft bei der zukünftigen Fehlervermeidung.
Wichtige Arbeitsvorgänge müssen eingeübt sein, wozu auch die „Selbstkontrolle"gehört, die bei besonders wichtigen Dingen mehrfach gestaffelt sein kann.
Der „Chef" hat stets ein gutes **Vorbild** für seine Mitarbeiter zu sein. Dazu gehört die selbstverständliche Zuwendung und Aufmerksamkeit gegenüber dem Patienten. Auf Pünktlichkeit, ein hohes Verantwortungsgefühl, Zuverlässigkeit und die Einhaltung vereinbarter Regelungen haben die Patienten und Mitarbeiter einen Anspruch. Es darf auch erwartet werden, dass der Praxisinhaber *freundlich* und *umgänglich* ist. Durch strukturierte Arbeit werden Chaos und unnötige Zeitverluste vermieden.
Die Ausstrahlung von Ruhe auch in schwierigeren Situationen, der absoluten **Souveränität** und Sicherheit bei allen Tätigkeiten kennzeichnet den erfahrenen Behandler. Der ernsthafte Umgang mit allen Beschwerden und Krankheiten des Patienten sowie mit seinen Sorgen und Nöten sollte ebenso selbstverständlich sein wie die Verschwiegenheit über alles, was mit dem Patienten und seiner Behandlung zu tun hat. Ein solches Beispiel wird selten ohne Wirkung auf seine Umgebung bleiben.
Sollten dennoch Mitarbeiter *missmutig, gereizt, abgespannt, unfreundlich* oder *arrogant* gegenüber Kollegen und Patienten sein, gilt es, die Ursachen zu ergründen und einer praktikablen Lösung zuzuführen.
Geburtstage und andere wichtige Daten der Mitarbeiter sind zu beachten und entsprechend zu würdigen. Eine *Einladung* in größeren Abständen, ein „Betriebsausflug" oder ähnliches, fördern in der Regel die Zusammenarbeit.
Auch *Kleinigkeiten* oder *„Selbstverständliches"* sollte aufmerksam registriert werden, um bei Gelegenheit dankbar hervorgehoben zu werden.
Dies alles trägt zur **guten Atmosphäre einer Naturheilpraxis** und damit auch zu ihrem **Erfolg** bei, somit letztendlich über den ideellen Aspekt hinaus auch zur wirtschaftlichen Existenz.

3. Logistik

3.1 Offene Sprechzeiten oder Bestellpraxis?

Bereits um 6 Uhr morgens warten 20 Patienten geduldig vor der Praxis des Heilpraktikers mit Sprechzeiten von 9-12 Uhr und von 15-18 Uhr. Bis die Sprechstunde beginnt, gesellen sich weitere Patienten hinzu. Keine Seltenheit vor zwei bis drei Jahrzehnten, heute kaum noch anzutreffen. Eigentlich ist es auch unzumutbar, dass Patienten stundenlang warten, bis man Zeit für sie hat.
Offene Sprechstunden bergen jedoch immer den *Nachteil für die Patienten* in sich, dass sie oft *lange Wartezeiten* in Kauf nehmen müssen.
Manche Kolleginnen und Kollegen genießen es immer noch, neben einem vollen Wartezimmer auf eine stattliche Schlange wartender Patienten verweisen zu können.
Für den Behandler bringt es zugleich den Vorteil, dass er keine patientenbedingten Zeitverluste erfährt.

Praktisch kann eine **offene Sprechstunde** in einer gut frequentierten Naturheilpraxis gar nicht **ohne lange Wartezeiten** für die Patienten funktionieren.

Zum Beispiel sitzen zwei neue Patienten neben fünf bis sechs, die sich in einer laufenden Behandlung befinden, zu Beginn einer Sprechstunde im Wartezimmer. Für die neuen Patienten muss mit einem durchschnittlichen Zeitbedarf von einer Stunde, für die laufenden Behandlungen mit 15-30 Minuten gerechnet werden. Dies bedeutet bei nur 8 Patienten für den letzten von ihnen eine mögliche Wartezeit von drei bis vier Stunden oder mehr.

Möglich wäre der *Kompromiss*, dass die Patienten beim Eintreffen in der Praxis eine **Nummer** erhalten und erfahren, wann diese zeitlich ungefähr an der Reihe ist.
Bei Patienten, die eine weitere Anreise haben, könnte es dann aber immer noch passieren, dass sie morgens in der Praxis erscheinen, eine Nummer erhalten und erst abends behandelt werden. Sie können dann zwar über den ganzen Tag frei verfügen, sind aber dazu gezwungen, ihn für die Behandlung freizuhalten.

3.1.1 Gemischte Sprechstunden

Patienten zu einem **festen Termin** zu bestellen und zugleich eine **Sprechstunde** auch für **unangemeldete Patienten** offen zu lassen, kann praktisch nur funktionieren, wenn insgesamt *wenig Patienten* die Praxis besuchen.
Es darf in einer **gemischten Sprechstunde** bestenfalls die *Hälfte* der zur Verfügung stehenden Zeit fest vergeben werden, damit die anderen Patienten ebenfalls nach einer angemessenen Wartezeit behandelt werden können.
Was aber, wenn neben den bestellten Patienten bereits zu Beginn der Sprechstunde zehn oder mehr zusätzliche Patienten erscheinen, obwohl man nur einen oder zwei pro Stunde behandeln kann? Das Wartezeitproblem der offenen Sprechstunde kann sich dann sogar noch dadurch verschärfen, dass die bestellten Patienten an den stundenlang wartenden Patienten vorbei zur Behandlung vorgelassen werden.
Ein *Praxisgründer* kann leicht eigene Erfahrungen mit der Terminvergabe und offenen Sprechstunden sammeln. Ein übermäßiger Patientenandrang findet anfangs nicht statt. Die in einer offenen Sprechstunde auftauchenden Patienten können meist nach einer vertretbaren Wartezeit behandelt werden.
Wenn die Anzahl der Patienten allmählich steigt, werden die **offenen Sprechstunden** zugunsten der *festen Termine* **eingeschränkt**.
Morgens wird dann z.B. alleine die Bestellsprechstunde und nachmittags die offene Sprechstunde abgehalten.

3.1.2 Die Bestellpraxis

Der Tipp: Nach den Erfahrungen vieler Kolleginnen und Kollegen und meinen eigenen hat sich die Bestellpraxis bei allen gutgehenden Praxen am besten bewährt.

Bei guter Organisation und Zeiteinteilung **entfallen** für die Patienten und den Behandler weitgehend die **Wartezeiten**.
Ein Behandler kennt sehr schnell den ungefähren Zeitrahmen, den er für einen neuen Patienten und

für laufende Behandlungen durchschnittlich benötigt. Er hat dann bestenfalls noch zu entscheiden, ob er zu seinen Gunsten mehr Patienten bestellt, damit für ihn keine Wartezeiten entstehen, oder ob er genügend Raum für unvorhersehbare Behandlungszeiten, für Probleme oder für die immer wieder auftauchende dringende Behandlung nicht angemeldeter Patienten einplant.

Der Tipp: Zu empfehlen wäre, mindestens **nach zwei Stunden** fest vergebener Sprechstunde einen **Freiraum** einzuplanen, der im Normalfall für eine Pause genutzt werden kann, wenn nichts Außergewöhnliches anfällt.

Der erforderliche Zeitrahmen für eine Behandlung kann bei einer gut geführten Bestellpraxis *auch von dem Patienten gut eingeplant* werden. Der Patient benötigt rund eine Stunde Anreisezeit, hat bestenfalls einige Minuten Wartezeit, wird 40 Minuten lang behandelt und braucht eine weitere Stunde für den Heimweg. Er weiß also, dass auch bei einer längeren Anreise die Gesamtzeit von drei Stunden normalerweise ausreicht und kann sich darauf einstellen.

3.2 Die Sprechstunde und ihr Arbeitsablauf

Offene Sprechstunden sind in ihrem Ablauf *am schwersten zu planen.* Man weiß nicht, welche Patienten mit welchen Beschwerden in der Praxis erscheinen. Die evtl. erforderlichen Maßnahmen und der Zeitrahmen können dadurch kaum abgeschätzt werden. Dies gilt genauso für die Raumeinteilung und eine evtl. Aufgabenteilung.
Bei einer **Bestellpraxis** sind die bestellten *Patienten* und meist auch ihre Krankheiten und Beschwerden *bekannt.* Die Reihenfolge und die eingeplante Zeit sind dem Terminplan zu entnehmen. Bei der Bestellung von Patienten kann somit leicht vermieden werden, dass z.B. beide Behandlungsräume zugleich für eine längere Zeit belegt sind, wie dies beispielsweise bei einer Blutegelbehandlung der Fall wäre.
Nach Anamnese, Erstuntersuchung und diagnostischen Erstmaßnahmen ergibt das Behandlungskonzept den ungefähren Rahmen für die weiteren Maßnahmen. Individuelle und situationsbedingte Abweichungen sprengen selten den insgesamt für eine Sprechstunde vorgesehenen Zeitraum, an dessen Ende ausreichend „Luft" eingeplant worden ist.

3.2.1 Vorbereitung der Sprechstunde

Da nach jeder Sprechstunde die Praxisräume, Geräte und Instrumente gereinigt bzw. in einen gebrauchsfähigen Zustand versetzt werden, bleibt lediglich die **Kontrolle**, ob **alle benötigten Gegenstände zur Verfügung stehen**.
Batteriebetriebene Geräte sollten während der Sprechstunde nicht ausfallen, weil die Batterien leer sind. Dass die benötigten Spritzen, das Kleinmaterial, die vermutlich erforderlichen Ampullen und Akupunkturnadeln vorhanden sind, versteht sich von selbst. Eine Baunscheidtbehandlung nicht durchführen zu können, weil das Baunscheidtiergerät nicht einsatzfähig ist, darf selbst einem Anfänger nicht passieren.

Der Tipp: In meiner Bestellpraxis habe ich mir stets rechtzeitig vor der Sprechstunde alle Karteikarten der bestellten Patienten vorlegen lassen.

Die Patienten, ihre Krankheiten, mögliche Reaktionsweisen, die geplanten oder evtl. erforderlichen Behandlungsmaßnahmen erscheinen so Patient für Patient vor meinem geistigen Auge. Viele „Überraschungen" konnten so schon vorhergesehen werden. Unter bestimmten Bedingungen erforderliche Änderungen bei der Medikation können vorausgedacht werden, ohne die endgültige Entscheidung zu präjudizieren. Eine entsprechende Raum- und Aufgabenverteilung mit allen spontanen Änderungsmöglichkeiten wurde automatisch Teil der Überlegungen. So wurden auch große Sprechstunden mit vielen Patienten ohne lange Wartezeiten und in voller Konzentration auf den jeweiligen Patienten und dessen Probleme bewältigt.

3.2.2 Freiräume einplanen

Eine Sprechstunde muss stets mit **zeitlichen Freiräumen** geplant werden. Den ersten Freiraum sollte man **vor die Sprechstunde** legen, er kann für die Vorbereitung genutzt werden.

Ausreichend Zeit sollte auch am **Ende der Sprechstunde** freigehalten werden.
Durch Verschiebungen, Unvorhergesehenes, Probleme oder aufwändigere Behandlungen wird der Zeitrahmen sehr schnell überzogen. Stehen dann andere Termine oder Verrichtungen unmittelbar am geplanten Ende der Sprechstunde an, so kann leicht ein überflüssiger Zeitdruck bereits während der Sprechstunde entstehen.
Selbst in einer gut geplanten Sprechstunde kommt es vor, dass ein oder mehrere Patienten *sofortige Beratung oder Behandlung benötigen*. Dies würde unmittelbar zu einer Verschiebung aller weiteren Termine führen.
Gewisse zeitliche Freiräume gehören deshalb zum *Praxisalltag*, ihr Umfang wird durch die Erfahrung bestimmt.

3.2.3 Leerlauf vermeiden

Im Gegensatz zu geplanten Freiräumen steht der ungeplante „Leerlauf". Dieser droht z.B. dann, wenn Patienten *kurzfristig absagen* und die entstehende „Lücke" nicht mehr neu vergeben werden kann.
Wenn dies nur vereinzelt vorkommt, ist die Zeit gut für *allgemeine Arbeiten* zu nutzen.
Echte Leerläufe entstehen jedoch bei *schlechter Arbeitsorganisation.* Der Behandler wartet z.B., während der Patient sich aus- oder ankleidet, oder während der ganzen Zeit, zu der die Akupunkturnadeln stecken. Selbst Ruhezeiten nach der Behandlung oder die Zeit, in der Blutegel ihre Arbeit verrichten, konnte ich als „Leerlaufzeiten" beobachten.
Wenn dies darauf zurückzuführen sein sollte, dass der Behandler **nur über einen Raum verfügt**, müsste er schnellstens an eine **Erweiterung** denken, um solche Zeiten für die Behandlung oder Beratung eines zweiten Patienten nutzen zu können.

3.3 Hausbesuche

Das Angebot, Hausbesuche durchzuführen, sollte zu den **Selbstverständlichkeiten** unseres Berufs zählen. Dabei können wir grundsätzlich drei Bedingungen unterscheiden.
Während einer **laufenden Behandlung** treten beim Patienten Probleme auf, die einen Praxisbesuch ver- oder behindern. Meist sind es zusätzliche Erkrankungen, z.B. ein fieberhafter Infekt, ein Lumbago, Ischias oder Kreislaufstörungen mit Vertigo. Bei solchen Beschwerden wird man auch von Patienten in Anspruch genommen, die früher erfolgreich behandelt wurden.
Des Weiteren werden Hausbesuche von Personen gewünscht, die **überhaupt nicht** oder **nur mühsam dazu in der Lage sind**, eine Praxis **aufzusuchen**. Meist sind solche Anfragen auf Empfehlungen zurückzuführen und werden oft als Folge eines langen Leidenswegs gewünscht. Solchen Bitten sollte man nachkommen und überprüfen, ob eine Behandlung sinnvoll und durchführbar ist. Nur **medizinische Gründe** sollten einen Behandler davon abhalten, solche Behandlungen zu beginnen.
Hausbesuche werden auch von **bequemen, überängstlichen** und **einsamen Patienten** gewünscht. Falls hier Hausbesuche, vor allem in Serie, medizinisch nicht erforderlich sind, liegt es *im Ermessen des Behandlers*, sie durchzuführen oder auf einen Besuch in der Praxis zu drängen.
Da ein Praxisinhaber meist nicht rund um die Uhr zu erreichen ist, wurde vor allem in größeren Städten ein **Notdienst** eingerichtet, an dem sich mehrere Kolleginnen und Kollegen abwechselnd beteiligen.
Dringende Hausbesuche können auch *während der Sprechstunde* erforderlich sein. Diese sollten jedoch auf die seltenen Behandlungen reduziert werden, die keinen Aufschub dulden. Der erfahrene Behandler klärt auch bereits telefonisch, ob es sich nicht um einen **Notfall** handelt, der des Notarzts oder einer Einweisung in ein Krankenhaus bedarf.

3.4 Urlaub, Vertretung

Eine **kürzere Abwesenheit** des Praxisinhabers von einigen Tagen kann von den Patienten ohne größere Probleme überbrückt werden. Die meisten Patienten mit festen Behandlungsterminen merken davon überhaupt nichts.
Für alle Abwesenheitszeiten, die über eine Woche hinausgehen oder gar mehrere Wochen dauern, sollte vorausschauend geregelt sein, an wen sich ein Patient bei auftauchenden Problemen wenden kann.
Hier zeigt sich u.a. der **Vorteil einer Gemeinschaftspraxis**, deren Partner nicht zur gleichen Zeit Urlaub machen.
Jeder Praxisinhaber kennt einen **Behandler in seiner Nähe**, dem er seine Patienten im Notfall anvertrauen würde. Es bietet sich geradezu an, dies zur Überbrückung einer Fehlzeit zu nutzen.

Selbstverständlich ist, dass der Kollege die Patienten danach wieder zu ihrem *ursprünglichen Behandler zurücküberweist*. Stets geht man dabei das Risiko ein, dass der Patient zukünftig von dem vertretenden Kollegen weiterbehandelt werden möchte. Sich diesem Wunsch entgegenzustellen oder gar dem Kollegen Vorwürfe zu machen, erweist sich meist als *kontraproduktiv*.

3.5 Karteikartensystem

Grundsätzlich besteht die Möglichkeit, ein **herkömmliches Karteikartensystem** zu verwenden oder eine **elektronische Datei** einzusetzen.
Beides hat seine Vor- und Nachteile.

Die **Karteikarte** bildet den Grundstock jeglicher Informations- und Datensammlung über den Patienten, über die diagnostischen und therapeutischen Maßnahmen und die Medikation.

Allein die *Dokumentation* erfordert einen erheblichen Zeitaufwand, sie kann allerdings vom Behandler, sprich Praxisinhaber, *delegiert* werden.

3.5.1 Das herkömmliche Karteisystem

Je *umfangreicher* eine Kartei ist, desto mehr *Arbeit* erfordert es auch, die Karteikarten herauszusuchen und wieder abzulegen. Jede *Zeitvergeudung* ist hier zu vermeiden. Die eingesparte Zeit kann besser auf den Patienten verwandt werden.

Bewährt hat sich die **alphabetische Ablage**. Bei großen Dateien müssen bestimmte *Buchstaben weiter unterteilt* und u.U. der *Vornamen* mit einbezogen werden. Dies ist bei Namenshäufungen wie Müller, Schulze, Maier, Schmidt oder Lehmann leicht einzusehen. **Zusätzliche Farbmarkierungen** können den schnellen Zugriff zur gesuchten Karte erleichtern. Eine Kennzeichnung der Anfangs- und Folgebuchstaben wie auch der Vornamen wird durch verschiedene Farben vorgenommen. Durch **farblich unterschiedliche Reiter** können besondere Umstände ebenfalls auf einen Blick erkennbar werden.
Alle anderen Sortierungen haben sich als mangelhaft erwiesen. Namen sind nun einmal geläufiger als z.B. Geburtsdaten. Zu empfehlen wäre bei **großen Karteien** eine Dreiteilung in:

- Patienten in laufender Behandlung,
- Patienten, die zur Zeit nicht behandelt werden, und
- verstorbene oder ausgewanderte Patienten.
- Bewährt hat sich auch die **Karteikarte im Format DIN A 5**.

So verlockend die Ablage in DIN A 4 sich auch darstellt, konnte sie allein schon aus Platzgründen das kleinere DIN A 5 nicht verdrängen.
Bliebe noch zu klären ob sich ein **Hängesystem** besser eignet als ein **Standsystem**. Beides hat Vor- und Nachteile, das *Standsystem* ist in jedem Fall die *günstigere Lösung* und kann in den meisten Schränken, anfangs auch in einer großen Schreibtischschublade, untergebracht werden, während das *Hängesystem* meist *spezielle Schränke* oder zumindest *Hängevorrichtungen* erfordert.
Einzelne **Karteikästen** für etwa 100 Karteikarten, die im Baukastensystem zu erhalten und sogar verschließbar sind, kosten weniger als 100,- Euro. Für Preise zwischen 200,- und 800,- Euro steht bei **Karteischränken** eine große Auswahl zur Verfügung.

Der Tipp: Immer wenn die Gefahr besteht, dass Unbefugte Zugriff auf die Kartei haben könnten, sollte auf deren Verschließbarkeit geachtet werden.

Anfangs genügen *einfache Karteikarten*, die *dreifach gefaltet* auch Patientenunterlagen aufnehmen können. Schwieriger wird es, wenn die Patientenunterlagen wachsen, eine zweite und dritte Karteikarte hinzugefügt werden muss.
Spätestens dann sollte auf **Karteitaschen** umgestellt werden.

Jetzt stellt sich auch die Frage, ob stets die gesamte Karteitasche *bereitgelegt* werden sollte. Sowohl für die Information als auch für die Dokumentation durch den Behandler oder einen Helfer erweist es sich schnell als umständlich, immer sämtliche Unterlagen eines langjährigen Patienten bereitzulegen. Im Normalfall ist dies bei einer laufenden Behandlung auch nicht erforderlich.
Aus diesem Grund sollte eine **Trennung** von **aktueller Karteikarte** und **Ablagekarteitasche** vorgenommen werden.

Dies erleichtert erheblich den Umgang und die Bearbeitung, und erforderlichenfalls kann jederzeit die gesamte Karteitasche hinzugezogen werden. Die Karteikarten sind *sehr günstig*, mit *Werbeaufdruck* bisweilen auch *kostenlos* zu erhalten. Tausend Stück kosten meist weniger als 100,- Euro und reichen bei einer Praxisneugründung für lange Zeit. Die Karten sollten nach den individuellen Wünschen ausgesucht werden und können z.B. mit *Akupunkturpunktskizzen* oder *Irisschablonen* versehen sein.
Die **Karteikarten**, aber auch die anschließend beschriebenen PC-Patientendaten, müssen **zehn Jahre lang aufbewahrt** werden.
Im Rahmen der **Dokumentationspflicht** dienen sie als Dokumente, die bei einem unterstellten Fehlverhalten zur Entlastung beitragen können. Fehlende Unterlagen oder Eintragungen können dem Behandler zur Last gelegt werden.
Es ist **nicht zulässig**, bei einem Verkauf der Praxis die **Karteikarten**, gleich in welcher Form, **an** den **neuen Praxisinhaber zu übergeben**. Hierzu ist jeweils die **Zustimmung des Patienten** erforderlich. Der Patient hat ein **Einsichtsrecht** in seine Krankenunterlagen. Auf Wunsch müssen ihm auf seine Kosten Kopien der Unterlagen überlassen werden.

3.5.2 Das elektronische Karteisystem

Der **Computer** bietet die Möglichkeit dazu, die Kartei auch elektronisch zu führen. Eine stattliche Reihe von **Praxisprogrammen mit Abrechnungssystemen** wird heute angeboten (siehe Kap. III 4).
Das Karteisystem wird geöffnet und kann dann leicht bearbeitet werden. Neue Patienten werden in den bereits deklarierten Feldern mit Namen, Anschrift, Geburtsdatum, möglichen Kostenträgern bzw. Abrechnungssatz eingetragen. Laufend können danach alle für die Dokumentation oder Berechnung wichtigen Daten festgehalten werden. Die Programme ermöglichen es, laufend Diagnosen, Behandlungen bzw. Leistungen, Kommentare und Notizen *einzubringen* und sie jederzeit zu ergänzen oder auch wieder zu *ändern*. Für *Rezepte, Rechnungen* und *Briefe* werden die gespeicherten Daten übernommen.
Alle **Daten** und **Eintragungen**, somit die gesamte Kartei oder einzelne Teile davon, können jederzeit **ausgedruckt** werden.

3.6 Arzneimittel

Arzneimittel im Sinne des Arzneimittelgesetzes § 2 sind **Stoffe und Zubereitungen aus Stoffen**, die dazu bestimmt sind,

- durch Anwendung am oder im menschlichen oder tierischen Körper Krankheiten, Leiden, Körperschäden oder krankhafte Beschwerden zu heilen, zu lindern, zu verhüten oder zu erkennen,
- die Beschaffenheit, den Zustand oder die Funktion des Körpers oder seelische Zustände erkennen zu lassen,
- vom menschlichen oder tierischen Körper erzeugte Wirkstoffe oder Körperflüssigkeiten zu ersetzen,
- Krankheitserreger, Parasiten oder körperfremde Stoffe abzuwehren, zu beseitigen oder unschädlich zu machen,
- die Beschaffenheit, den Zustand oder die Funktion des Körpers oder seelische Zustände zu beeinflussen.

Hinzu kommen ärztliche, zahn- oder tierärztliche Instrumente, Implantate, Verbandsstoffe und chirurgisches Nahtmaterial sowie diagnostische Mittel. **Arzneimittel müssen** in der Regel vor der Zulassung ihre **Wirksamkeit und Unbedenklichkeit** nachgewiesen haben. Dies gilt auch für die **einwandfreie Herstellung**.
Entsprechend einem möglichen Risiko bei der Anwendung werden sie eingestuft in:
freiverkäuflich, also z.B. im Reformhaus, der Drogerie oder auch Supermarkt erhältlich,
apothekenpflichtig und somit nur über die Apotheke, inzwischen aber auch über das Internet, zu beziehen und **verschreibungspflichtig**, das heißt nur mit dem Rezept eines Arztes, Zahnarztes oder Tierarztes zu erhalten.
Für die Einhaltung dieser Vorgaben ist in erster Linie der **Apotheker verantwortlich**.
Bei der Verordnung von Arzneimitteln sind Heilpraktiker rechtlich mit allen anderen Bürgern unseres Landes gleichgestellt.
Dies bedeutet, dass wenn ein **Arzneimittel** aus welchen Gründen auch immer **verschreibungspflichtig** wird, es unserer *Verordnung und Anwendung entzogen ist.*
Leider gilt dies auch, wenn die Verschreibungspflicht nur deshalb erfolgt, weil man lediglich eine missbräuchliche Anwendung durch die Bevölkerung verhindern möchte. Immer wieder wird aus dem Kollegenkreis die Forderung nach einer

„kleinen Verschreibungspflicht" erhoben. Die Möglichkeiten und Rechtsgrundlagen wurden verschiedentlich überprüft. Das Resultat in kurzen Worten:
Die Zulassung als Heilpraktiker beruht auf der Überprüfung, ob er eine Gefahr für die Volksgesundheit bedeuten könnte. Dies dient der Gefahrenabwehr und gründet somit keinesfalls auf einer qualitativen Aussage bezüglich der Qualifikation. Aus einer nicht erfolgten Qualifikationsbescheinigung kann logischerweise keine Teilqualifikation folgen, die eine „kleine Verschreibungspflicht" legitimieren würde.
Arzneimittel ohne direkten Wirksamkeitsnachweis können ihre **Zulassung durch** eine **Registrierung** erhalten. Dies ist besonders bei homöopathischen Arzneimitteln der Fall. Es dürfen dann keine speziellen Indikationen angegeben werden. Die registrierten Arzneimittel sind apothekenpflichtig.
Eine zusätzliche Gruppe bilden die **traditionellen pflanzlichen Arzneimittel**. Sie müssen für ihre Zulassung seit mindestens 30 Jahren, davon 15 Jahre in der Europäischen Union, traditionell angewendet werden.
Von ihnen erwartet die Zulassungsbehörde, dass sie bei der Anwendung unbedenklich sind.
Die **Wirksamkeitsanforderungen** an diese Arzneimittel sind **geringer**, dafür ist aber die Angabe einer speziellen Indikation ebenfalls nicht möglich.

Arzneimittel dürfen **nur in begrenztem Umfang** in der Praxis vorhanden sein.
Hierzu zählen Medikamente für die **Notfallversorgung** und **Musterpackungen** zur kostenlosen Abgabe an Patienten.
Bei Ampullenpräparaten wird bisweilen ein größerer Vorrat in der Praxis bereitgestellt. Dies ist **nicht zulässig**.

Nachdem es immer wieder zu Rechtsunsicherheiten kam, wurde das Arzneimittelgesetz novelliert.
Nach § 43 des Arzneimittelgesetzes dürfen **Arzneimittel** außer in Fällen des § 47 AMG **berufs- oder gewerbemäßig nur in Apotheken** in den Verkehr gebracht werden. Der § 47 regelt auch die Abgabe von **Praxismustern**.
Die **Anwendung** von Arzneimitteln **am Patienten** in der Praxis des Heilpraktikers wird durch die neue Regelung **nicht in Frage gestellt**, weil sie nicht als Abgabe einzuordnen ist.
Die **Verabreichung von Ampullen**-Medikamenten zählt damit **nicht** als **Abgabe**. Es ist jedoch die **Verschreibungspflicht** zu **beachten**.
Dies gilt auch für die **direkte Anwendung von Salben, Einreibungen** in die Haut und die **orale Verabreichung** von *pflanzlichen oder homöopathischen Arzneimitteln.*
Generell ist aber nur ein **kleiner Bestand für** den **Notfall** und für die Erstbehandlung erlaubt. Die für eine laufende Behandlung erforderlichen **Medikamente** müssen vom Behandler jedoch rezeptiert und vom Patienten **in** einer **Apotheke** seiner Wahl **besorgt** werden.
Arzneimittel, die nur für einen Patienten bestimmt sind, werden verordnet. Der Patient besorgt dann die Ampullen und stellt sie dem Behandler zur Verfügung. Sie können mit dem Namen des Patienten versehen und in der Praxis gelagert werden. Rechtlich bleiben sie dann im Besitz des Patienten und dürfen nur bei ihm angewendet werden.
Eine **größere Bevorratung von Ampullen**, wie sie früher üblich war, ist **nicht mehr zulässig**.
Verstöße gegen das Arzneimittelgesetz werden vermehrt geahndet und die Praxen verstärkt auf ihre Arzneimittelbestände kontrolliert.
Ordnungswidrig handelt nach AMG § 97, wer vorsätzlich oder fahrlässig z.B.:

- Arzneimittel, die ohne Verschreibung an Verbraucher abgegeben werden dürfen, entgegen dem erwähnten § 43 im Einzelhandel außerhalb einer Apotheke in den Verkehr bringt oder abgibt.
- Arzneimittel in den Verkehr bringt, deren Verfallsdatum abgelaufen ist.
- Arzneimittel, die nicht den Namen oder die Firma des pharmazeutischen Unternehmers tragen, in den Verkehr bringt.
- Muster ohne schriftliche Anforderung in einer anderen als der kleinsten Packungsgröße oder über die zulässige Menge hinaus (zwei Muster pro Jahr) abgibt oder abgeben lässt.
- Fertigarzneimittel als homöopathische Arzneimittel ohne Registrierung in den Verkehr bringt.

Die Ordnungswidrigkeit kann mit **einer Geldbuße** bis zu 25.000,- Euro geahndet werden.
Bei den erwähnten homöopathischen Arzneimitteln droht bei vorsätzlichem Handeln gar eine Freiheitsstrafe bis zu einem Jahr oder eine Geldstrafe.

Das Gesetz über die Werbung auf dem Gebiete des Heilwesens (HWG) befasst sich in einigen Paragraphen ebenfalls mit Arzneimitteln.
So darf für homöopathische Arzneimittel, die nach dem Arzneimittelgesetz registriert oder von der Registrierung freigestellt sind, nicht mit der Angabe von Anwendungsgebieten geworben werden.
Die Werbung für Arzneimittel außerhalb der Fachkreise darf sich nicht auf die Erkennung, Verhütung, Beseitigung oder Linderung der in der Anlage zu diesem Gesetz aufgeführten Krankheiten oder Leiden beim Mensch oder Tier beziehen. Die entsprechenden Krankheiten sind in Kapitel IV HWG nachzulesen.

3.6.1 Rezepte

Das Rezept ist eine schriftliche Anweisung des Behandlers zur Arzneianfertigung oder -abgabe an eine Apotheke oder zur Ausführung von diagnostischen und therapeutischen Maßnahmen.

Ein Rezept besteht aus:

Inscriptio =	Name, Anschrift, Beruf, Telefon des Behandlers und Datum
Invocatio =	lautet Rp. (Recipe [nimm]), erfordert als Imperativ den genitivus partitivus.
Praescriptio =	Vorschrift; zu verarbeitende Stoffe und deren Gewichtsmengen, g in arabischen Ziffern (z.B. 8 oder 10), andere Zahlen in römischen Ziffern (II oder V)
Subscriptio =	Angaben dazu, in welcher Form das Arzneimittel herzustellen ist, wieviele Dosen, wie die Verpackung beschaffen ist
Signatura =	Gebrauchsanweisung für den Patienten (deutsche Sprache mit arab. Ziffern) und Name des Patienten
Inscriptio =	Unterschrift des Behandlers

Schon vor rund 4.000 Jahren wurden Vorschriften zur Herstellung von Arzneien in sumerischer Keilschrift festgehalten. Im Laufe der langen Geschichte der Rezepte entwickelten sich bestimmte Vorgaben, die sich in den einzelnen Abschnitten der Anweisung wieder finden.

Selbstverständlich können alle Anweisungen in *deutscher Sprache* niedergeschrieben werden, wobei man bestenfalls die Professionalität anzweifeln könnte.

Der Tipp: Oftmals wichtiger erscheint mir, dass durch standardisierte Bezeichnungen Missverständnisse vermieden werden können.

Bei pflanzlichen Verordnungen ergab sich immer wieder auch das Problem der **Verwechslungen**. Die deutschen Bezeichnungen von Pflanzen waren regional oft sehr unterschiedlich, und teilweise wurden grundverschiedene Heilpflanzen auch in verschiedenen Landesteilen mit demselben Namen bezeichnet. Durch die Pflanzenmonographien der Kommission E erfolgte zwar eine Vereinheitlichung der deutschen Bezeichnungen, sie sind jedoch immer noch nicht allgemein bekannt, und viele Pflanzen besitzen auch keine Monographie.
Die **lateinische Fachbezeichnung** bietet immer noch die beste Gewähr, Verwechslungen zu vermeiden. Sie drückt auch die **professionelle Arzneirezeptur** aus, was besonders bei der *Kostenerstattung von Teerezepten* nicht ohne Bedeutung ist.

Gebräuchliche Abkürzungen

Anweisungen:

aa oder ana =	ana partes aequates (zu gleich. Teilen)
ad =	bis zu
ad us. int. =	ad usum internum (zum inneren Gebrauch)
ad us. ext. =	ad usum externum (zum äußeren Gebrauch)
ad lib. =	ad libitum (nach Belieben)
a.c. =	ante coenam (vor dem Essen)
p.c. =	post coenam (nach dem Essen)
comp. o. cp. =	compositas (zusammengesetzt)
conc. =	concitus (geschnitten)
D. oder d. =	da (gib)
D.S. oder d.s. =	da, signa (gib ab, schreib auf)
Dos. oder dosi =	Dosis pro Gabe
f. =	fiat (mache)
M. oder m. =	misce (mische)
M.D.S. oder m.d.s.=	misce, da, signa (mische, gib ab und schreibe auf)

M.f. oder m.f. =	misce fiat (mische und mache daraus)
q.s. =	quantum satis (soviel wie notwendig)
rep. =	repetatur (es werde wiederholt)
ne. rep. =	ne repetatur
S. oder s. =	signa (bezeichne [das Medikament])

Darreichungsform:

Aqu. oder aqu. =	aqua (Wasser)
aquos. =	aquosa (wässrig)
anhydr. =	anhydricus (wasserfrei)
crist. =	cristallisatus (kristallisiert)
dep. =	depuratus (gereinigt)
Dil. oder dil. =	dilutionen (Verdünnungen)
Extr. =	extractum (Extrakt, Auszug)
Extr. fluid. =	extractum fluidum (Fluidextrakt)
Extr. sicc, =	extractum siccum (Trockenextrakt)
Extr. spiss. =	extractum spissum (Dickextrakt)
exsicc. =	exsiccatus (ausgetrocknet)
gtt. =	guttae (Tropfen)
gross. plv. =	grosse pulveratus (grob gepulvert)
gross. modo plv. =	grosso modo pulveratus (grob gepulvert)
inf. =	infusum (Aufguss)
liqu. =	liquor (Flüssigkeit)
mixt. =	mixtura (Mischung)
ol. =	oleum (Öl)
pil. =	pilulae (Pillen)
praec. =	praecipitatus (gefällt)
pulv. =	pulvis (Pulver)
p. gross. =	pulvis grossus (grobes Pulver)
p. subt. =	pulvis subtilis (feines Pulver)
pur. =	purus (rein)
puriss. =	purissimus (reinst)
s.c. =	sine confectione (ohne Umhüllung)
sir. =	sirupus (Sirup)
spec. =	species (Tee)
subtiliss. =	subtilissimus (feinst)
succ. =	succus (Saft)
supp. =	suppositorium (Zäpfchen)
Tinct. =	tinctura (Tinktur)
trit. =	trituration (Verreibung)
ungt. =	unguentum (Salbe)

1 Teelöffel entspricht ca. 3 ml
1 Esslöffel entspricht ca. 15 ml
1 ml einer wässrigen Lösung entspricht etwa 20 Tropfen

Pflanzenteile und deren Aufbereitung

bacc. =	baccae (Beeren)
conc. =	concisa (geschnitten)
bulb. =	bulbus (Zwiebel)
cont. =	contusa (zerquetscht)
cort. =	cortex (Rinde)
expulp. =	expulpata (von d. Innenschicht befreit)
flos =	flos (Blüte)
flor. =	flores (Blüten)
decort. =	decorticatus (geschält)
fol. =	folia (Blätter), folium (Blatt)
dep. =	depurata (gereinigt)
immat. =	immaturus (unreif)
fruct. =	fructus (Frucht)
pulv. subt. =	fein gepulvert
gland. =	glandulae (Drüsen)
rec. =	recens (frisch)
gem. =	gemmae (Knospen)
hb.oder herb. =	herba (Kraut)
sicc. =	siccum (siccatus), (trocken [getrocknet])
lich. =	lichen (Flechten)
lign. =	lignum (Holz)
pericarp. =	pericarpium (Fruchtschale)
pulp. =	pulpa (Fruchtfleisch)
rad. =	radix (Wurzel)
rhiz. =	rhizoma (Wurzelstock)
sem. =	semen (Samen)
stigm. =	stigmata (Griffel, Kolben) stigma (singular)
stip. =	stipites (Stengel)
stram. =	stramentum (Stroh)
strob. =	strobuli (Zapfen [Pl.])
subl. =	sublimatus (sublimiert)
sum. =	summitates (Zweigspitzen)
tub. =	tuber, tubera (Knollen)
tur. =	turiones (Sprossen)
ust. =	ustus (gebrannt)

Vom Heilpraktiker oder Arzt ausgestellte Rezepte für therapeutische Maßnahmen werden von den **Kostenträgern** verlangt. Ohne diese Anweisungen werden die Kosten im Normalfall nicht übernommen. Darüber hinaus dienen sie selbstverständlich der Fixierung einer verordneten Maßnahme und deren Umfang. Auf einem Rezept für den Physiotherapeuten sind somit z.B. anzuführen:

10 Lymphdrainagen in wöchentlichem Abstand oder 8 Fangopackungen im rechten Schulter-Arm-Bereich (2 x wöchentlich).

Der Behandler stellt Medikamentenrezepte der verschiedensten Art aus. Die wichtigsten werden nachfolgend beispielhaft angeführt.

3.6.2 Rezepte über Fertigarzneimittel

Angeführt wird die **Bezeichnung des Arzneimittels** und die **Verordnungsgröße**. Dabei werden die Mengen beim Gewicht als Gramm und bei Flüssigkeiten in Milliliter (ml) jeweils in *arabischen* Ziffern angegeben.
Somit sind:
30 Gramm = 30,0
30 ml = 30,0
Die Angabe der Stückzahlen erfolgt in *römischen Ziffern*.
Somit sind z.B.:
50 Dragees = L
30 Tabletten = XXX
Diese unterschiedlichen Bezeichnungen dienen allein dem Zweck, die Art der Verordnung klarzustellen und eine Verwechslung z.B. von Gewicht und Stückzahl zu vermeiden.
Vermehrt werden auch die Bezeichnungen der **Darreichungsformen** nach der Verordnung über die Zuzahlung bei der Abgabe von Arznei- und Verbandsmitteln in der vertragsärztlichen Versorgung angegeben. Die als Richtgrößen für die Zuzahlung gedachten Kürzel umschreiben die Packungsgröße bzw. deren Inhalt. Da sie jedoch indikationsbezogen verschiedene Mengen enthalten, geben sie keinen direkten Aufschluss über die tatsächlich enthaltene Menge. So kann eine Packung „N 1“ 10, 20 aber auch 250 Tabletten oder Dragées, eine „N3“ 10, 50, 100, aber auch 750 enthalten. Festzustellen ist dies nur über eine Liste oder die Firmenangabe.

Rezeptbeispiele:

Rp. Crataegutt novo 450 L
D.s.: morgens und abends eine Tablette

Rp. Salicort-R 20,0
D.s.: 3 x täglich 25 Tropfen in heißem Wasser

Rp. Rutinum 50,0
D.s.: 4 x täglich 20 Tropfen

Rp. Hypericum oplx
Uva ursi forte oplx aa 25,0
M.d.s.: 4 x täglich 10 Tropfen
mit etwas Wasser

Es besteht bei vielen Fertigarzneimitteln in flüssiger Form die Möglichkeit, sie **miteinander zu mischen**. Dies muss selbstverständlich therapeutisch sinnvoll und von der Mischbarkeit der verschiedenen Mittel her machbar sein.

3.6.3 Das homöopathische Rezept

Das Rezept des „klassischen Homöopathen“ beinhaltet nur ein Mittel, das „Similie“ zum Krankheitsbild. Unverwechselbar deutlich muss die **Potenz**, sowohl in ihrer Stufe als auch im Herstellungsverfahren als D, C oder LM erkennbar sein. Es verbleibt dann noch die **Form des Arzneimittels** als Globulus, Dilution, Tablette etc.. Welche Anwendungsformen zur Verfügung stehen, ist am einfachsten den Schriften der Herstellungsfirmen zu entnehmen, z.B. dem kleinen *„Homöopathischen Repertorium“* der DHU, das über 300 der gängigsten homöopathischen Einzelmittel enthält. Darüber hinaus stellt die DHU weitere rund 2.000 Mittel zur Verfügung.

Rezeptbeispiele:

Rp. Aulanthus flandulosa Tbl. D 4 20,0
D.s.: 4 x täglich 1 Tablette im Mund zergehen lassen

Rp. Kalium bromatum glob. (Globuli)
C 15 20,0
D.s.: 3 Globuli vor dem Schlafengehen im Mund zergehen lassen

Rp. Hypericum LM 18
D.s.: 1 Gabe

Biochemische Mittel werden in Form von kleinen Tabletten verordnet, die jedoch nach *Gewicht* abgepackt sind.
Die Verpackungseinheit orientiert sich also nicht an der Stückzahl, sondern am Gewicht, weshalb bei der Rezeptur die Gewichtsmenge angegeben wird, z.B. 50,0 (Gramm).
Bei Mitteln, die sowohl als homöopathische als auch als biochemische verordnet werden können, und hierzu zählen fast alle **Schüßler-Mittel**, könnte man im Interesse des Patienten darauf achten, ob Preisunterschiede bestehen.

Der Tipp: Biochemische Mittel sind traditionell günstiger als homöopathische.

Rezeptbeispiele:

Rp. Magn. phos. D6 (Schüßler-Mittel) 20,0
D.s.: 4 x täglich 2 Tabl. im Mund zergehen lassen

Rp. Natr. phos. D6 (Schüßler-Mittel) 20,0
Calc. sulf. D6 (Schüßler-Mittel) 20,0
D.s.: im Wechsel alle 2 Std. 2 Tabl. im Mund zergehen lassen

3.6.4 Das Teerezept

Das klassische Teerezept umfasst einige Drogen, die nach bestimmten Regeln zusammengefasst werden.
Das **Grundmittel (Remedium cardinale)** besteht meist aus einer Droge, die vom Krankheitsgeschehen bestimmt wird. Nur ausnahmsweise sollte man auf zwei oder drei Grundmittel zurückgreifen.
Um das Basismittel in irgendeine Richtung zu ergänzen oder zu verstärken, wird ein **Adjuvans** hinzugefügt.
Das sogenannte **Konstituens** soll dem Teegemisch als Füllmittel ein gefälligeres Aussehen verleihen. Es bringt sozusagen den Farbtupfer in die Mischung.
Abgerundet wird das Ganze durch ein **Korrigens**, das den Geschmack der Tees verbessern soll.
Selbstverständlich werden Konstituens und Korrigens möglichst der *Wirkrichtung entsprechend* ausgesucht.

Bei Teerezepten empfiehlt es sich, auf die **botanisch-lateinische Bezeichnung** zurückzugreifen. Die vermeidet Missverständnisse durch eine gleiche Bezeichnung verschiedener Pflanzen und erleichtert die Erstattung durch einen Kostenträger.
In der Bundesrepublik Deutschland wird traditionell der **verwendete Pflanzenteil** im *Plural Nominativ* zuerst angeführt. Danach folgt der *Genitiv* der **Pflanzengattung** oder **Art**.
Beispiele:
Folia Salviae – Flores Tiliae – Herba Urticae – Fructus Foeniculi – Baccae Juniperi – Cortex Quercus – Radix Helenii – Rhizoma Tormentillae – Radix Taraxaci cum Herba
Rezeptbeispiel:

Rp.	Herb. Plantaginis lanc.		40,0
	Rad. Primulae		30,0
	Fruct. Cynosbati		
	Fruct. Foeniculi	aa	15,0

M.f.spec.
D.s.: 2 gehäufte Teelöffel voll mit 2 Tassen kochendem Wasser übergießen, 10 Min. ziehen lassen. Schluckweise trinken.

Bereits 1979 erfolgte eine grundlegende Änderung der bisherigen lateinischen Nomenklatur klassischer Prägung. Europaweit soll seither die **Nomenklatur anglistisch-romanischer Prägung** gelten. Danach steht der Gattungsname im Genitiv als Grundwort an der ersten Stelle, gefolgt vom Bestimmungswort, das den Pflanzenteil im Nominativ Singular umfasst.
Somit: Tiliae flos – Salviae folium – Urticae herba – Foeniculi fructus – Juniperi baccus – Quercus cortex – Taraxaci radix cum herba
Dabei kann es auch zu einer völligen Veränderung der Bezeichnung kommen wie bei der Kamille. Wurde bisher im Teerezept der Artname Chamomillae angeführt, so verwendet man nach der neuen Nomenklatur den Gattungsnamen Matricariae, somit *Matricariae flos*, statt *Flores Chamomillae*.
Das Rezeptbeispiel würde also lauten:

Rp.	Plantaginis herb.		40,0
	Primulae rad.		30,0
	Cynosbati fruct.		
	Foeniculi fruct.	aa	15,0

M.f.spec.
D.s.: 2 gehäufte Teelöffel voll mit 2 Tassen kochendem Wasser übergießen, 10 Min. ziehen lassen. Schluckweise trinken.

Die „neue“ Nomenklatur hat sich bei uns jedoch bis heute **nicht durchsetzen können**.
Sowohl von den Verordnern als auch von den Autoren nahezu aller praxisorientierten Pflanzenbücher werden die bisherigen Bezeichnungen weitergeführt.

3.6.5 Rezepte über Tinkturen und Extrakte

Rezepturen aus Tinkturen und Fluidextrakten bieten zugleich die **Vorteile** der Verordnung **eines Teegemisches** und die einer **Fertigarznei**.
Sie können individuell dem Patienten und seinem Beschwerdebild angepasst zusammengestellt werden und sind in gebrauchsfertigem Zustand gut zu transportieren und problemlos einzunehmen.
Ihre Bedeutung wird in Zukunft gewaltig zunehmen, da es immer weniger pflanzliche Kombinationsmittel geben wird und diese meist nicht durch Monopräparate ersetzt werden können.
Die **individuelle Rezeptur** macht den **Behandler** zudem **unverwechselbar** und es besteht auch nicht die Gefahr, dass ein bereits durch falsche Anwendung diskreditiertes Arzneimittel verordnet wird.
Bei der Verordnung sollte man sich auf die Kombination von **drei bis fünf Pflanzenauszügen beschränken** und diese auf Haupt- und Ergänzungsmittel konzentrieren.

Rezeptbeispiele:

Rp. Tinct. Gentianae		25,0
Tinct. Aurantii		15,0
Tinct. Millefolii		10,0
M.d.s.: 3 x 20 gtt./die		

Rp. Tinct. Absinthii		20,0
Tinct. Menthae pip.		
Tinct. Fumariae	aa	15,0
M.d.s.: 25 Tropfen bei Bedarf		

Rp. Extr. Plantaginis fluid.		30,0
Extr. Primulae e Rad. fluid.		15,0
Extr. Thymi fluid.		05,0
M.d.s.: 3-5 x 20 gtt./die		

Rp. Extr. Hamamelidis fluid.		20,0
Extr. Hippocastani e Fruct. fluid.		
Tinct. Meliloti	aa	15,0
M.d.s.: 3 x täglich 25 Tropfen		

Nach der **neuen Nomenklatur**, die sich bisher **nicht durchgesetzt hat**, würden die Rezepturen lauten:

Rp. Absinthii tinct.		20,0
Menthae pip. tinct.		
Fumariae tinct.	aa	15,0
M.d.s.: 25 Tropfen bei Bedarf		

Rp. Plantaginis extr. fluid.		30,0
Primulae e rad. extr. fluid.		15,0
Thymi extr. fluid.		05,0
M.d.s.: 3-5 x 20 gtt./die		

3.6.6 Rezepte mit Sirup

Sirupverordnungen können auf eine lange Tradition zurückblicken. Insbesondere **Kindern** wird auf diese Art die Einnahme von Medikamenten „schmackhaft“ gemacht.

Verordnungsbeispiele:

Rp. Sirupus Plantaginis lanc.		
Sir. Althaeae	aa	30,0
Mel Foeniculi	ad	100,0
M.d.s.: 4 - 6 x täglich einen Teelöffel voll einnehmen		

Rp. Extr. Thymi fluid.		10,0
Extr. Plantaginis fluid.		30,0
Sir. simplex	ad	100,0
M.d.s.: 3 - 4 x täglich einen Teelöffel voll einnehmen		

3.6.7 Rezepte für Bäder und Suppositorien

Für die individuelle Verordnung von **medizinischen Bädern** ist es zweckmäßig, auf **Tinkturen** und **Fluidextrakte** zurückzugreifen. Das Rezept sieht dann folgendermaßen aus:

Rp.	Tinct. Millefolii		
	Tinct. Thymi	aa	25,0
M.d.s.: dem Badewasser zugeben			

Rp.	Tinct. Melissae		
	Tinct. Millefolii	aa	20,0
	Tinct. Lavandulae		10,0
M.d.s.: dem Badewasser zugeben			

Zur Herstellung von **Suppositorien** werden vorwiegend **Oleum Cacao (Kakaobutter)** oder **Adeps solidus (Hartfett)** als *Zäpfchengrundlage* verwendet. Mit dem Grundstoff wird der Wirkstoffträger vermengt und in Form gebracht. Der Schmelzpunkt liegt bei beiden um die 35 Grad Celsius, wodurch sie sich nach dem Einführen bei Körpertemperatur auflösen.
Darauf zu achten ist, dass jedes Zäpfchen den erforderlichen Wirkstoffgehalt aufweist.
Beispiele für die Rezeptur:

Rp.	Flores chamomillae pulv.	0,5
	Balsam. peruvian.	0,1
	Oleum Cacao	1,5
M.f.supp.		

Rp.	Camphora	0,04
	Ol. Eucalypti	0,06
	Adeps solidus	2,0
M.f. supp.		

Rp.	Supp. Hamamelidis	XX
D.s.: nach dem Stuhlgang 1 Supp.		

3.6.8 Äußerliche Mittel: Das Salbenrezept

Zur äußerlichen Anwendung eignen sich Arzneimittel in den verschiedensten Formen. Vom **Franzbranntwein** über **Fluide** bis hin zu **Ölen** und **Salben** bietet sich dem Behandler ein breites Spektrum therapeutischen Wirkens. Sowohl Fertigarzneien als auch Grundstoffen können die verschiedensten Arzneistoffträger individuell beigemischt werden. Die nachfolgenden Beispiele sind, wie dies bei den vorgenannten Rezeptbeispielen der Fall ist, *nicht als therapeutischer Ratschlag zu werten,* sondern sollen lediglich das Interesse an der Rezeptur wecken und die Rezepturpraxis darstellen.

Rp.	Tinct. Caryophylli		15,0
	Extr. Salicis fluid.		25,0
	Spiritus Vini gallici	ad	100,0
M.d.s.: äußerlich für Einreibungen			

Rp.	Tinct. Arnicae		10,0
	Tinct. Capsici		10,0
	Spiritus Rosmarini	ad	100,0
M.d.s.: äußerlich für Einreibungen			

Rp.	Tinct. Arnicae		
	Tinct. Juniperi	aa	10,0
	Oleum aeth. Rosmarini		02,0
	Spiritus Vini gallici	ad	100,0
M.d.s.: äußerlich für Einreibungen			

Ätherische Öle werden oft auch nur **tropfenweise** einem Mittel zugefügt, z.B.

Rp.	Tinct. Angelicae		
	Tinct. Consilidae e Rad.	aa	10,0
	Ol. aeth. Juniperi e bacc.		XX gtt.
	Spiritus gallici	ad	50,0
M.d.s.: äußerlich für Einreibungen			

Rp.	Ol. Menthae pip.		
	Ol. Thymi		
	Ol. Eucalypti	aa ad	20,0
M.d.s.: äußerlich für Einreibungen			

Rp.	Ol. Juniperi		
	Ol. Thymi	aa	1,0
	Spirit. Angelicae Compos.ad		50,0
M.d.s.: äußerlich für Einreibungen			

Für die Herstellung von **Salben** benötigt man einen – dem Patienten und seinem Krankheitsgeschehen entsprechenden – **Salbengrundstoff,** dem die **Arzneimittelträger**, z.B. **Tinkturen, Extrakte, homöopathische Urtinkturen** oder **Auszüge** etc. beigemischt werden.

Rp.	Tinct. Angelicae		15,0
	Tinct. Caryophylli		05,0
	Hydrophile Salbe		
	DAB 10	ad	100,0
M.d.s.: mehrmals täglich dünn einreiben			

Rp.	Tinct. Angelicae		
	Tinct. Consilidae	aa	10,0
	Ol. aeth. Caryophylli		X gtt.
	Hydrophile Salbe		
	DAB 10	ad	100,0
M.d.s.: mehrmals täglich dünn einreiben			

3.6.9 Präparate-Liste der Naturheilkunde

Jährlich wird die Präparate-Liste der Naturheilkunde vom Tischler-Verlag in Berlin herausgegeben. Sie ist über den Sommer-Verlag, Waidplatz 1 in 79331 Teningen, Tel. 07663-9451-0, Fax: 07663-9451-35 für 42,- Euro zzgl. Versandkosten zu erhalten.

Die Liste umfasst die Arzneimittel von über 100 Herstellern biologisch-pharmazeutischer Produkte, geordnet nach rund 90 Anwendungsgebieten. Die Suchanleitung ermöglicht das Auffinden der Präparate über den Präparatenamen, den Hersteller, das alphabetische Präparateverzeichnis oder die Indikationsliste. Ergänzt wird die rund 1.200 Seiten umfassende Liste durch Anschriften von Kurkliniken, Kliniken und Sanatorien mit naturheilkundlichen Therapieeinrichtungen und -anwendungen.

3.6.10 Rote Liste / Gelbe Liste

Die **Rote Liste** wird jährlich von der Rote Liste Service GmbH, Karlstraße 21 in 60329 Frankfurt/ Main herausgegeben und ist das **Arzneimittelverzeichnis** verschiedener **Arzneimittelhersteller**. Sie wurde bis 2006 den Behandlern kostenlos zugeschickt, sofern sie als solche bereits bekannt waren. Danach musste sie käuflich erworben werden. Durch Verhandlungen der Heilpraktikerverbände konnte jedoch ein ermäßigter Preis erreicht werden.
Die Liste umfasste im Jahr 2006 rund 11.000 Präparate ca. 500 pharmazeutischer Unternehmen. In der Roten Liste wird eine umfangreiche **Produktinformation** gegeben, ergänzt durch einen stoffbezogenen Abschnitt, in dem die Gegenanzeigen, Neben- und Wechselwirkungen, die Anwendungsbeschränkungen und Hinweise auf Schwangerschaft und Stillzeit enthalten sind. Der Anhang enthält weitere zusätzliche Informationen.
Die Informationen der Roten Liste sind auch auf CD-ROM erhältlich oder im Internet einzusehen.
Die Rote Liste führt leider viele biologisch-pharmazeutische Unternehmen und deren Produkte nicht auf, und auch bei den enthaltenen Firmen fehlt der überwiegende Teil deren naturheilkundlicher Arzneimittel. Diese sind jedoch vorwiegend in dem Verzeichnis naturheilkundlicher Präparate enthalten.
Etwa 33.000 Darreichungsformen **naturheilkundlicher Mittel sind in** der **Gelben Liste Pharmindex** mit einem Umfang von über 2.000 Seiten enthalten. Zu beziehen ist sie über den mmi-Verlag, Am Forsthaus Gravenbruch 7, in 63263 Neu-Isenburg,
Tel. 06102/502-0, Fax: 06102/53779-502-220

Interessant ist vor allem auch deren Spezialausgabe **„Phytopharmaka und Homöopathika"**
Die aktuellen Preise können beim Verlag erfragt werden. Die Gelben Listen sind ebenfalls auf CD-ROM zu beziehen oder im Internet einzusehen.

3.7 Pharmareferenten und andere Praxisbesucher

Pharmareferenten dienen der **Information** über die **Arzneimittel einer Firma** und dem Kontakt zwischen dem Hersteller und dem Verordner. Durch die Besuche in der Praxis können auch diejenigen Kolleginnen und Kollegen erreicht werden, die keine Kongresse oder Fachausstellungen besuchen, um sich über einzelne Arzneimittel oder die Veränderungen auf dem Arzneimittelmarkt zu informieren. Selbstverständlich nehmen die Besuche von Pharmareferenten den Verordner immer *zeitlich in Anspruch*. In einer gutgehenden Praxis ist diese Zeit nicht immer vorhanden – oder sie fehlt dann für die Patienten.
Hier muss der Behandler jeweils entscheiden, wie viel Zeit er sich für die Information während einer Sprechstunde nimmt.
Informationen können meist auch bei anderer Gelegenheit oder schriftlich vermittelt werden. Die Damen und Herren Pharmareferenten haben Verständnis dafür, dass der Besuch in einer „vollen

Praxis" sich auf das Wesentliche konzentrieren muss. Diese Zeitprobleme haben Praxisgründer meistens nicht. Viele freuen sich über jeden Besucher der Praxis und nutzen gerne die Gelegenheit, ihr Wissen über Arzneimittel oder die Produktpalette eines biologisch-pharmazeutischen Herstellers zu vertiefen.

Pharmareferenten und deren hohe Sachkompetenz, auf der Grundlage des Arzneimittelgesetzes stehen auch stets für Fragen zur Verfügung.
Hierzu zählen:
Pharmazeutische Unternehmer dürfen nach § 75 des Arzneimittelgesetzes nur Personen damit beauftragen, hauptberuflich Angehörige von Heilberufen aufzusuchen, um diese über Arzneimittel fachlich zu informieren, die über Sachkenntnis verfügen.
Hierzu zählen:
1. Apotheker oder Personen mit einem Zeugnis über eine nach abgeschlossenem Hochschulstudium der Pharmazie, der Chemie, der Biologie, der Human- oder der Veterinärmedizin abgelegte Prüfung.
2. Apothekerassistenten sowie Personen mit einer abgeschlossenen Ausbildung als technische Assistenten in der Pharmazie, der Chemie, der Biologie, der Human- oder der Veterinärmedizin.
3. Personen, deren Ausbildung oder Weiterbildung durch Rechtsverordnung ausreichend anerkannt ist. Hierzu zählen alle, deren Berufsausbildung oder berufliche Fortbildung mindestens der der unter 2 Genannten entspricht.
Vermehrt werben auch Vertreter und „Berater" von Herstellern oder Vertreibern von *„Gesundheitsprodukten"* für die verschiedensten Waren. Hier soll bewusst der gute und vertrauensvolle Kontakt des Behandlers zu seinen Patienten genutzt werden. In welcher Form der Praxisinhaber sich damit auseinandersetzt, ist allein seine Angelegenheit, er sollte jedoch seine Entscheidungen unter Berücksichtigung der Angaben in Kapitel 3.10 *„Verkauf in der Praxis"* treffen.

3.8 Behandler und Apotheken

Die Abgabe von Arzneimitteln ist in der Bundesrepublik Deutschland im öffentlichen Interesse und wegen der gebotenen Sicherstellung einer ordnungsgemäßen Arzneimittelversorgung der Bevölkerung den Apotheken übertragen worden.
Der Betrieb einer Apotheke ist nach der Apothekenbetriebsordnung vom Apothekenleiter persönlich zu leiten. Dieser bedarf einer staatlichen Erlaubnis, deren Grundlage ein abgeschlossenes Studium der Pharmazie bildet. Dadurch soll eine Reihe von Sicherheitskriterien erfüllt werden, die im Zusammenhang mit der Abgabe von Arzneimitteln stehen. So ist der Apotheker keineswegs ein Verkäufer oder Überreicher von Arzneimitteln. Die Abgabe von Arzneimitteln in der Apotheke muss nach der Apotheken-Betriebsordnung mit sachkundiger Information und Beratung einhergehen, soweit dies aus Gründen der Arzneimittelsicherheit erforderlich ist.
Für die *unerlaubte Abgabe*, z.B. von verschreibungspflichtigen Arzneimitteln, ist vorwiegend der **Apotheker** verantwortlich.
Für den Behandler ist es wichtig, darauf zu achten, dass die Patienten **nicht an eine bestimmte Apotheke verwiesen** werden dürfen.
Die Patienten suchen sich meist allein den Weg in eine der nahe liegenden Apotheken. Diese stellen sich selbstverständlich mit ihrem vorrätigen Sortiment auf die in ihrer Nähe praktizierenden Behandler ein. Bei naturheilkundlichen Arzneimitteln kann dies von großem Vorteil sein, weil die Patienten ohne Wartezeiten das verordnete Mittel sofort erhalten. Besonders bei Tinkturen, Extrakten, aber auch bei Teeverordnungen ist es wichtig, dass die vorrätig gehaltenen Arzneimittel öfter verordnet werden, damit ein zügiger Abverkauf gewährleistet ist. Ein Apotheker bestellt verständlicherweise ungern 100 ml Tinktur als kleinste für ihn erhältliche Menge, um davon 5 ml zu verkaufen und den Rest nach einer längeren Lagerzeit entsorgen zu müssen.
Der Verordner hat es somit in der Hand, dass sich der Apotheker auf ihn „einstellt".
Die gute Zusammenarbeit zwischen Behandler und Apotheker ist somit für alle Beteiligten von Vorteil und sollte zum Nutzen der Patienten erfolgen. Hierzu gehören keinesfalls Absprachen über Vergütungen für Verordnungen oder eine Vorteilnahme auf Grund der rezeptierten Arzneimittel. Dies gilt nicht nur als unseriös, sondern ist auch verboten!

3.9 Behandler und Reformhäuser

Die Reformhäuser sind *traditionelle Verbündete der naturheilkundlichen Behandler*, wenn es um die Gesundheit der Bevölkerung geht. Entstanden aus der Reformbewegung, bieten sie Waren an, die der Gesundheit der Menschen dienen sollen.

Neben Nahrungsmitteln und Diätartikeln gehören freiverkäufliche Arzneimittel, z.B. Pflanzen und Pflanzenteile, auch Mischungen und Fertigarzneien, Destillate und Frischpflanzensäfte dazu. Aber auch Heilerde, Bademoore, Zubereitungen zur Herstellung von Bädern, natürliche und künstliche Heilwässer und deren Salze sowie Tabletten und Pastillen werden angeboten. Verständlicherweise gehören heute auch viele Artikel zum Sortiment eines Reformhauses, deren gesundheitlicher Wert in Frage gestellt werden darf, die aber die Einnahmen und damit die Rentabilität erhöhen.
Im Allgemeinen werden die Kunden der Reformhäuser auf Wunsch auch **sachkundig beraten**.
In diese Beratungen fließen bisweilen nicht nur Empfehlungen für die angebotenen Artikel, sondern auch für **Behandler** bei einer Erkrankung ein.

Der Tipp: Der gute Ruf eines Behandlers und eine bekannte seriöse Arbeit können im Reformhaus, Naturkostladen oder der Apotheke den Weg eines Patienten in die Praxis ebnen.

Der monatlich erscheinende **„Reformhaus Kurier“** wird *kostenlos* an die Kunden verteilt und befasst sich mit gesunder Ernährung und gesundheitlichen Fragen.

3.9.1 Behandler und Naturkostläden

Vor rund dreißig Jahren begann eine Eröffnungswelle für Naturkostläden. Sie hatten zunächst meist sehr ausdruckvolle Namen, wie „Mutter Erde“, „Gesunde Kost“, „Naturkost“ oder „Haus der Natur“ und waren mit einer schlichten Einrichtung ausgestattet. Die besondere „Atmosphäre“ sollte einen bewussten Gegensatz zu den Lebensmittel-Supermärkten bilden. Und auch die Reformhäuser hatten sich in den Augen der Naturkostladen-Besitzer sowohl von der Einrichtung als auch vom Warenangebot viel zu weit von der „natürlichen Linie“ entfernt.
Oberste Priorität der Naturkostläden war es, möglichst naturbelassene oder nur unumgänglich vorbehandelte Produkte anzubieten. Sie schränkten ihr Angebot somit bewusst auf wenige Artikel ein und kamen damit einem geänderten Gesundheits- und Ernährungsbewusstsein vieler Menschen entgegen.

Jahrzehntelang hatten vor allem Heilpraktiker ihre Patienten zu gesundheitsbewusster Ernährung angehalten. Durch die Medien verstärkt, entwickelte sich daraus eine regelrechte Bewegung für gesunde Ernährung durch naturbelassene Lebensmittel, die breitere Bevölkerungsschichten erfasste.
Die Naturkostläden waren somit natürliche Verbündete der Heilpraktiker für eine **gesunde** und **bewusstere Ernährung**.
So war es auch selbstverständlich, dass Patienten auf die Naturkostläden hingewiesen wurden und diese für natürliche Heilweisen eintraten.
Dies ist immer noch der Fall, wobei die Einrichtung der heutigen Naturkostläden meist nicht mehr die frühere Schlichtheit besitzt, das Angebot wesentlich umfangreicher geworden und der Idealismus vermehrt dem Kommerz weichen muss.
Da die Produktherkunft und -auswahl entscheidend für das Angebot der Naturkostläden ist, bedarf es eines kompetenten „Einkäufers“, der sich gut informiert hat. Das Vertrauen der Kunden eines Naturkostladens gilt als wichtigstes „Kapital“, das nur durch hochwertige Produkte erworben werden kann.

3.9.2 Grüne Liste

Seit vielen Jahren wird vom Diätverband-Bundesverband der Hersteller von Lebensmitteln für besondere Ernährungszwecke e.V. die **Grüne Liste** herausgegeben. Sie ist über den
ECV – Editio Cantor Verlag GmbH, Postfach 12 55 in 88322 Aulendorf/Württ., Tel. 0 75 25 - 9 40-0, Fax: 0 75 25 - 9 40 18 0 zu beziehen.

Der Inhalt umfasst:
- diätetische Lebensmittel für eine besondere Ernährung und eine kontrollierte Nahrungsaufnahme in der Ernährung und in der Ernährungstherapie,
- Empfehlungen der Ernährungskommission der Deutschen Gesellschaft für Kinderheilkunde zur Einführung von Beikost in der Ernährung des Säuglings,
- Empfehlungen für die Zubereitung und Verwendung von Säuglings-Flaschennahrungen,
- ein Firmenverzeichnis mit den Herstellern der Produkte,
- das alphabetische Produktverzeichnis,
- ein Verzeichnis nach Zusammensetzung der Produkte,
- Norm- und Richtwerte,

- Umrechnungsformeln,
- das Gütezeichen (RAL) Diätverpflegung.

Im umfangreichsten Teil des Produktverzeichnisses nach 23 Indikations- und Verwendungsgebieten können die Produktempfehlungen von Stoffwechselstörungen über Diabetes, Niereninsuffizenz bis hin zu Sport- und Seniorenkost nachgeschlagen werden.

3.10 Verkauf in der Praxis

Vermehrt werden die Naturheilpraxen von *Firmen* besucht, die *Nahrungsergänzungsmittel, Gesundheitsartikel* und *Geräte* herstellen oder vertreiben. Nachdem die Produkte als wichtige Bereicherung für die Gesundheit der Patienten vorgestellt wurden, möchte man den Behandler dafür gewinnen, diese zu verkaufen oder ihren Verkauf zu vermitteln.

Der Tipp: Als Praxisinhaber sollte man sehr genau überlegen, **ob der gute Ruf als Behandler durch den Verkauf von bestimmten Produkten gefördert wird**.

Seine Aufgabe ist doch zweifellos die Feststellung und Behandlung von Erkrankungen, verbunden mit allen dafür notwendigen Maßnahmen. Hierzu gehört es auch, zu beraten und Empfehlungen, z.B. für eine gesunde Lebensführung oder eine vollwertige Ernährung, zu geben. Dies sollte allein sachbezogen und individuell erfolgen, was durch einen Verkauf bestimmter Produkte gegen eine Vergütung nicht unbedingt gefördert wird.
Niemals sollte eine *Provision* die **Entscheidung** für eine bestimmte **Maßnahme** oder ein **spezielles Produkt** bestimmen.

Ein im Sinne des Patienten tätiger Behandler sollte deshalb **keine Einnahmen aus einer Verkaufs- oder Vermittlertätigkeit** anstreben, auch wenn diese sich als sehr lukrativ darstellt.

Zu den so genannten „Nahrungsergänzungsmitteln" muss darauf hingewiesen werden, dass es diesen Begriff **rechtlich** in der Bundesrepublik Deutschland überhaupt **nicht gibt**.
Sie werden zwischen den Lebensmitteln und den Arzneimitteln angesiedelt, obwohl sie eindeutig zu den Lebensmitteln zählen, da ihnen eine Zulassung als Arzneimittel fehlt. Für Lebensmittel darf aber keine Werbung gemacht werden, die in Richtung Heilen oder Lindern von Krankheiten zielt. Dies wird leider immer wieder versucht, und auch die Aufmachung entspricht oft der von Arzneimitteln. Bereits durch eine mögliche Täuschung der Patienten könnte ein Behandler leicht seine Reputation aufs Spiel setzen.
Selbstverständlich unterliegen alle Umsätze, die durch einen Verkauf von Waren getätigt werden, der **Umsatzsteuerpflicht**.
Hinzu kommen kann evtl. die Pflicht, **Gewerbesteuer** zu zahlen.

Bei den steuerlichen Aspekten muss auch bedacht werden, dass durch einen **Verkauf von Produkten die Gesamteinnahmen der Praxis umsatz- und gewerbesteuerpflichtig werden**. Für alle Honorareinnahmen müsste dann Umsatzsteuer (MWSt.) abgeführt werden, wodurch diese automatisch um den entsprechenden Prozentsatz vermindert würden.

Wenn Verkäufe in einer größeren Zahl von Praxen erfolgen würden, könnte leicht auch das Privileg eines „freien Berufs" für den Heilpraktiker entfallen, mit allen Konsequenzen. Dies kann nicht im Sinne des Berufsstands und des einzelnen Praxisinhabers sein.
Den Praxisinhabern wird oftmals auch nahegelegt, den *Verkauf* oder die Vermittlung *formal* oder *real* auf den **Ehepartner** zu übertragen.
Es sollte dann auf eine klare **Trennung** zwischen der **Praxistätigkeit** und dem **Verkauf** geachtet werden. Bleiben können dann immer noch die Bedenken um eine unabhängige Beratung ohne monetäre Beeinflussung.
Gute Produkte können von einem Behandler umso leichter empfohlen werden, je *weniger finanzielle Vorteile* er davon hat.

3.11 Heilpraktiker und Arzt

Das Verhältnis zwischen Ärzten und nichtärztlichen Behandlern war stets ein ambivalentes.
Seitdem Heilpraktiker praktizieren, gab es ärztliche Bestrebungen, diesen Berufsstand abzuschaffen. Die Ablehnung durch ärztliche Organisationen und deren Vertreter ist fast durchgängig.
Gleichzeitig konnte stets auch eine gute partielle Zusammenarbeit registriert werden. Erfahrungsaustausch wurde vor allem zwischen Heilpraktikern

und Ärzten für Naturheilkunde gepflegt, solange es nur wenige Ärzte gab, die sich mit Naturheilkunde befassten.

Dies hat sich mit der schnell wachsenden Zahl naturheilkundlicher ärztlicher Behandler inzwischen erheblich gewandelt. Die Ärzte für Naturheilverfahren fühlen sich heute stark genug, sowohl ihre Interessen als auch die naturheilkundlichen Methoden zu vertreten. Bisweilen wird die tiefe Kluft zwischen den „Schulmedizinern", z.B. zwischen Internisten und Ärzten für Naturheilverfahren, deutlich sichtbar.

Der Methodenstreit wird dabei vorwiegend durch einen finanziellen Verteilungskampf um die *begrenzten Ressourcen* der *gesetzlichen Krankenkassen* geschürt.

Wenn es um den Sinn und Nutzen der naturheilkundlichen Methoden geht, haben die Ärzte für Naturheilverfahren die Heilpraktiker gerne an ihrer Seite, während sie sich ihnen gegenüber ansonsten eher distanziert verhalten.

Nach der offiziellen ärztlichen Standespolitik dürfen **Ärzte nicht mit Heilpraktikern zusammenarbeiten**.

Die Zusammenarbeit zwischen den einzelnen Behandlern hängt dagegen vorwiegend von persönlichen Erfahrungen und Kontakten ab (siehe auch Kap. 7.3).

4. Organisation, EDV

Eine **klassische Naturheilpraxis** kann selbstverständlich immer noch **ohne Computer** und erst recht **ohne Diagnose- und Therapieprogramme** auskommen.
Viele hervorragende Kolleginnen und Kollegen, oft mit jahrzehntelanger Erfahrung, würden nicht einmal im Traum daran denken, sich einen Computer anzuschaffen. Dabei *verzichten* sie freiwillig *auf Vorteile und Zeitersparnisse*, die letztendlich ihren Patienten zugute kommen oder ihre eigene, meist knapp bemessene, Freizeit vergrößern könnten.
So werden von ihnen, vom Ehepartner oder einer Hilfskraft die Notizen, die Briefe, Vorträge und Rechnungen oft mühsam auf der bejahrten Schreibmaschine getippt. Ein unsauberes Schriftbild, von Hand korrigierte Fehler oder auch von Hand geschriebene Briefe gehören zum *„Markenzeichen"* dieser Kollegen. Es scheint ihnen völlig entgangen zu sein, wie leicht eine geordnetes Schreiben mit einem Textprogramm aufgesetzt werden kann, wie einfach die *Fehlerkorrektur* ist, und wie viel Zeit allein durch das mehrmalige Verwenden von Vorgaben erspart werden kann. Dies gilt erst recht für Rechnungen, deren Akzeptanz bei Kostenträgern auch von ihrer Übersichtlichkeit abhängt.
Einen Computer bedienen kann heute jedes Kind. Die Technik ist inzwischen so perfekt, dass kaum noch Probleme beim täglichen Umgang mit ihr auftauchen. Die Zeiten in denen der Computer des Öfteren *„abstürzte"* und nur mühsam oder gar mit Hilfe eines Fachmanns wieder hochgefahren werden konnte, sind längst vorbei.
Das Gerät wird eingeschaltet, das Programm durch einfaches Anklicken ausgewählt, und schon kann mit der Arbeit begonnen werden. Die einfachen Funktionen von **Textprogrammen** werden in wenigen Minuten verstanden.
Mit komplizierteren Vorgängen muss man sich etwas länger beschäftigen, sie dienen aber stets der *Arbeitserleichterung und Zeitersparnis.* Die „investierte Zeit" amortisiert sich meist sehr schnell. Dies gilt für Text- und Rechenprogramme, und unter diesem Aspekt müssen auch alle anderen Programme gesehen werden.
Informationsprogramme lohnen sich nur, wenn die Informationen schneller zur Verfügung stehen und evtl. besser, aktueller sind als solche, die erst nachgeschlagen werden müssen.
Ebenso sind **Hilfsprogramme** zu sehen, wie z.B. Postleitzahlen-, Städte- und Hotelverzeichnisse.
Abrechnungs- und Buchhaltungsprogramme können eine erhebliche Zeitersparnis mit sich bringen, einzelne Positionen werden schon durch ein kurzes Anklicken übernommen, und Routinearbeiten müssen gar nicht erst geleistet werden, weil sie bereits fertig zur Verfügung stehen. Zeitersparnis bei Routinearbeiten steht auch im Vordergrund bei der Installation von **Diagnose- und Therapieprogrammen** in der Praxis des erfahrenen Heilpraktikers. Hinzu kommt ein oft beachtlicher *Informationsinhalt und Wissensumfang*, der vor allem dem Praxisneuling in vielen Lagen weiterhilft. Je praxisorientierter ein Programm ist, desto mehr Nutzen wird vom Therapeuten daraus gezogen. Die Vorgaben bestehen stets aus Informationen, Wissen, bisweilen auch Erfahrungen von Praktikern und den Verknüpfungen daraus. Dabei gilt, wie immer im Leben, dass die aus Vorgaben, sprich Prämissen, gezogenen Schlüsse nur richtig sein können, wenn auch die Prämissen stimmen.

Der Tipp: Der Wert eines Diagnose- oder Therapieprogramms und dessen verwertbarem Inhalts hängt von der Sorgfältigkeit derer ab, die es erarbeitet haben. Denken, auch Mitdenken, kann bei keiner Diagnosefindung oder Therapieleistung ersetzt werden, es sei denn durch das Vordenken eines Programmerstellers für bestimmte standardisierbare und reproduzierbare Vorgänge.

Die **angeführten Computerprogramme** dienen als Beispiele für das Angebot, die Kosten und die wesentlichen Inhalte von Programmen. Der *Markt* von Computerprogrammen hat sich in den letzten Jahren *dynamisch entwickelt* und innerhalb kurzer Zeit gewaltig geändert. Die beschriebenen **Programme** sollen **Orientierung bieten** und die bereits bestehenden Möglichkeiten aufzeigen.
Vor dem Kauf von Computerprogrammen sollten Sie sich *gründlich* über deren Inhalt, Anwendungsmöglichkeiten und Preise *informieren.*

Die Fachverbände werden sich zweifellos um einen möglichst aktuellen Stand bemühen, zumindest der Fachverband Deutscher Heilpraktiker e.V. informiert über neuere Entwicklungen.

4.1 Computer mit Zusatzgeräten

Schon für wenige hundert Euro erhält man heute einen leistungsfähigen **Computer**. Umfangreiche Programme sind normalerweise bereits auf dem Gerät installiert. Ein **günstiger** Einstieg ist somit selbst für den „Computerneuling" möglich.
Dies gilt auch für die Zusatzgeräte wie Drucker, Scanner etc., sofern diese nicht bereits als Teil eines Pakets angeboten werden.
Mitgeliefert wird die Software zur entsprechenden Verarbeitung im Computer.

4.2 Patientenverwaltungs- und Abrechnungsprogramme

Inzwischen gibt es eine stattliche Reihe von Firmen, die **leistungsfähige Programme** anbieten. Die nachfolgenden näher beschriebenen Programme dienen als Beispiele, und die aufgeführten Firmen sind nur eine Auswahl aus dem umfangreichen Angebot von Anbietern.
Es sollten **vor** dem **Kauf Informationen** bei den Firmen **eingeholt** werden. Eine gute Gelegenheit zur Information bieten auch die größeren **Kongresse**, bei denen immer einige Anbieter anwesend sind, um ihre Programme vorzustellen.
Zudem sind Adressen von Anbietern im **Internet** präsent, und auch die **Verbände** können bei Fragen sicherlich weiterhelfen.

Die Firma
Novum Software
Inh. Andreas Habedank
Brückenweg 14
27607 Langen

Tel.: 0 47 43 / 91 11 55
Fax: 0 47 43 / 91 11 56
E-Mail: info@novumsoftware.de
Internet: www.novumsoftware.de
bietet das nachstehende Programm an:

MEDIS 2007

Professionelle Patientenverwaltung und -abrechnung für Naturheilpraxen mit einem Höchstmaß an Leistung, Komfort, Flexibilität und Individualität

Stammdatenverwaltung

- umfangreiche Praxiseinstellungen und Vorgaben für die PAD-Schnittstelle
- Karteikarte (Patientenstamm mit übersichtlichen Registerkarten
- Bilddatenbank mit Integration eigener Bildbearbeitungsfunktionen
- Vertragsarten (Vielzahl von Honorargruppen und privaten Krankenversicherungen)
- Leistungsstamm mit dem vollständigen GebüH, mit den Honorarsätzen sowie den Beihilfe- und Versicherungstarifen
- vollständige Gebührenordnung für Ärzte (GOÄ)
- Bündelung von Einzelleistungen (Leistungsketten für viele Diagnosen im Leistungsumfang enthalten)
- frei definierbare Begründungstexte für Leistungen (umfangreiche Sammlung von Begründungen aus dem privatärztlichen Bereich)
- Arzneien (umfassendes Arzneimittelinformationssystem)
- Übernahme der im ifap praxisCENTER markierten Präparate als Arzneimittel-Stammdaten zum Aufbau einer Hausliste
- Arzneiketten (Bündelung von Arzneimitteln)
- Diagnosen (Datenbank mit Diagnosen nach ICD-10)
- umfangreiches Verzeichnis mit rund 16.400 Postleitzahlen
- Textbausteine und Rezeptbausteine
- Stammdatenbereich für Bildkategorien

Leistungserfassung und -abrechnung

- Behandlung mit besonders komfortabler Erfassung von Leistungen des GebüH bzw. der GOÄ, von Bündelungen oder von Medikamenten bzw. Ampullen
- intelligente Funktion zur äußerst schnellen und komfortablen Erfassung von Leistungsziffern
- Kopierfunktion (bereits eingetragene Leistungen kopieren)
- Berücksichtigung von Erläuterungen bzw. Begründungen zu jeder einzelnen Leistung in der Rechnung
- Erfassung der Leistungen mit Steigerungssatz (Faktor)
- Privatabrechnung (Einzel- und/oder Sammelabrechnung), d. h. Erstellung von Vorschlägen und Liquidationen für einzelne oder alle Privatpatienten
- wahlweise Standardrechnung, Rechnung in

Tabellenform (mit Anlage zur Rechnung), neutrale Rechnung (für das Finanzamt) oder Quittung
- bei Barzahlung automatischer Eintrag der Rechnung oder der Quittung im Kassenbuch
- Verwaltung von Rechnungsausgängen und Erstellung der Rechnungsausgangsliste
- Neuerstellung, Stornierung und Löschung einer archivierten Rechnung
- Zusammenfassung bereits abgerechneter Leistungen in einer neutralen Jahresrechnung zur Geltendmachung der Behandlungskosten in der Steuererklärung

Zusätzliche Funktionen im Behandlungsblatt
- direkte Aufnahme eines Patienten und komfortable Erfassung eines Familienmitglieds
- Erfassung von Diagnosen und Dauerdiagnosen (komfortable Auswahl von Diagnosen aus der Diagnosedatenbank ICD-10)
- Speicherung von Befunden für jeden Behandlungstag in einfachster Form
- übersichtliche Erfassung und Dokumentation von Befunden, Notizen, Anamnese, Laborwerten, Risikofaktoren usw.
- Dokument (Brief, Testat usw.) erstellen, mit Auswahl von Textbausteinen
- Kontoauszug für den Patienten erstellen
- mit Microsoft Word verschiedene Dokumente für den Patienten erstellen
- in Microsoft Outlook E-Mails an den Patienten schreiben
- Patientenkontakt im Kontakteordner von Microsoft Outlook eintragen

PAD-Schnittstelle
- Integrierte Schnittstelle zur Übertragung von Patienten- und Abrechnungsdaten an Privat-VerrechnungsStellen (PVS)
- Erstellung von Abrechnungsvorschlägen
- Übertragung der Daten im PAD-Format auf Diskette oder per DFÜ mit Übertragungsprotokoll

Verordnung
- Arzneimittel verordnen
- Medikamente aus dem ifap praxisCENTER übernehmen (Rezeptschnittstelle)
- direkte Übernahme der im ifap praxis-CENTER ausgewählten Präparate in die Arzneimittel-Stammdaten (zum Aufbau einer Hausliste)
- Rezeptbausteine übernehmen (Beispiele: Teerezepte oder eigene Rezepturen)
- Kopierfunktion (bereits verordnete Arzneien kopieren)
- wahlweise Standard- oder Bausteinrezept erstellen
- Druck der Pharmazentralnummer (PZN) in Rezepten

Suchfunktionen

komfortable Voll- und Teiltextsuche
- im Patientenstamm (nach Postleitzahlen, Orten, Telefonvorwahl, Beruf und nach weiteren Kriterien),
- in den Befunden und Notizen (mit individueller Auswahl der zu durchsuchenden Bereiche wie Diagnosen, Anamnese oder beispielsweise Dauermedikation),
- im Bereich der gespeicherten Leistungen der Patienten (auch hier mit individueller Auswahl der zu durchsuchenden Felder) sowie
- nach Indikationen in der Arzneimitteldatenbank.

Listen und Auswertungen
- Ausgabe wahlweise über Bildschirm (Vorschau) oder Drucker
- Praxisstammprotokolle
- Patientenstammlisten, Karteikarten, Etiketten und Geburtstagsauswertungen: Geburtstagsliste (täglich, monatlich), alternativ Geburtstagsschreiben oder Etiketten erstellen
- Liste der Vertragsarten
- Leistungsverzeichnisse des GebüH, der GOÄ und Honorarlisten
- Verzeichnisse der Leistungsketten
- Liste Begründungstexte
- Arzneimittellisten und Liste der Arzneiketten
- Diagnoseverzeichnis (Liste der Diagnosen nach ICD-10)
- Postleitzahlenverzeichnis
- Liste Text- und Rezeptbausteine
- Liste der Bildkategorien
- Behandlungs- und Honorarlisten (verschiedene Auswahlkriterien mit Einzel- und Gesamtumsätzen)
- Verordnungen

Seriendruck
- komfortable Erstellung von Serienbriefen und Rundschreiben (für alle oder ausgewählte Patienten), Auswahl von Textbausteinen, Sortierung nach Postleitzahlen

- Druck von Etiketten in unterschiedlichen Formaten für alle oder ausgewählte Patienten mit Sortierung nach Postleitzahlen
- Serien-E-Mails: E-Mails in Microsoft Outlook an alle oder ausgewählte Patienten schreiben und versenden bzw. als Entwürfe speichern
- Auswahl von Textbausteinen
- Selektion der Patienten: nach Patientenstammdaten (Postleitzahl, Ort usw.), nach Suchbegriffen in den Befunden und Notizen oder in den Leistungen bzw. Behandlungen
- Listen der für Seriendruck gewählten Patienten
- Speicherung der Serienbriefe und Serien-E-Mails bei den betroffenen Patienten (auf Wunsch)

Statistik
- Umsatzstatistik in grafischer Darstellung oder als Auflistung der Honorarumsätze je Behandlungstag
- Jahresumsatzstatistik mit grafischer Darstellung der Monatsumsätze und Auflistung der exakten Umsatzbeträge je Monat, Quartal und Jahr
- grafische Umsatzstatistik im Jahresvergleich
- Leistungsstatistik (grafische Darstellung der Häufigkeit der erbrachten Leistungen)
- Auswahl nach verschiedenen Kriterien, u.a. nach Zeitraum

Kassenbuch
- bis zu 999 Kassen
- Bargeldbewegungen (Einnahmen und Ausgaben) erfassen, Einträge in der Kasse mit Buchungskonten, Kostenstellen und -trägern
- Quittung erstellen
- automatische Übernahme von bar bezahlten Rechnungen aus der Abrechnung
- nachträgliche Erfassung oder Änderung von Bareinnahmen oder -ausgaben
- Saldenkontrolle
- Bestandsprüfung der Kasse mit Eingabe der Anzahl Münzen und Scheine
- Druck des Kassenbuchs (auch grafische Darstellung)
- automatische Übernahme der Kassenbewegungen in die Finanzbuchhaltung

Offene Posten / Zahlungseingang
- automatische Übernahme der Rechnungen in die Offene-Posten-Verwaltung
- Erfassung von Zahlungseingängen bzw. Teil- oder Vorauszahlungen der Patienten als offene Posten sowie komfortable Zuordnung zu offenen Rechnungen
- Offene-Posten-Listen, Zahlungseingangs- und Rechnungsausgangslisten
- Erstellung von Kontoauszügen für einzelne oder alle Patienten
- automatische Übernahme von Zahlungseingängen in die Finanzbuchhaltung

Datenträgeraustausch
- Clearing-Verfahren mit der Hausbank (für den Einzug von Zahlungen per Lastschrift)
- Vorschläge für offene Patientenrechnungen
- Zahlungsaustauschsätze für Lastschriften erzeugen
- Fehlerprotokoll und Protokoll Datenträgeraustausch

Mahnwesen
- automatisches Mahnwesen mit vier Mahnstufen
- individuelle Gestaltung der Mahnfristen und -texte sowie der Mahngebühren und Verzugszinsen
- Mahnvorschlagsliste und Mahnprotokoll
- Druck der Mahnungen für einzelne und / oder alle Patienten, als Zahlungserinnerung oder Kontoauszug
- individuelle Patienteneinstufung (z.B. Mahnsperre)

Schnittstelle Labordatenträger (LDT)
integrierte Schnittstelle zur Übernahme bzw. zum Einlesen von Befund-/Laborberichten

Homöopathie
- Schnittstelle zu VarioPrax
- Übernahme der Repertorisationen mit Archivierung der Symptome und der Auswertung
- Aufruf archivierter Repertorisationen und Rückübertragung der Daten zur weiteren Bearbeitung

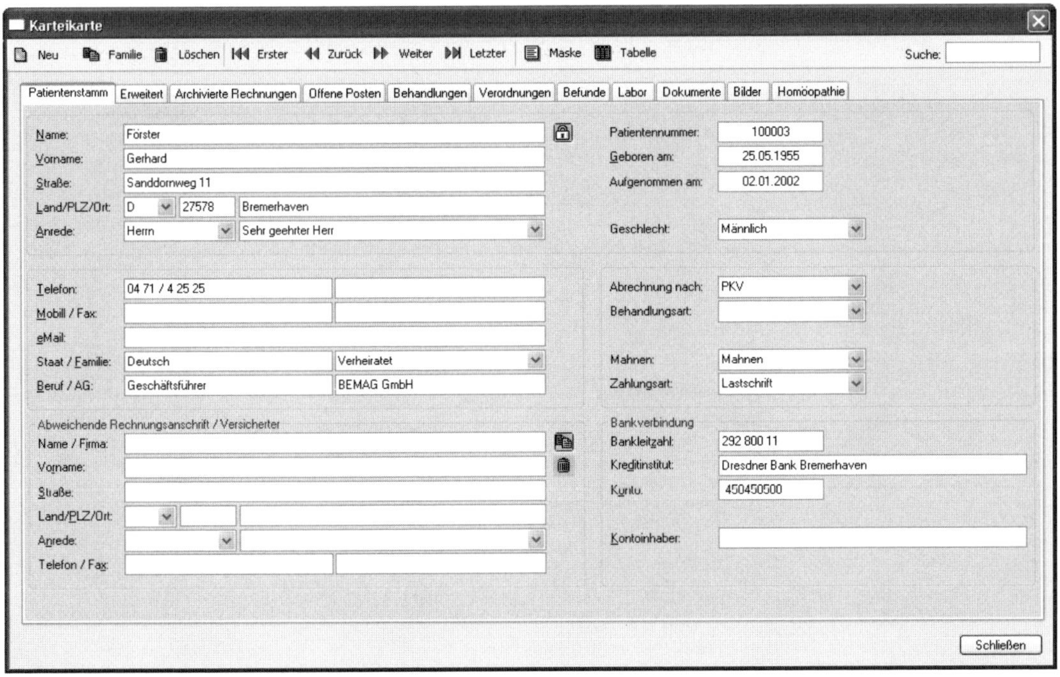

MEDIS 2007 – Karteikarte

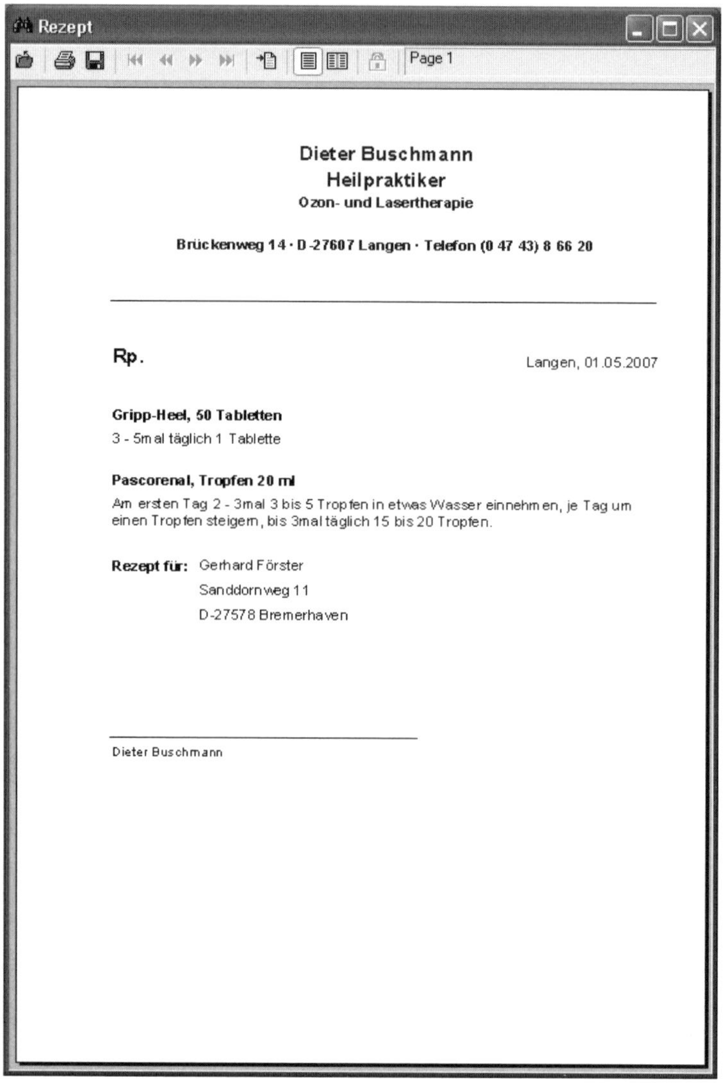

Dieter Buschmann
Heilpraktiker
Ozon- und Lasertherapie

Brückenweg 14 · D-27607 Langen · Telefon (0 47 43) 8 66 20

Rp.

Langen, 01.05.2007

Gripp-Heel, 50 Tabletten
3 - 5mal täglich 1 Tablette

Pascorenal, Tropfen 20 ml
Am ersten Tag 2 - 3mal 3 bis 5 Tropfen in etwas Wasser einnehmen, je Tag um einen Tropfen steigern, bis 3mal täglich 15 bis 20 Tropfen.

Rezept für: Gerhard Förster
Sanddornweg 11
D-27578 Bremerhaven

Dieter Buschmann

MEDIS 2007 – Rezept

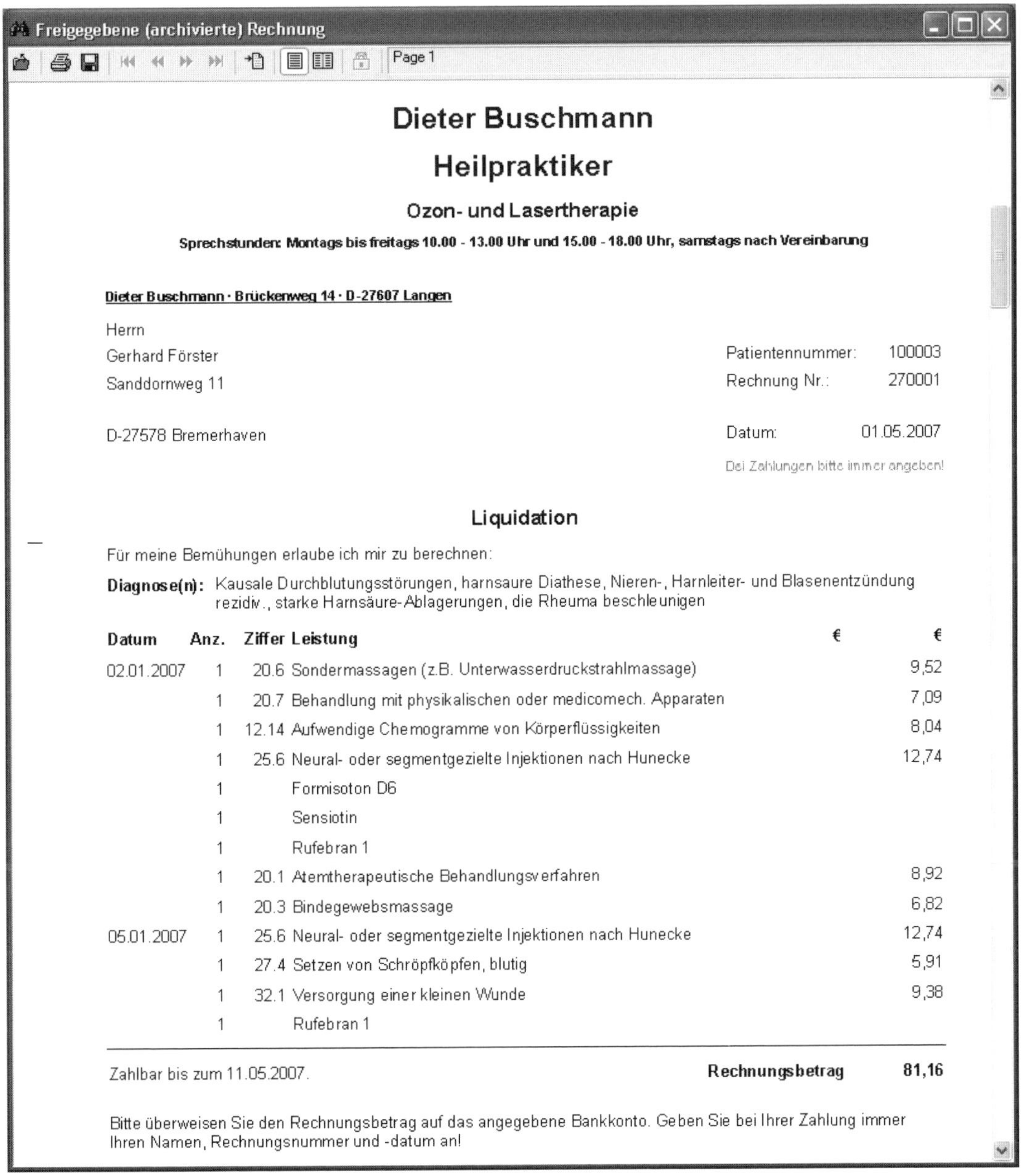

Dieter Buschmann

Heilpraktiker

Ozon- und Lasertherapie

Sprechstunden: Montags bis freitags 10.00 - 13.00 Uhr und 15.00 - 18.00 Uhr, samstags nach Vereinbarung

Dieter Buschmann · Brückenweg 14 · D-27607 Langen

Herrn
Gerhard Förster
Sanddornweg 11

D-27578 Bremerhaven

Patientennummer: 100003
Rechnung Nr.: 270001

Datum: 01.05.2007

Bei Zahlungen bitte immer angeben!

Liquidation

Für meine Bemühungen erlaube ich mir zu berechnen:

Diagnose(n): Kausale Durchblutungsstörungen, harnsaure Diathese, Nieren-, Harnleiter- und Blasenentzündung rezidiv., starke Harnsäure-Ablagerungen, die Rheuma beschleunigen

Datum	Anz.	Ziffer	Leistung	€	€
02.01.2007	1	20.6	Sondermassagen (z.B. Unterwasserdruckstrahlmassage)		9,52
	1	20.7	Behandlung mit physikalischen oder medicomech. Apparaten		7,09
	1	12.14	Aufwendige Chemogramme von Körperflüssigkeiten		8,04
	1	25.6	Neural- oder segmentgezielte Injektionen nach Hunecke		12,74
	1		Formisoton D6		
	1		Sensiotin		
	1		Rufebran 1		
	1	20.1	Atemtherapeutische Behandlungsverfahren		8,92
	1	20.3	Bindegewebsmassage		6,82
05.01.2007	1	25.6	Neural- oder segmentgezielte Injektionen nach Hunecke		12,74
	1	27.4	Setzen von Schröpfköpfen, blutig		5,91
	1	32.1	Versorgung einer kleinen Wunde		9,38
	1		Rufebran 1		

Zahlbar bis zum 11.05.2007. **Rechnungsbetrag 81,16**

Bitte überweisen Sie den Rechnungsbetrag auf das angegebene Bankkonto. Geben Sie bei Ihrer Zahlung immer Ihren Namen, Rechnungsnummer und -datum an!

MEDIS 2007 – Rechnung

Krankenversichertenkarte (KVK)
deutliche Erleichterung der Neuaufnahme von Patienten und von Familienmitgliedern sowie der Suche eines Patienten durch Einlesen der Krankenversichertenkarte

Löschfunktionen
Behandlungen, archivierte Rechnungen, Verordnungen, Befunde, Anforderungs-Idents, Dokumente, Bildverknüpfungen, offene Posten oder Repertorisationen aller Patienten auf einfache Art und Weise löschen

Datensicherung und Datenschutz
- Datensicherung auf beliebig wählbaren Laufwerken bzw. in frei wählbaren Ordnern
- Datensicherung komprimiert auf Diskette (Option)
- individuelle Steuerung der Zugriffsberechtigung
- Export und Import von MEDIS-Daten
- Übernahme von Daten aus anderen Praxisver waltungssystemen

Hilfefunktionen
HTML-Hilfesystem (Hilfethemen)

Designer (Listengenerator)
für die individuelle Gestaltung und Änderung von Formularen, Auswertungen sowie Listen mit Daten, Text, Grafik und Bildern (Option)

Systemanforderungen
80486er 50 MHz PC oder höher.
VGA-Grafikkarte und -Monitor,
Bildschirmauflösung mind. 1.024 x 768 Pixel,
CD-ROM-Laufwerk, Maus oder ein anderes Zeigegerät.
Windows 98 / ME, Windows NT 4.0, Windows 2000 oder XP.
Arbeitsspeicher: 16 MB RAM für Windows 98 / ME oder Windows NT (32 MB RAM oder mehr empfohlen, vor allem für gleichzeitigen Betrieb mehrerer Anwendungen)

Preise
261,00 – 425,00 Euro
Miete pro Monat: 11,90 – 23,20 Euro
Kostenlose Demoversion
Preise (Nutzungsentgelte) einschl. MwSt.

Die Firma
Braatz Informatik
EDV-Beratung Systementwicklung
Durchdeich 84
21037 Hamburg

Tel.: 0 40 / 7 37 17 10 7
Fax: 0 40 / 7 37 17 10 8

bietet mit **Naturpraxis 2** ein vielfältig nutzbares Programm für Heilpraktiker an.
Je nach Ausstattungsvariante kann es schwerpunktmäßig für die Erstellung von Rechnungen sowie als Komplettsystem zur Praxisverwaltung eingesetzt werden.
Naturpraxis 2 ist netzwerk- und mandantenfähig und eignet sich auch für die dezentrale Leistungserfassung an verschiedenen Behandlungsorten einer Praxis.
Es setzt sich im wesentlichen zusammen aus den Komponenten:
- Patientendatenverwaltung
- Rechnungserstellung
- Offene-Posten-Verwaltung
- Statistikfunktionen
- Krankenblatt
- Medikation
- Laborblatt
- Textverarbeitung
- Buchhaltung
- Bildverwaltung

Patientendatenverwaltung:
- Erfassung und Verwaltung von Patientendaten per Chipkarte oder manuell
- Speichern von Dauerdiagnosen
- Unterscheidung von Versichertenstatus Mitglied (M) und Familienangehörigen (F)
- Versichertenstatuswechsel

Rechnungserstellung:
- Hinterlegung von sechs Gebührenordnungen (GebüH unterer Gebührenrahmen, GebüH oberer Gebührenrahmen, PKV unterer Gebührenrahmen, PKV oberer Gebührenrahmen, Post B, Beihilfe)
- Optional können 30 weitere Gebührenordnungen eingerichtet werden.
- Sämtliche Gebührenordnungen sind individuell erweiterbar.
- individuelle Rechnungstexte
- Leistungsketten: frei definierbare Folgen von GebüH-Nummern zur Komprimierung der Leistungserfassung

- Regelprüfungen
- Wegegeld
- Auslagen
- Auslagentabelle, individuell erweiterbar
- verauslagte Medikamente
- Medikamententabelle, individuell erweiterbar
- Übernahme von Dauerdiagnosen
- Diagnosentabelle, individuell erweiterbar
- Rechnungsdruck
- Rechnungsstapeldruck: Ausdruck beliebig vieler Rechnungen in einem Zug

Offene-Posten-Verwaltung:
- Verbuchen von Zahlungseingängen
- dreistufiges Mahnwesen
- frei definierbare Mahntexte
- individuell festlegbare Zahlungsziele
- automatische Erkennung der Mahnungsreife von Rechnungen
- Stapeldruck: Ausdruck beliebig vieler Mahnungen in einem Zug

Statistikfunktionen:
Die Statistikfunktionen dienen in erster Linie der Auflistung und Summierung von Umsätzen. Die Auflistungen können differenziert werden nach
- GebüH-Leistungen
- Auslagen
- bezahlte Rechnungen
- nicht bezahlte Rechnungen

Krankenblatt:
- Erfassung von Behandlungstexten
- Erfassung von Tagesdiagnosen
- automatische Übernahme von Diagnosen in die Rechnung
- historisierte Anzeige von HP-Briefen
- historisierte Anzeige von verordneten Medikamenten

Medikation:
- Zusammenstellung von Medikamenten und Dauermedikamenten
- Erstellung und Ausdruck von Rezepten

Laborblatt:
- Erfassung von Labordaten
- tabellarische Anzeige von Labordaten
- Ausdruck von Labordaten

Textverarbeitung:
- Briefe nach frei definierbaren Formatvorlagen wie z.B. Arbeitsunfähigkeitsbescheinigungen
- Wiedervorlagesystem zur Terminbenachrichtigung
- allgemeine Verwendung

Buchhaltung:
- flexibel gestaltbarer Kontenrahmen für Ein-/Ausgabenkonten ohne Beschränkung der Kontenanzahl
- Sonderkonten für Reise, AfA und Praxiserträge
- automatische Erstellung von Einnahmeüberschuss-Rechnungen

Bildverwaltung:
- Hinterlegung von Bildern zu jedem Patienten mit beliebig langen Kommentaren
- Ansicht, Vorschau und Zoom
- Ausdruck

Technische Voraussetzungen:
Betriebsysteme:
Windows 95 / 98 / NT 4.0 / 2000 / XP

Die **Demoversion** von **Naturpraxis 2** kostet 10,- Euro. Die **Vollversion** in Verbindung **mit einem Software-Wartungsvertrag** (Leistungen: kostenlose Updates auf neue Programmversionen, kostenloser telefonischer Hotlineservice; Monatsbeitrag: 10,- Euro) kostet 209,- Euro.
Naturpraxis 2 – ohne Software-Wartungsvertrag kostet 309,- Euro.
Für **Naturpraxis 2 Light** (max. 75 Patienten, nicht mandantenfähig) in Verbindung mit einem Software-Wartungsvertrag (Leistungen: kostenlose Updates auf neue Programmversionen, kostenloser telefonischer Hotlineservice; Monatsbeitrag 9,- Euro) werden 99,- Euro verlangt.
Naturpraxis 2 Light ohne Software-Wartungsvertrag kostet 159,- Euro.
Ein **Update** von Naturpraxis 2 Light auf die Vollversion kostet 179,- Euro.
Dazu gibt es ein **Handbuch** für 25,- Euro.
Zusätzlich dazu werden jeweils die Mehrwertsteuer und Versandkosten berechnet. Die Preise wurden erfragt bei der Niederschrift dieses Buchs.

Die Firma
SoliPrax eK
Inh: Hans-Joachim Engels
Sudetenstr. 62-64
50354 Hürth

Tel.: 0 22 33 / 79 26 00
Fax: 0 22 33 / 79 24 94

bietet ein **kostenloses Abrechnungsprogramm** an. Das praxistaugliche Abrechnungssystem inklusive vollständiger GebüH ist **sponsorfinanziert**, wodurch es auch Informationen von pharmazeutischen Unternehmen enthält.
Das **Abrechnungsprogramm umfasst** unter anderem:

- das vollständige GebüH.
- fünf voreingestellte Abrechnungsarten.

Es verspricht:

- eine unkomplizierte Bedienung auch für Computerneulinge.
- umfangreiche Hilfe und Videokurs zur Programmbedienung.
- bereits vorgegebene Standardformulierungen.
- über 32.000 Diagnosen gemäß ICD-10-Schlüssel.

Es erfasst eigene Diagnosetexte, Leistungen, Begründungen usw.. Es ist optional erweiterbar um Zusatzfunktionen und hat eine Schnittstelle zur Abrechnungsstelle.

Die Firma
Novum Software
Inh. Andreas Habedank
Brückenweg 14
27607 Langen

Tel.: 0 47 43 / 91 11 55
Fax: 0 47 43 / 91 11 56
E-Mail: info@novumsoftware.de
Internet: www.novumsoftware.de

bietet auch ein **Buchhaltungsprogramm** an, das hiermit beispielhaft in Umfang, Inhalt und Preisgestaltung vorgestellt wird:

MEDIS 2007 buchhaltung

Leistungsfähige Einnahme-Überschussrechnung zur Erfassung der laufenden Einnahmen und Ausgaben der Praxis (Gewinnermittlung nach § 4 Abs. 3 EStG für Freiberufler, die nicht buchführungspflichtig sind).

Stammdatenverwaltung

- Praxiseinstellungen
- Kontenstamm mit übersichtlichen Registerkarten (Geliefert wird ein umfangreicher, frei gestaltbarer Kontenplan in Anlehnung an den DATEV-Kontenrahmen für Arztpraxen.)
- Gruppentexte für Posten der 4/3-Rechnung (individuelle Gestaltung der Gewinnermittlung)
- frei definierbare Kostenstellen und -träger
- Buchungstexte (Standardtexte im Leistungsumfang enthalten)
- Dauerbuchungen (wiederkehrende Buchungen), auch als Buchungsschablonen einsetzbar
- Umsatzsteuer-Stammdaten (USt-Schlüssel)

Buchen

- komfortables Buchen im Dialog mit Saldenauskunft
- intelligente Storno- und Kopierfunktionen
- Stapel-/Dauerbuchungen (wiederkehrende Buchungen mit komfortablen Selektionsmöglichkeiten)
- automatische Verbuchung der vorkontierten Bankbewegungen
- Schablonen für sicheres Buchen
- Buchungserfassung mit Kostenstelle und/oder Kostenträger (falls gewünscht)
- Buchungsjournale mit Abstimmsummen

Kassenbuch

- bis zu 999 Kassen
- Bargeldbewegungen (Einnahmen und Ausgaben) erfassen, Einträge in der Kasse mit Buchungskonten, Kostenstellen und -trägern
- Quittung erstellen
- automatische Übernahme von bar bezahlten Rechnungen aus der Abrechnung
- nachträgliche Erfassung oder Änderung von Bareinnahmen oder -ausgaben
- Saldenkontrolle
- Bestandsprüfung der Kasse mit Eingabe der Anzahl Münzen und Scheine
- Druck des Kassenbuchs (auch grafische Darstellung)
- automatische Übernahme der Kassenbewegungen in die Finanzbuchhaltung

Import von Bankauszügen

- Einlesen der Kontoauszüge aus der Banking-Software im Format MT940 (Standardformat)

- automatische Vorkontierung der Bankbewegungen in eindeutigen Fällen (Zahlungseingänge) oder durch Abgleich von Dauerbuchungen
- Bankauszüge und Liste Kontobewegungen

Umsatzsteuer
Zusammenstellung Umsatzsteuer und Erstellung der Voranmeldung (UStVA)

Listen und Auswertungen
- Ausgabe wahlweise über Bildschirm (Vorschau) oder Drucker
- Kontenplan, Kontenstammverzeichnis, Saldenliste, Summen- und Saldenliste, Jahresvergleich (Auswahl nach verschiedenen Kriterien)
- Konten (Kontoblätter)
- Verzeichnis Gruppentexte
- Kostenstellen- und Kostenträger-Plan
- Textschlüsselverzeichnis (Buchungstexte)
- Liste Dauerbuchungen
- Tabelle Umsatzsteuerschlüssel
- betriebswirtschaftliche/grafische Auswertungen (BWA)

Kosten- und Leistungsrechnung
Vielfältige Auswertungen und Buchungsnachweise
- Kostenarten-, Kostenstellen- und Kostenträgerauswertungen
- Jahresvergleich
- Soll-Ist-Vergleich (Vergleich mit Planzahlen)

Gewinnermittlung
- Ausgabe wahlweise über Bildschirm (Vorschau) oder Drucker
- Deckblatt, Gewinnermittlung in Kontoform oder nach Posten (in verdichteter Form auch mit Prozentwerten), Kontennachweise zur Gewinnermittlung, Abschluss- und Prüfungsvermerk

Abschluss
- Perioden- und Jahresabschluss
- automatischer Druck der für den Abschluss erforderlichen Auswertungen

Geprüfte DATEV-Schnittstelle
- Export der Kontenbeschriftungen und Buchungen (mit Umwandlung in die Buchungslogik der DATEV)
- Erstellung der Primanota

Datensicherung und Datenschutz
- Datensicherung auf beliebig wählbaren Laufwerken bzw. in frei wählbaren Ordnern
- Datensicherung komprimiert auf Diskette (Option)
- Individuelle Steuerung der Zugriffsberechtigung
- Export und Import von Buchhaltungsdaten

Hilfefunktionen
HTML-Hilfesystem (Hilfethemen)

Designer (Listengenerator)
für die individuelle Gestaltung und Änderung von Formularen, Auswertungen sowie Listen mit Daten, Text, Grafik und Bildern (Option)

Systemanforderungen
80486er 50 MHz PC oder höher.
VGA-Grafikkarte und -Monitor,
Bildschirmauflösung mind. 1.024 x 768 Pixel,
CD-ROM-Laufwerk, Maus oder ein anderes Zeigegerät.
Windows 98 / ME, Windows NT 4.0, Windows 2000 oder XP.
Arbeitsspeicher: 16 MB RAM für Windows 98 / ME oder Windows NT (32 MB RAM oder mehr empfohlen, vor allem für gleichzeitigen Betrieb mehrerer Anwendungen).

Preise
145,00 Euro (51,00 Euro Aufpreis im Paket mit der Patientenverwaltung MEDIS 2007)
Miete pro Monat: 11,90 Euro (5,80 Euro Aufpreis im Paket mit der Patientenverwaltung MEDIS 2007) kostenlose Demoversion
Preise (Nutzungsentgelte) einschl. MwSt.

Die **beschriebenen Programme** sind lediglich **beispielhaft** erwähnt, darüber hinaus gibt es Produkte zahlreiche Anbieter. **Um** Ihnen die **Suche zu erleichtern**, werden nachfolgend noch einige Firmen erwähnt.

NHP Systemhaus
Blasiusstr. 5
54421 Hinzert-Pölert
Tel.: 0 65 86 / 99 23 77

Rehmann Software
Siebengebirgsweg 17
53773 Hennef
Tel.: 0 22 42 / 52 49

NatuPrax
IQ Compusulting Walter Landwehr und Partner GbR
Tel.: 0 52 82 / 9 69 70

Weitere Anbieter können über die Verbände und das Internet gefunden werden.

4.3 Diagnose- und Therapieprogramme

Zur Information, als Ergänzung, als „Lieferant" für Hinweise, Anregungen und Impulse leisten Diagnose- und Therapieprogramme wertvolle Dienste, sowohl für den Berufsanfänger als auch für den erfahrenen Praktiker.

PhytoMagister 7.0 der Firma Kaufhold Software, Mühlenstr. 65 in 45731 Waltrop, Tel. 0 23 09 / 7 99 30 kostet als Standard-Drogen-Datenbank 257,- Euro zuzüglich Versand- und Nachnahmegebühr. Sie umfasst nach Angaben der Hersteller Informationen aus über 20.000 Buchseiten der antiken und modernen wissenschaftlichen Literatur. 545 westliche und einige indische Tee-Drogen sind enthalten.
Die Datenbank besteht aus:

- Rezeptur-Datenbank mit vielen auf Rezeptformular druckbaren Rezepturen
- Arneimittel-Datenbank
- TCM-Drogen-Datenbank
- TCM-Rezeptur-Datenbank
- Krankheits-Datenbank
- Praxis-Verwaltung

Darüber hinaus bietet die Firma Kaufhold weitere Programme an. Es steht auch eine Demoversion zur Verfügung.

Das Programm **VarioPrax** wurde für Therapeuten entwickelt, die in der Homöopathie auf fundiertes Wissen zielgerichtet zugreifen möchten. Dabei steht das einfache und komfortable Arbeiten mit der Software im Vordergrund.

Neben der deutschen Übersetzung der Symptomenverzeichnisse ist das englische Original verfügbar. Übersichtlich und anwenderfreundlich – die Darstellung der Repertorien in Buchform.
Alternative: die Stichwortsuche. In der Suche nach Symptomen, Arzneimitteln oder nach Kapitel können bis zu 4 Suchbegriffe als Und/Oder-Suche kombiniert werden.

Die Stichwortsuche ist Garant für schnelle und sichere Ergebnisse.
Die Symptome werden in der Zusammenstellung abgespeichert. Hierbei kann eine Bewertung der Symptome vorgenommen werden.

Herzstück ist die Auswertung. Eine Vielzahl von Einstellungen ermöglicht die Überprüfung jeder Auswertung im Hinblick auf alle denkbaren therapeutischen Ansätze. Zum Beispiel die Sortierung der Matrix nach Arzneimitteln, Wertigkeit, nach Treffern oder Vorkommen.

Schnittstelle zur Patientenverwaltung MEDIS 2007: Mit wenigen Klicks wird die Auswertung übernommen. Die beim Patienten gespeicherten Repertorisationsdaten können in MEDIS 2007 jederzeit aufgerufen und zur weiteren Bearbeitung übertragen werden, z.B. für Folgerepertorisationen in VarioPrax. Die mehrfache Erfassung von Patientendaten gehört damit der Vergangenheit an.

Systemanforderungen
Bildschirmauflösung mind. 1.024 x 768 Pixel, CD-ROM-Laufwerk, Maus oder ein anderes Zeigegerät.
Windows 98 / ME, Windows NT 4.0, Windows 2000 oder XP.
Arbeitsspeicher: 128 MB RAM.
Mind. 500 MB freier Festplattenspeicher.

Preis
162,00 – 1.995,00 Euro
kostenlose Demoversion

Preise (Nutzungsentgelte) einschl. MwSt.

Zu beziehen über die Firma:
Novum Software
Inh. Andreas Habedank
Brückenweg 14
27607 Langen

Tel.: 0 47 43 / 91 11 55
Fax: 0 47 43 / 91 11 56
E-Mail: info@novumsoftware.de
Internet: www.novumsoftware.de

Homöolog ist ein Homöopathieprogramm und wird von der Firma CKH Versandbuchhandlung u. Vertrieb, Klingenweg 12 in 63920 Großheubach, Tel. 0 93 71 / 20 59 Fax: 0 93 71 / 6 70 30 vertrieben. Die Basisversion entsprechend dem „Kent" kostet 850,- Euro zuzüglich Mehrwertsteuer.
Darüber hinaus gibt es einige Varianten von Homöopathieprogrammen, die bei der Firma zu erfragen sind. Einige Arzneimittelhersteller bieten ebenfalls Diagnose- und Therapieprogramme an. Wenden Sie sich deshalb an Ihren Pharmareferenten oder an die Firmen direkt.

4.4 Kombinierte Programme

Einige der bereits beschriebenen Programme umfassen bereits Abrechnung, Patientenverwaltung und Buchhaltung. Bisweilen werden dazu weitere Funktionen integriert.
Textverarbeitungsprogramme bieten u.a. bereits den Briefkopf inklusive Anschriftsdaten und Anrede. Dadurch können Anschreiben an Patienten einfach und schnell angefertigt werden, was sich insbesondere beim Erstellen von Standardbriefen auszahlt. Sämtliche erfasste Daten lassen sich in übersichtlicher Listenform abrufen und ausdrucken, z.B. als Patientenlisten.
Statistiken ermöglichen eine Auswertung relevanter Zahlen mit frei bestimmbaren Auswertungszeiträumen. So erhält man auch einen grafischen Überblick über die Einnahmen eines genau definierten Zeitraums.
Ein **Terminplaner** kann flexibel konfiguriert werden, sowohl im Hinblick auf die Abstände zwischen den Terminen als auch zur Tageszeiterfassung. Jeder Termin wird auf Wunsch farblich markiert und mit einer Weckfunktion versehen.
Eine **Postleitzahlendatenbank** erleichtert das Auffinden von Orten, Straßen und Postfächern.
Als Zubehör stehen auch die verschiedensten Möglichkeiten zur Verfügung, z.B. **Bach-Blüten-Auswertung** oder **Biorhythmus**.
Sie kann dann meist auch in Kombination mit der Patientenkartei genutzt werden.
Serienbriefe oder **Geburtstagsschreiben** können erstellt werden. Bilder von Patienten werden eingescannt und in der Patientenkartei abgelegt.
So werden auch **Terminplaner** angeboten. Sie umfassen: komfortable Termin-, Raum-, Urlaubs- und Ressourcenplanung sowie Aufgabenmanagement im vertrauten Microsoft Outlook-Stil. Der Terminplaner gewährleistet einen optimalen Praxisablauf durch individuelle Belegungsplanung, also eigene Kalender für Personal, technische Ausstattung oder Räume. Damit gehören unnötiger Leerstand und doppelte Belegung der Vergangenheit an. Tages-, Wochen- und Monatsansicht garantieren Übersichtlichkeit der Termin- und Kapazitätsplanung. Die gleichzeitige Darstellung mehrerer Kalender ist möglich. Der Terminplaner ermöglicht die Eintragung von Ganztagsterminen (z.B. für Kongresse) sowie periodisch wiederkehrender Termine (die mit Hilfe einer Serienfunktion für einen beliebigen Zeitraum erfasst werden). Optimale Integration des Terminplaners in die Patientenverwaltung und -abrechnung MEDIS 2007

Leistungsmerkmale
- Raum- und Belegungsplanung
- Ressourcenplanung für Personal, technische Ausstattung usw.
- eigene Kalender für Patienten und Ressourcen
- Ansichten für Tag, Woche, Monat und Jahr
- Termine und Aufgaben mit farbigen Prioritäten
- Termine mit umfangreichen Alarmfunktionen
- Ganztagstermine und periodische Termine
- einfaches Verschieben der Termine und Aufgaben durch Drag & Drop
- Abgleich der Termine und Aufgaben mit Microsoft Outlook in beiden Richtungen, z.B. für Palm, Notebook, Communicator usw.
- Online-Hilfe

Systemanforderungen
Bildschirmauflösung mind. 1.024 x 768 Pixel, CD-ROM-Laufwerk, Maus oder ein anderes Zeigegerät.
Windows 98 / ME, Windows NT 4.0, Windows 2000 oder XP. Arbeitsspeicher: 128 MB RAM. Abgleich mit Microsoft Outlook setzt freien Zugang zur offenen Schnittstelle von Microsoft Outlook voraus.

Preis
95,20 Euro einschl. MwSt.

Kontakt
Novum Software
Inh. Andreas Habedank
Brückenweg 14
27607 Langen

Tel.: 0 47 43 / 91 11 55
Fax: 0 47 43 / 91 11 56
E-Mail: info@novumsoftware.de
Internet: www.novumsoftware.de

4.5 Informationsprogramme

Zahlreiche Informationsprogramme können die Arbeit wesentlich erleichtern. So gibt es Programme mit allen aktuellen Telefonnummern und Adressen der gesamten Bundesrepublik Deutschland.
Hotelführer erleichtern die Auswahl der Übernachtungsmöglichkeiten bei mehrtägigen Fachfortbildungen.
Rote, Gelbe, Grüne Liste, Präparatelisten von zahlreichen Arzneimittelherstellern, medizinische Infoprogramme und vieles mehr stehen digital zur Verfügung.
Das Internet ersetzt jedoch zunehmend die Informationsprogramme auf Datenträgern und erschließt nahezu alle Wissensgebiete und Informationsquellen unabhängig von physischen Verzeichnissen.

4.6 DVD- und Videoprogramme

Es gibt ein **breites Angebot** an **DVD- und Videoinformations-**, **Diagnose-** und **Therapieprogrammen**.

Ein umfangreiches Sortiment an DVD- und Video-Programmen bietet der Sommer-Verlag, Abt. Versandbuchhandel, Waidplatzstr. 5 in 79331 Teningen, Tel. 07663/9451-0, Fax: 07663/9451-35.
Das Gesamtprogramm ist sehr umfangreich und reicht von
Akupunktur in der täglichen Praxis auf DVD oder VHS für 199,- Euro mit einer Dauer von ca. 330 Minuten bis **Schmerz- und Organtherapie nach Siener** für 99,95 Euro auf DVD mit einer Dauer von 50 Minuten.
Anamnese und Inspektion auf DVD und VHS kostet bei 110 Minuten Dauer 149,- Euro, und **Herdgeschehen – Diagnose und Therapie** auf DVD mit 150 Minuten Dauer ist für 179.- Euro erhältlich. Bei Bedarf kann das Gesamtprogramm beim Verlag angefordert werden.

Ebenfalls ein umfangreiches Programm bietet der Deutsche Apotheker-Verlag an:
Birkenwaldstr. 44
70191 Stuttgart

Tel.: 0 71 1 / 2 58 23 41
Fax: 0 71 1 / 2 58 22 90

Hier können auch Standard-Nachschlagewerke über Arzneimittel bestellt werden wie die:
European Pharmacopoeia oder **Hagers Enzyklopädie der Arzneistoffe und Drogen** auf CD-ROM.

4.7 Tonkassetten und CDs

Es gibt noch immer ein umfangreiches Angebot an Audio-Programmen, die über die bereits genannten Verlage oder von den Arzneimittelfirmen zu beziehen sind.

4.8 Internet

Das Internet – vor einigen Jahren nur etwas für Computer-Freaks – hat inzwischen eine große Bedeutung erlangt. Mit einem geringen technischen und finanziellen Aufwand kann jeder Computerbenutzer dabei sein, sofern er es nicht schon längst ist.
Der Zugang zu umfangreichen Datenbanken und weltweiten Informationsquellen erfolgt über wenige Mausklicks. Damit erschließen sich Wissens- und Informationsmöglichkeiten enormen Ausmaßes, die in rasanter Geschwindigkeit stetig weiter ausgebaut werden und permanent online zur Verfügung stehen.
Ein Praxisinhaber kann somit die **verschiedensten Quellen für** seine **Praxisarbeit** nutzen. Das Medium bietet die Möglichkeit für einen schnellen **Erfahrungs- und Informationsaustausch. Fachfortbildungsangebote** sind zum Teil in Sekundenschnelle über das Internet abrufbar.
Der **Berufsstand und die Fachverbände** informieren auch vermehrt die Bevölkerung, die Patienten und die Berufsangehörigen über den **Heilpraktiker, die Naturheilkunde** und die **diagnostischen und therapeutischen Möglichkeiten**.
Auch für den einzelnen Praxisinhaber besteht die Möglichkeit, sich über medizinische Angelegenheiten, Arzneimittel, die Berufsverbände, die Gesetzgebung und viele andere Belange zu informieren.
Selbstverständlich kann er durch eine eigene Homepage auch seine Patienten oder alle an der Naturheilkunde Interessierten informieren. Bei Fragen oder Problemen sollte er sich bereits vor der Installation an seinen Berufsverband wenden.

5. Rechnungswesen und Finanzen

Wie schon bei der Finanzplanung muss sich der Praxisinhaber während seiner gesamten selbständigen Tätigkeit mit finanziellen Angelegenheiten befassen.

Nach § 1 Abs. 1 Satz 1 des **Einkommensteuergesetzes** sind natürliche Personen, die im Inland einen Wohnsitz oder ihren gewöhnlichen Aufenthalt haben, **unbeschränkt einkommensteuerpflichtig.**

Jeder Euro an Einnahmen muss für den *„stillen Teilhaber"* Finanzamt verbucht werden, um unangenehme Konsequenzen bis hin zur Freiheitsstrafe wegen *Steuerhinterziehung* zu vermeiden.

Bei einer Praxisneugründung tritt oftmals der Fall ein, dass die Einnahmen abzüglich der Ausgaben einen **Verlust** ergeben.
Dieser kann selbstverständlich mit Einkommen oder Gewinnen aus anderen Einnahmequellen verrechnet werden.
So können z.B. Einkünfte über 30.000,- Euro, bei einem Verlust durch die selbständige Praxistätigkeit von 15.000,- Euro im entsprechenden Jahr auf 15.000,- Euro reduziert werden.
Dabei können selbstverständlich auch die Verluste eines zusammen veranlagten *Ehepartners* mit den Einkünften des Ehepartners verrechnet werden.
Diese Handhabung ist über *mehrere Jahre hinweg möglich.*
Voraussetzung dafür ist, dass die verlustbringende Tätigkeit auf das **Erzielen von Gewinnen** ausgerichtet ist.
Dabei kommt es auf die **Absicht der Gewinnerzielung** an und nicht darauf, ob tatsächlich ein Gewinn erzielt worden ist. Dies erfordert eine in die Zukunft gerichtete *langfristige Beurteilung*, wofür die Verhältnisse eines bereits abgelaufenen Zeitraums wichtige Anhaltspunkte liefern können. Das Finanzamt kann bei längeren Verlustperioden das **Fehlen einer Gewinnerzielungsabsicht** feststellen. Dazu muss es Beweise vorlegen, dass der Steuerpflichtige die Tätigkeit, hier als Heilpraktiker, nur aus im Bereich seiner Lebensführung liegenden persönlichen Gründen ausübt. Salopp gesagt, der Steuerpflichtige unterhält eine *Naturheilpraxis als Hobby.*

Ohne Gewinnabsicht handelt, wer Einnahmen nur erzielt, um seine **Selbstkosten** zu decken.
Einem Praxisgründer kann in den *ersten Jahren* nur schwer nachgewiesen werden, dass er eine Naturheilpraxis lediglich zur „Selbstverwirklichung" ohne Gewinnabsicht betreibt.
Sowohl bei der Gewinn- als auch bei der Verlustberechnung können Sie **aus der Sicht des Finanzamts** getrost vergessen, die **Ausgaben zu registrieren**. Dies wiederum muss aber jedem Selbständigen **dringend** empfohlen werden, denn nur durch **belegte Ausgaben** kann die **Steuerlast gemindert** werden.

5.1 Rechtsgrundlagen für die Honorarabrechnung

Früher war es durchaus üblich, dass die Patienten zum überwiegenden Teil nach der Beratung oder Behandlung das **Honorar in bar entrichteten**, ohne Rechnung und erst recht ohne jede Quittung. Nur Patienten, die einen *Erstattungsanspruch gegenüber einem Kostenträger* hatten, verlangten normalerweise eine Rechnung.
Dies hat sich heute grundlegend gewandelt. Im Zweifelsfall lassen sich auch jene Patienten eine Rechnung ausstellen, die mit keinerlei Erstattung rechnen können. Man kann ja versuchen, mit dem Einreichen beim Finanzamt *Steuern zu sparen.* Meist bleibt dies erfolglos, weil bei den *außergewöhnlichen Belastungen*, der einzigen Möglichkeit dazu, die Grenze der zumutbaren Eigenbelastung bei weitem nicht überschritten wird.
Dies ändert jedoch nichts daran, dass jeder Patient das **Recht darauf hat**, eine **spezifizierte Rechnung** zu erhalten.

5.1.1 Behandlungsvertrag

Der Heilpraktiker schließt mit dem Patienten einen **Dienstvertrag** nach BGB § 611- 630.
Der Dienstvertrag ist laut BGB § 145 nicht an eine Form gebunden. Er kann schriftlich festgelegt, mündlich vereinbart oder ohne ausdrückliche Vereinbarung getroffen werden.
Die **Höhe der Vergütung** bleibt der **freien Vereinbarung** überlassen. Wurde nicht darüber gesprochen, kommt ein Behandlungsvertrag durch

praktiziertes Einverständnis beider Partner zustande, dessen Vergütung nach BGB § 612 stillschweigend vereinbart wurde.

Der **Behandlungsvertrag** *verpflichtet den Heilpraktiker zur Leistung von Diensten*, hier normalerweise sein Bemühen um die Linderung oder Heilung von Krankheiten im gegenseitigen Einverständnis.
Aus dem Dienstvertrag resultiert für den Heilpraktiker nach den gesetzlichen Regelungen ein **Anspruch auf eine Vergütung** durch den Patienten.
Es handelt sich dann um eine *übliche Vergütung*, die aus der Bestimmung der Leistung nach billigem Ermessen resultiert. Als üblich sind die *Sätze des GebüH* anzusehen.
Die Vergütung ist **nicht vom Heilerfolg** der diagnostischen und therapeutischen Maßnahmen **abhängig**. Es besteht jedoch für den Heilpraktiker die Verpflichtung zur gewissenhaften Behandlung unter Beachtung der Sorgfalts- und Aufklärungspflicht (siehe Kapitel IV).
Es können nur Maßnahmen oder Verordnungen Gegenstand eines Dienstvertrags sein, zu denen der Heilpraktiker durch *geltendes Recht berechtigt* ist. Das bedeutet, untersagte Handlungen brauchen nicht erstattet zu werden. Dies gilt selbstverständlich auch für alle Maßnahmen, die nicht *lege artis* durchgeführt wurden.
Der Heilpraktiker unterliegt bei der Berechnung seiner Leistungen zwar keinen Einschränkungen, hat sich jedoch an den *Grundsätzen des Berufsstands* und der *Berufsordnung* zu orientieren.
So sollten stets diejenigen Heilmethoden angewendet werden, die nach seiner Überzeugung den *größtmöglichen Heilerfolg* erzielen und zudem *kostengünstig* sind.
Ein Überschreiten des GebüH-Rahmens muss grundsätzlich zuvor vereinbart werden.
Ein großer Teil der Patienten trägt die Kosten für eine Heilbehandlung selbst. Die Honorierung der erforderlichen Maßnahmen sollte nicht zuletzt deshalb sozialverträglich erfolgen.
Immer wieder werden Rechnungen von Privatkassen oder Beihilfestellen bemängelt. Im Zweifelsfall führt dies zum teilweisen oder gar völligen Leistungsausschluss. Wenn dieser Fehler nicht behoben werden kann, insbesondere bei wiederholtem Auftreten, muss damit gerechnet werden, dass der Patient den Behandler wechselt.

Meistens wird die Form der Rechnungen beanstandet. Eine **korrekte Rechnung** enthält:
- den Namen und die Praxisanschrift des Behandlers,
- den vollständigen Namen und die Anschrift des Patienten,
- die Diagnose bzw. Verdachtsdiagnose,
- jede Einzelleistung mit GebüH-Ziffer,
- die Einzelbeträge der Leistungen,
- das Datum der Leistungserbringung,
- die Injektionspräparate, soweit das Rezept nicht der Rechnung beiliegt. Eine Zuordnung zu den einzelnen Diagnosen muss möglich sein.
- Zu empfehlen ist es, die Rechnung mit dem Stempel eines Verbands zu versehen.

Die *Diagnose* sollte möglichst *gesichert* sein. Die Aufzeichnungen oder Unterlagen sollten auf Wunsch eines Kostenträgers eine Begründung ermöglichen. Veranlasste Maßnahmen, z.B. Laboruntersuchungen, sollten durch eine Verdachtsdiagnose belegt werden.
Die *Fachverbände* verfügen über **Erstattungstabellen**, in denen neben den GebüH-Ziffern und -summen die Beihilfesätze, die Erstattungen durch die Postbeamtenkrankenkasse und ein Überblick zum Erstattungsverhalten der privaten Krankenkassen zur Orientierung aufgelistet sind.
Die Tabellen werden den aktuellen Erstattungen angepasst und sind bei den Verbänden abzurufen.

Voraussetzung für eine Erstattung ist die medizinische Notwendigkeit, aus der ein Anspruch nach den Versicherungs- oder Beihilfebedingungen entsteht.
Patienten, die für Heilpraktikerleistungen eine Kostenerstattung erwarten können, z.B. von Privatkassen, der Postbeamtenkrankenkasse oder einer Beihilfestelle, sollten darauf hingewiesen werden, dass **nicht alle naturheilkundlichen Maßnahmen erstattet werden**. Dies gilt insbesondere dann, wenn die erforderlichen Maßnahmen nicht im Leistungskatalog enthalten sind.
Beim Überschreiten der vom Leistungsträger vorgegebenen Grenzen für die Erstattung sollte ebenfalls ein Hinweis bereits *vor der Behandlung* erfolgen, um spätere Unstimmigkeiten zu vermeiden.
Der Leistungsrahmen der verschiedenen Kostenträger ist bekannt oder kann erfragt werden. Im Normalfall akzeptieren Patienten höhere Kosten, wenn diese begründet sind.

Bei aufwendigen Therapien sollte vor Behandlungsbeginn ein Kostenplan erstellt werden und eine **Kostenübernahmeerklärung** der PKV oder der Beihilfestelle eingeholt werden.
Für die Erstattung von Heilpraktikerleistungen wird vermehrt nach allgemeingültigen Kriterien gesucht.

5.2 Gesetzliche Krankenkassen

Für die gesetzlichen Krankenkassen besteht nach der derzeitigen Rechtslage **keine Möglichkeit**, Kosten durch eine Heilpraktikerleistung zu erstatten. Dies ist inzwischen auch nicht mehr aus Kulanzgründen möglich.
Nach dem gültigen *Sozialgesetzbuch* besteht keinerlei Möglichkeit für eine Erstattung und zwar unabhängig von der Qualität der erbrachten Leistung. Die gesetzlichen Kassen können nur die Leistungen von Kassenärzten über die kassenärztlichen Vereinigungen vornehmen. Vom Bundessozialgericht wurde eindeutig entschieden, dass die Behandlung durch einen Heilpraktiker keine ärztliche Behandlung darstellt und keinen Leistungsanspruch gegenüber der gesetzlichen Krankenversicherung begründet. Auch Ärzte ohne Kassenzulassung erhalten keine Vergütung durch die gesetzlichen Krankenkassen.

5.3 Private Kassen und Versicherungen

Der Heilpraktiker wird von einem bestehenden Vertragsverhältnis eines Patienten mit einer privaten Krankenversicherung nur *indirekt betroffen.*

Sein Dienstvertrag mit dem Patienten wird in der Regel unabhängig von einem evtl. Leistungsanspruch abgeschlossen. Die **Honorierung** seiner Leistungen ist somit **unabhängig** von möglichen Erstattungen durch einen Versicherer.

Der Patient hingegen hat einen direkten Anspruch an die bestehende Versicherung.

Selbstverständlich liegt es im Interesse des Patienten, dass er die Honorarforderungen des Behandlers an seine Versicherung weitergibt und diese möglichst voll erstattet haben möchte.

Der Tipp: Beim Bestehen einer privaten Krankenversicherung sollte der Behandler sich stets nach dem Leistungsumfang erkundigen und den Patienten darauf aufmerksam machen, dass bestimmte Kosten nur teilweise oder überhaupt nicht erstattet werden.

Nur so können spätere Unstimmigkeiten vermieden werden, und der Patient kann die bei ihm verbleibenden Kosten abschätzen.

Die Erstattung von Heilpraktikerleistungen durch private Krankenkassen hängt grundsätzlich von der *vertraglichen Vereinbarung zwischen Kasse und Patient* ab. Die Spannweite der Verträge reicht heute von der Erstattung sämtlicher Leistungen bis zum totalen Ausschluss von Heilpraktikerleistungen. Die Erstattung sämtlicher Leistungen bedeutet selbstverständlich nicht, dass *Honorarforderungen in beliebiger Höhe* erstattet werden. Je nach Versicherung und Vertrag werden die Positionen des GebüH entweder nach dem unteren oder bestenfalls nach dem Höchstsatz ausgeglichen. Die meisten Versicherungen gehen einen Mittelweg und erstatten Leistungen bis zu einer gewissen Höhe. Die einzelnen Verträge sollten sehr genau auf ihre Bestimmungen durchgesehen werden. Die Versicherungen teilen auf Anfrage den Leistungsumfang mit.

Lange Zeit spielte die so genannte **„Wissenschaftlichkeitsklausel“** bei den Erstattungen eine Rolle. Die Versicherungen versuchten immer wieder, Leistungen von der Erstattung auszuschließen, die sie als „wissenschaftlich nicht allgemein anerkannt“ bezeichneten.
Zwangsläufig musste dies zu rechtlichen Auseinandersetzungen führen, die dann durch die Rechtsprechung des BGH entschieden wurden.
Eine Erstattungsverweigerung durch die „Wissenschaftsklausel“ war danach nicht mehr möglich.
Die Erstattung von Heilpraktikerleistungen orientiert sich seither vermehrt an anderen Kriterien. So wird genauer überprüft, ob für die erfolgten Leistungen eine **medizinische Notwendigkeit** bestand. Die **Wirksamkeit** und der **Erfolg** der **angewandten Maßnahmen** und **Arzneimittel, Kostenvergleiche** u.a. werden zur Bewertung herangezogen.

5.4 Beihilfe

Beamte und Richter erhalten u.U. eine Beihilfe für ihre Aufwendungen im Krankheitsfall. Für Bundesbeamte gelten die Beihilfevorschriften des Bundes.
An ihr orientieren sich meist auch die einzelnen Bundesländer. Sie sind jedoch in der Beihilfeerstattung völlig unabhängig und so wird seit langem, z.B. im Bundesland Bremen, keine Beihilfe für Heilpraktikerleistungen gewährt.
Immer wieder stehen die Beihilfe für Bundesbedienstete und einzelne Landesbeihilfen zur Disposition. Durch massive Interventionen der Heilpraktikerverbände konnte bis jetzt eine totale Streichung der Beihilfe vermieden werden.

Das Kosteneinsparungsargument wurde bis jetzt plausibel dadurch widerlegt, dass eine Streichung der Erstattung von Heilpraktikerleistungen lediglich zu einer Kostenverlagerung führen würde. Da jedoch in unregelmäßigen Abständen immer wieder eine Streichung in Erwägung gezogen wird, spielt nicht zuletzt das *Honorarverhalten der Heilpraktiker* eine große Rolle.
Die Beihilfeerstattungen erfolgen auf der Grundlage einer Rechnung mit den spezifizierten Angaben zum GebüH.
Sie wird bis zu einem oberen Schwellenwert erstattet und gilt mit einigen Ausnahmen für fast alle Positionen des GebüH.
Bei der Erstellung einer erstattungsfähigen Rechnung sollten einige allgemeine Grundsätze beachtet werden:
So müssen die bereits gennannten formalen Inhalte wie Namen, Anschriften usw. korrekt sein.
Arzneimittel werden nur erstattet, wenn sie vom Behandler rezeptiert und aus der Apotheke bezogen werden.
Einzelabgaben homöopathischer Mittel durch den Behandler erfordern die Angabe der Potenz, der Art, Menge und des Einzelpreises.
Fremdleistungen, Materialien und Auslagen können nur mit dem tatsächlichen Gestehungspreis zur Berechnung kommen.
Falls der Heilpraktiker Mitglied eines Berufsverbands ist, sollte die Rechnung zusätzlich mit dem Verbandsstempel versehen sein.
Die Blutdruckmessung ist grundsätzlich Bestandteil der Untersuchung oder Beratung und daher nicht gesondert berechnungsfähig.
Im Rahmen einer umfassenden und ganzheitlichen Behandlung ist der Heilpraktiker dazu berechtigt, alle zur Verfügung stehenden diagnostischen und therapeutischen Methoden anzuwenden, sofern keine einschränkenden gesetzlichen Bestimmungen vorhanden sind.
Leistungen in diesem Sinn, die *nicht im GebüH enthalten* sind, können entsprechend einer gleichwertigen oder ähnlichen Leistung berechnet werden.
In der Rechnung ist die entsprechend bewertete Leistung verständlich zu beschreiben, und mit der Ziffer sowie der Bezeichnung der als gleichwertig angesehenen Leistung zu versehen. Fehlt eine vergleichbare Leistung, erfolgt die Festlegung des jeweiligen Honorars nach billigem Ermessen.

5.5 Postbeamtenkrankenkasse

Angehörige der ehemaligen Deutschen Bundespost, also Mitarbeiter der **Telekom**, der **Postbank** und der so genannten **gelben Post** und evtl. deren Familienangehörige sind im Normalfall bei der Postbeamtenkrankenkasse versichert. Man unterscheidet dann in Mitglieder der Gruppen A, B und C. Mitglieder der Gruppe B1-3 und C erhalten „Verrichtungen durch Heilpraktiker" erstattet, die sich an ärztlichen Gebührensätzen und dem GebüH orientieren.
Die Erstattungen erfolgen nach der Leistungstabelle B zum Gebührenverzeichnis für Heilpraktiker.

5.6 Beanstandete Rechnungen

Rechnungen von Heilpraktikern werden bisweilen von Patienten oder Erstattungsträgern beanstandet.
Wendet sich *ein Patient direkt an seinen Behandler* mit einer Beanstandung, so sollte dieser sehr genau den Grund dafür prüfen.

Der Tipp: Berechtigte Reklamationen sollten ohne großes Aufheben und falls erforderlich mit einer Entschuldigung bereinigt werden.

Patienten und Kollegen können sich bei Streitfällen selbstverständlich auch an die *Berufsverbände wenden*. Erstattungsträger wie private Krankenkassen, Postbeamtenkassen oder Beihilfestellen bemühen evtl. einen **Gutachter**. Dies kann ein Arzt oder ein

Heilpraktikerkollege sein. Immer wieder führten Gutachten von Kollegen zu großem Unmut in der Kollegenschaft. Gutachter sind grundsätzlich unabhängig. Die Wahl eines Gutachters obliegt ausschließlich der beauftragenden Stelle, also z.B. einer Versicherungsgesellschaft oder einem Gericht. Die Heilpraktikerverbände können bestenfalls Hilfestellung geben und auf Anfrage Gutachter vorschlagen.
Sie bemühen sich selbstverständlich darum, dass die Rechnungen von Heilpraktikern gerecht bewertet werden. Umfangreiche *Gutachterschulungen* sollen dafür sorgen, dass ausreichend viele und gut ausgebildete kollegiale Gutachter zur Verfügung stehen. Die Heilpraktikerverbände haben darüber hinaus eine **Schiedsstelle** eingerichtet, an die man sich bei Streitfällen wenden kann.

5.7 Musterrechnungen

Nachstehende Rechnungen werden als Beispiele angeführt. Bitte beachten Sie nochmals, dass die **formalen Bedingungen** erfüllt sein müssen. Die Diagnose kann durch eine Verdachtsdiagnose ersetzt werden. Selbstverständlich müssen die diagnostischen und therapeutischen Maßnahmen in einem erkennbaren Zusammenhang mit den angeführten Diagnosen stehen. So könnte bei einer Gastritis auch eine Subluxation im Wirbelsäulenbereich eine Rolle spielen, zur Begründung für eine chiropraktische Behandlung sollten jedoch andere Diagnosen angeführt werden.
Die Verordnung von Medikamenten muss ebenfalls einer Diagnose zugeordnet werden können. Bei Ampullenpräparaten sollte evtl. die Diagnose und der Applikationsort bzw. die Applikationsart angegeben werden.

Die verschiedenen **Computer-Abrechnungsprogramme** enthalten normalerweise die entsprechenden Erstattungspositionen der einzelnen Kostenträger (z.B. Beihilfe, Postbeamtenkasse). Man braucht dann beim Patienten nur einmal den Kostenträger einzugeben, und die vorgegebenen Erstattungssummen werden automatisch registriert. Für Kolleginnen und Kollegen, die ihre Rechnungen ohne Computerprogramm erstellen, halten die Verbände **Erstattungstabellen bereit**.

In den verschiedenen Spalten der erweiterten Gebührentabelle sind hier die Sätze der privaten Krankenkassen mit ihrem oberen und unteren Rahmen, der Postbeamtenkrankenkassen und der Beihilfe angeführt.

Rechnung 1 A
enthält die Sätze der privaten Krankenkassen nach dem unteren GebüH-Rahmen und dem Erstattungsrahmen der Beihilfe. Die Rechnung führt jede Einzelleistung mit Datum und Gebührensatz an. Die Summe aller Einzelpositionen ergibt die Rechnungssumme für den entsprechenden Zeitraum.

Naturheilpraxis
Musta Musterfrau

Musterstr. 11
00000 Muster
Tel.: 01234/ 56 78
Steuer Nr. 000000

Frau
Prota Paradigma
Einemstr. 1
11111 Erstadt

Rechnungsnummer: 1 A
Rechnungsdatum: 10.02.2007

Sehr geehrte Frau Paradigma,

für meine Bemühungen vom 2.1.2007 bis 16.01.2007 erlaube ich mir

122,88 Euro

zu berechnen.

Diagnose: Musteritis

Spezifikation

Datum	Menge	GebüH	Bezeichnung der Leistung	Preis Euro
2.1.07	1	1	Eingehende Untersuchung	13,41
	1	5	Beratung	10,72
	1	20.3	Bindegewebsmassage	6,82
	1	25.1	Injektion subkutan	5,20
	1	28.2	Paravertebr. Infilt. mehrm.	17,43
9.1.07	1	20.3	Bindegewebsmassage	6,82
	1	25.1	Injektion subkutan	5,20
	1	25.2	Injektion intramuskulär	5,20
	1	28.2	Paravertebr. Infilt. mehrm.	17,43
16.1.07	1	20.3	Bindegewebsmassage	6,82
	1	25.1	Injektion subkutan	5,20
	1	25.2	Injektion intramuskulär	5,20
	1	28.2	Paravertebr. Infilt. mehrm.	17,43
			Rechnungsbetrag	122,88 Euro

Bitte überweisen Sie die Rechnungssumme auf mein Konto bei der Musterbank, 00000 Muster, BLZ 123456 Kto.: 987654

Rechnung 1 B
wurde mit den Höchstsätzen der Postbeamtenkrankenkasse errechnet, wodurch sich eine etwas niedrigere Rechnungssumme ergibt.Unabhängig von den Erstattungssätzen der verschiedenen Kostenträger kann die Honorarhöhe frei vereinbart werden. Die Patienten sind dann jedoch auf die mögliche Differenz hinzuweisen, die sie aus eigener Tasche bezahlen müssen.

Naturheilpraxis
Musta Musterfrau
00000 Muster

Musterstr. 11
Tel.: 01234/ 56 78
Steuer Nr. 000000

Frau
Prota Paradigma
Einemstr. 1
11111 Erstadt

Rechnungsnummer: 1 B
Rechnungsdatum: 10.02.2007

Sehr geehrte Frau Paradigma,

für meine Bemühungen vom 2.1.2007 bis 16.01.2007 erlaube ich mir

89,40 Euro

zu berechnen.

Diagnose: Musteritis

Spezifikation

Datum	Menge	GebüH	Bezeichnung der Leistung	Preis Euro
2.1.07	1	1	Eingehende Untersuchung	11,08
	1	5	Beratung	8,20
	1	20.3	Bindegewebsmassage	5,69
	1	25.1	Injektion subkutan	4,43
	1	28.2	Paravertebr. Infilt. mehrm.	10,30
9.1.07	1	20.3	Bindegewebsmassage	5,69
	1	25.1	Injektion subkutan	4,43
	1	25.2	Injektion intramuskulär	4,43
	1	28.2	Paravertebr. Infilt. mehrm.	10,30
16.1.07	1	20.3	Bindegewebsmassage	5,69
	1	25.1	Injektion subkutan	4,43
	1	25.2	Injektion intramuskulär	4,43
	1	28.2	Paravertebr. Infilt. mehrm.	10,30
			Rechnungsbetrag	89,40 Euro

Bitte überweisen Sie die Rechnungssumme auf mein Konto bei der Musterbank, 00000 Muster, BLZ 123456 Kto.: 987654

Möglich wäre auch eine Rechnungsstellung, bei der die Daten, die Gebührenziffern und die Summen angegeben werden. Die Transparenz leidet jedoch darunter, dass hier erst die Einzelsummen ermittelt werden müssen. Aus diesem Grund ist von einer solchen Rechnungsstellung abzuraten.

Rechnung 2
Zusammenfassungen können selbstverständlich vorgenommen werden. Es sollte aber mit einem Blick eine Zuordnung der Leistungen zum entsprechenden Behandlungsdatum möglich sein.

Naturheilpraxis
Musta Musterfrau
00000 Muster

Musterstr. 11
Tel.: 01234/ 56 78
Steuer Nr. 000000

Herr
Duos Deutoron
Zweitgasse 2
22222 Zweitingen

Rechnungsnummer: 2
Rechnungsdatum: 10.05.2007

Sehr geehrter Herr Deutoron,

für meine Bemühungen vom 3.3.2007 bis 17.03.2007 erlaube ich mir

122,88 Euro

zu berechnen.

Diagnose: Musteritis

Anzahl	Kennziffern	Einzelpreis	Gesamtpreis Euro	Behandl. Datum
1 x	GebüH	13,41	13,41	3.3.
1 x	GebüH 5	10,72	10,72	3.3.
3 x	GebüH 20.3	6,82	20,46	3.3./10.3./17.3.
3 x	GebüH 25.1	5,20	15,60	3.3./10.3./17.3.
2 x	GebüH 25.2	5,20	10,40	10.3./17.3.
3 x	GebüH 28.2	17,43	52,29	3.3./10.3./17.3.
	Rechnungsbetrag		122,88 Euro	

Bitte überweisen Sie die Rechnungssumme auf mein Konto bei der Musterbank, 00000 Muster, BLZ 123456 Kto.: 98765

Rechnung 3
Bei gleich bleibenden Leistungen während einer Behandlungsfolge könnte die Rechnung dies berücksichtigen. Eine solche Behandlungsweise muss allerdings im Zweifelsfall begründet werden.

Naturheilpraxis
Musta Musterfrau
00000 Muster

Musterstr. 11
Tel.: 01234/ 56 78
Steuer Nr. 000000

Frau
Tria Trias
Dritter Weg 3
33333 Dreital

Rechnungsnummer: 3
Rechnungsdatum: 10.06.2007

Sehr geehrte Frau Trias,

für meine Bemühungen vom 4.4.1998 bis 29.05.2007 erlaube ich mir

315,06 Euro

zu berechnen.

Diagnose: Musteritis

Spezifikation

Datum	Menge	GebüH	Bezeichnung der Leistung	Preis Euro	
	1	1	Eingehende Untersuchung	13,41	
	1	5	Beratung	10,72	
	1	20.3	Bindegewebsmassage	6,82	
	1	25.1	Injektion subkutan	5,20	
	1	28.2	Paravertebr. Infilt. mehrm.	17,43	
				53,58 Euro	
			am 4.4. u. 29.5.2007	=	107,16 Euro
	1	20.3	Bindegewebsmassage	6,82	
	1	25.1	Injektion subkutan	5,20	
	1	25.2	Injektion intramuskulär	5,20	
	1	28.2	Paravertebr. Infilt. mehrm.	17,43	
				34,65 Euro	
am 14.4./21.4./28.4./5.5./12.5./19.5				=	207,90 Euro
			Gesamtrechnungsbetrag		315,06 Euro

Bitte überweisen Sie die Rechnungssumme auf mein Konto bei der Musterbank, 00000 Muster, BLZ 123456 Kto.: 987654

6. Buchführung

Jeder Praxisinhaber ist **zur Buchführung verpflichtet**. Die Aufzeichnungen dienen als Berechnungsgrundlage für die Steuererklärungen sowie der Einnahmen- und Kostenkontrolle durch den Praxisinhaber (siehe auch Kap. 6.5).

6.1 Einnahmen

Die Honorareinnahmen eines Heilpraktikers gelten als Einkünfte aus **freiberuflicher Tätigkeit** und unterliegen damit **nicht der Umsatzsteuer** (MWSt.).

Die Bezahlung durch die Patienten erfolgt entweder bar, durch Scheck oder durch Überweisung. *Barzahlung* war *früher* weit verbreitet und *üblich*. Der Patient zahlt unmittelbar nach der Leistungserbringung. Diese Einnahme wird im Einnahmenbuch festgehalten.
Bei Bezahlung mittels *Scheck* kann der Betrag als Bareinnahme beim Barscheck oder als Gutschrift auf dem Praxiskonto verbucht werden.

Heute erfolgt die Bezahlung vielfach erst nach Rechnungstellung, dies gilt insbesondere bei Patienten, die mit einer Erstattung durch einen Leistungsträger rechnen. Üblicherweise wird die Rechnung dann durch *Überweisung* der Summe ausgeglichen.

Vereinzelt bezahlen Patienten aber auch nach Erhalt der Rechnung die Summe in bar.
Die Honorarforderung des Behandlers kann als **Pauschalhonorar** oder als **leistungsbezogenes Honorar** erfolgen. Beide Abrechnungsarten haben ihre Vor- und Nachteile.
Bei einer **pauschalen Summe** für die Behandlung weiß der Patient bereits im voraus, mit welchen Kosten er für eine Behandlung oder auch eine Behandlungsserie zu rechnen hat. Wird eine Summe für eine Behandlung benannt, so ist diese auch bindend, unabhängig von der Dauer und dem Umfang der Behandlung. Die zusätzliche Berechnung von „Sonderleistungen" muss vorher vereinbart werden.
Bei Patienten, die mit der Übernahme von Kosten durch einen Leistungsträger rechnen können, bleibt nur die Möglichkeit einer **spezifizierten Rechnung** nach den erfolgten Leistungen.

Bei der *Einkommensteuererklärung* durch den Praxisinhaber sollten in keinem Fall **zusätzliche Einnahmen** vergessen werden.
Diese können aus einer Vortragstätigkeit resultieren, aus Tätigkeiten wie dem Erstellen von Gutachten oder als Beisitzer bei Heilpraktikerüberprüfungen, aus Aufwandsentschädigungen durch Verbandstätigkeit, aus schriftstellerischen Aktivitäten oder anderen Quellen. Auf entsprechende Freibeträge, z.B. aus Dozententätigkeit bei einer Volkshochschule, sollte geachtet werden.

6.2 Ausgaben und Kostennachweise

Es bleibt dem Praxisinhaber überlassen, ob er bei seinen Aufzeichnungen alle Ausgaben nacheinander aufzeichnet und am Jahresende zusammenrechnet oder frei wählbare *Unterteilungen* vornimmt.

Der Tipp: Allein schon um die wesentlichen Kostenträger – auch in ihrer Höhe – besser zu erfassen, empfiehlt es sich, die **Ausgaben nach bestimmten Kriterien getrennt vorzunehmen**.

Dies wird herkömmlich durch ein Ausgabenbuch mit verschiedenen Kladden erleichtert, und auch alle PC-Buchhaltungs-Programme sehen Unterteilungen vor, die Sie nach Ihren Wünschen und den Gegebenheiten vornehmen können. Die getrennte Erfassung der Ausgaben ermöglicht auch eine gute Kostenkontrolle. Zumindest die variablen Kosten können dann erforderlichenfalls auf Einsparmöglichkeiten überprüft werden.
Die **Kosten einer Naturheilpraxis** resultieren im Wesentlichen aus:

- der Miete,
- den Mietnebenkosten (Heizung, Wasser- und Abwasser, Müllabfuhr, Aufzug usw.),
- den Stromkosten,
- den Personalkosten (Helfer, Reinemachefrau etc.),
- den Bank-, Zins- und Kreditkosten,
- Ausgaben für Praxisbedarf (Klein- und Verbrauchsmaterial wie Spritzen, Kanülen, Tupfer, Desinfektions- und Reinigungsmittel, Verbandmittel, Akupunkturnadeln usw.),

- allgemeinen Praxiskosten (Zeitschriften, Pflanzen, Anzeigen usw.),
- den Telefon- und Faxkosten,
- den Werbekosten,
- Ausgaben für Fachbücher- und Zeitschriften,
- den Fachfortbildungskosten,
- den Ausgaben für Büromaterial und Schreibwaren (Schreibpapier, Drucksachen, Rezepte, Visitenkarten, Briefbogen, Portokosten usw.),
- den Ausgaben für Verkehrsmittel, z.B. Kraftfahrzeugkosten,
- den Beiträgen zu Berufs- und Fachorganisationen,
- den Ausgaben für Versicherungen (Berufshaftpflicht-, Praxisversicherung),
- den Steuerberatungs- und Buchhaltungskosten,
- den Abschreibungen für die Abnutzung der Praxiseinrichtung, der Aus- und Umbaukosten und
- den Gebühren und Abgaben.

Bei der **Miete** und den **Mietnebenkosten** sollte darauf geachtet werden, dass keine Position vergessen wird. Insbesondere wenn die Praxis in eigenen Räumen untergebracht ist, wird schnell eine Ausgabenposition übersehen.
Die **Personalkosten** umfassen neben dem ausgezahlten Gehalt oder Lohn, einschließlich Urlaubs- und Weihnachtsgeld, Überstundenvergütungen und sonstige Zuwendungen, auch die Arbeitgeberbeiträge zu den Sozialversicherungen, die Beiträge zur Berufsgenossenschaft, evtl. pauschale Lohnsteuern, freiwillige soziale Leistungen etc..
Beim **Praxisbedarf** summieren sich oft viele kleine Ausgaben zu erheblichen Summen.
Die **allgemeinen Praxiskosten** umfassen vorwiegend die so genannten Werbekosten. Als Aufwendungen dienen sie dem Erwerb, der Sicherung und Erhaltung von Einnahmen. Sie sollten sich mittelfristig an den Praxiseinnahmen orientieren, um Probleme mit dem Finanzamt zu vermeiden. Wenn nur drei Patienten in der Woche die Praxis aufsuchen, ist es schwer zu begründen, warum wöchentlich 20 neue Zeitschriften für das Wartezimmer gekauft werden müssen.
Bei den **Telefon- und Faxkosten** sollte eine klare Trennung von privaten und praxisbedingten Kosten vorgenommen werden. **Fachbücher** und **Zeitschriften** sind allein schon durch die Fortbildungspflicht gerechtfertigt. Die Höhe der Ausgaben bleibt allein dem Praxisinhaber überlassen. Das Finanzamt verlangt jedoch Rechnungen oder Quittungen, auf denen die Titel der angeschafften Bücher aufgeführt und damit als Fachbücher zu erkennen sind.
Die **Fachfortbildungskosten** umfassen zunächst die tatsächlich entstandenen Kosten. Eigenanteile bei den Verpflegungskosten, z.B. den Kosten für das Frühstück, müssen berücksichtigt werden. Bei Verpflegungskosten können für die steuerliche Bewertung auch Pauschalen in Anspruch genommen werden, die sich nach der Zeitdauer der Abwesenheit richten.
Die **Kosten für das Kraftfahrzeug** umfassen u.a. die Betriebsstoffkosten, also den Kraftstoff und das Öl, alle Reparatur-, Wartungs- und Pflegekosten, Kfz-Steuer und Versicherungen, die Zinsen für ein Kfz-Anschaffungsdarlehen, die Garagenkosten und die Abschreibung. Entsprechend den steuerlichen Voraussetzungen sollten die Grundlagen und Voraussetzungen für den steuerlichen Ansatz mit dem Steuerberater oder dem zuständigen Finanzbeamten besprochen werden. Ein Prozentsatz der tatsächlichen Kosten kann dann in die Einnahmen-/Ausgabenüberschussrechnung übernommen werden.
Beiträge an anerkannte Berufs- und Fachorganisationen, für **Buchhaltungs- und Steuerberatungskosten**, entsprechende **Lektüre oder Computerprogramme** werden problemlos vom Finanzamt anerkannt. Dies gilt auch für alle **Versicherungskosten**, die sich unmittelbar auf die Praxis oder die Praxistätigkeit beziehen.
Die **Anschaffungskosten** von Gegenständen oder Geräten, deren **Wert unter 410,- Euro** liegt, können sofort im Jahr der Anschaffung steuerlich voll abgerechnet werden. Werden verschiedene Gegenstände gleichzeitig gekauft, sollte man auf Einzelrechnungen bestehen, damit eine Gesamtrechnung nicht über der Berechnungsgrenze liegt. Dies gilt natürlich nur für den Fall, dass es sich um verschiedene Gegenstände handelt.
Sofern es sich *nicht um Verbrauchsgüter* handelt, werden **geringwertige Wirtschaftsgüter** mit einem Anschaffungswert über 50,- Euro in einem Anlageverzeichnis aufgelistet.
Investitionen, Um- oder **Ausbaukosten, Einrichtungsgegenstände** oder **Geräte**, deren **Anschaffungswert mehr als 410,- Euro** beträgt, werden entsprechend ihrer steuerlichen Nutzungsdauer *abgeschrieben*. Sie werden in ein Verzeichnis aufgenommen, in dem die genaue Bezeichnung der Anschaffung oder Investition, das

Anschaffungsdatum, der Anschaffungspreis abzüglich aller Abzüge wie Skonti und die steuerliche Nutzungsdauer angeführt sind. Die Nutzungsdauer ist in einer **AfA-Tabelle (Abschreibung für Abnutzung)** festgelegt.
Die in einem Jahr anzusetzende Summe ergibt sich somit aus den Abschreibungsjahren und dem Prozentsatz des Anschaffungspreises. In der Tabelle wird die Nutzungsdauer derzeit festgelegt z.B. für:

- Büro- und Praxismöbel 13 Jahre
- Irisdiagnosegeräte 13 Jahre
- Therapiegeräte vorwiegend 8 Jahre
- Messgeräte vorwiegend 8 Jahre
- Computer, Drucker, Bildschirme 3 Jahre
- Personenkraftwagen 6 Jahre
- Sterilisatoren 10 Jahre

Im Einzelfall fragen Sie Ihren Steuerberater oder den Finanzbeamten.
Möglich sind **zwei Arten von Abschreibungen**, die **lineare** und die **degressive**.
Bei der **linearen Abschreibung** wird der Anschaffungspreis gleichmäßig auf die Jahre der Nutzungsdauer verteilt.
Die **degressive Abschreibung** zeichnet sich dadurch aus, dass mit fallenden Jahresbeträgen abgeschrieben wird. Einrichtungsgegenstände mit zehn Jahren Nutzungsdauer können bei der linearen Abschreibung somit in zehn Jahren, also jährlich mit 10 % des Anschaffungspreises abgeschrieben werden. Für Personenkraftwagen gilt z.B. derzeit eine Nutzungsdauer von 6 Jahren, somit 16,6666 % des Anschaffungspreises pro Jahr.
Bei der degressiven Abschreibung von Einrichtungsgegenständen besteht die Möglichkeit, im ersten Jahr eine höhere Summe abzuschreiben. Die jährliche Abschreibungssumme sinkt dann von Jahr zu Jahr. Die Höchstsätze wurden in den letzten Jahren erheblich gekürzt und sollten beim Finanzamt oder dem Steuerberater erfragt werden.
Ein Restwert von 1,- Euro bleibt letztendlich als so genannter Erinnerungswert so lange in den Büchern bestehen, bis der abgeschriebene Gegenstand aus der Praxis entfernt wird, etwa weil er nicht mehr zu gebrauchen oder durch einen neuen ersetzt worden ist.
Im Jahr der **Anschaffung** wird die Abschreibung entsprechend der **verbleibenden Abnutzungszeit** angesetzt.
Die Investition oder der Einrichtungsgegenstand wird mit dem Anschaffungsdatum und dem Anschaffungspreis in das Verzeichnis für Abschreibungsgegenstände der Praxis übernommen. Die Abschreibungen werden den Beispielen entsprechend vorgenommen.
Die **addierte Gesamtsumme der Abschreibungen** wird dann in die Einnahmen-/Ausgaben-Überschussrechnung in die Position AfA (Abschreibungen für Abnutzung) übertragen.

6.3 Einnahmen- / Ausgaben-Überschussbuchführung

Nach der Abgabenordnung unterliegt der Heilpraktiker der eingeschränkten Aufzeichnungspflicht. Er hat demnach die **Einnahmen** und die **Ausgaben** aufzuzeichnen und daraus den **Gewinn oder Verlust** zu errechnen.

Für die steuerliche Beurteilung ist der *Zeitpunkt entscheidend*, zu dem die *Einnahmen zu-* und die *Ausgaben abgeflossen* sind.
Die Summen müssen dabei tatsächlich am entsprechenden Tag geflossen sein.
Die **Honorareinnahmen** aus der Praxistätigkeit könnten bei einer eingeführten Praxis nach den Unterlagen des Statistischen Bundesamtes bei 3.029 Patientenkontakten jährlich bei etwa 88.000,- Euro liegen.

Die **Ausgaben** betragen für:

Miete, Raumkosten u. Nebenkosten	8.300,- Euro
Personalkosten	8.400,- Euro
Assistenten in freier Mitarbeit	7.000,- Euro
Bank- und Kreditkosten	1.300,- Euro
Miete für Geräte	450,- Euro
Fachfortbildungskosten	1.050,- Euro
Kraftfahrzeugkosten	3.700,- Euro
Beiträge zu Berufs- und Fachorganisationen	450,- Euro
Versicherungen	700,- Euro
Abschreib. auf Anlagegüter über 410,- Euro	2.300,- Euro
Abschr. für Einrichtungsgegenst. bis 410,- Euro	1.300,- Euro
sonstige Kosten wie Telefon, Werbekosten, Büromat., allg. Praxiskosten	12.600,- Euro
Gesamtausgaben	**47.550,- Euro**

Bei 88.000,- Euro Einnahmen und 47.550,- Euro Ausgaben betrug der statistische Reinertrag für diese Praxen 40.450,- Euro.

6.4 Probleme

Bei der Buchführung können erfahrungsgemäß einige Probleme auftauchen, die eine steuerliche Bewertung erschweren oder zu Konflikten mit der Steuerbehörde führen können.
Es sollte strikt darauf geachtet werden, dass alle **Einnahmen** *lückenlos erfasst* werden.
Bareinnahmen sind durch einen Eintrag in das *Kassenbuch* zu dokumentieren.
Sollte das Finanzamt feststellen, dass Sie vergessen haben, Einnahmen festzuhalten oder diese gar bewusst verschwiegen haben, führt dies schnell zu einer Schätzung der Einkünfte. Schätzungen fallen in der Regel für den Steuerpflichtigen höher aus als die tatsächlichen Einnahmen. Tatsächlich verschwiegene Einkünfte können leicht den Tatbestand der Steuerverkürzung oder Steuerhinterziehung erfüllen.
Bei den *Ausgaben* ist darauf zu achten, dass entsprechende Belege oder Rechnungen vorliegen und die Summen bei einer Einnahmen-/Ausgabenüberschuss-Buchführung auch in dem Jahr der Buchung geflossen sind. Wichtg ist auch, dass die Kosten durch die Tätigkeit bedingt sind und eine steuerliche Relevanz besitzen.
Die praxisnotwendige Ausgabe ist im Zweifelsfall zu belegen.
Bei unüblich hohen Ausgaben kann das Finanzamt verlangen, dass sie begründet werden.

Der Tipp: Es sollte stets eine klare Trennung zwischen privaten und beruflich bedingten Ausgaben vorgenommen werden.

6.5 Steuerliche Aspekte

In seinem eigenen Interesse sollte ein Praxisinhaber einige steuerliche Aspekte beachten.

Die Buchführung muss nach der Abgabenordnung so beschaffen sein, dass sie einem sachverständigen Dritten innerhalb einer angemessenen Zeit einen Überblick über die Geschäftsvorfälle und über die Vermögenslage des Praxisinhabers vermitteln kann.

Die **Geschäftsvorfälle** müssen sich in ihrer Entstehung und Abwicklung verfolgen lassen.
Die **Buchungen** und die sonst erforderlichen Aufzeichnungen sind vollständig, richtig, zeitgerecht und geordnet vorzunehmen.

Kasseneinnahmen und **Kassenausgaben** sollen **täglich** festgehalten werden.
Es müssen die nach den Steuergesetzen erforderlichen **Bücher geführt** und die Aufzeichnungen in **deutscher Sprache** vorgenommen werden. Erfolgen die Aufzeichnungen in einer anderen Sprache, kann die Finanzbehörde Übersetzungen verlangen.
Buchungen und Aufzeichnungen dürfen **nachträglich nicht** in einer Weise **verändert** werden, dass der ursprüngliche Inhalt nicht mehr feststellbar ist. Es dürfen auch keine Veränderungen vorgenommen werden, deren Beschaffenheit es ungewiss lässt, ob sie ursprünglich oder erst später gemacht worden sind.
Wahlweise können die Bücher und Aufzeichnungen in der **geordneten Ablage von Belegen** bestehen oder – mit Ausnahme der Bilanz – auch auf Datenträgern geführt werden, soweit diese Formen der Buchführung einschließlich des dabei angewandten Verfahrens den *Grundsätzen einer ordnungsgemäßen Buchführung* entsprechen.
Die Steuererklärungen sind nach dem *amtlichen vorgeschriebenen Vordruck*, auch mittels Computer elektronisch dem Finanzamt einzureichen. Dabei sind die Angaben *wahrheitsgemäß* nach bestem Wissen und Gewissen zu machen, und die Steuererklärung muss vom Steuerpflichtigen eigenhändig *unterschrieben sein.*
Kann aufgrund fehlender oder sehr lückenhafter Unterlagen keine Steuerberechnung durchgeführt werden, ist das **Finanzamt dazu berechtigt, Schätzungen vorzunehmen**. Diese fallen in der Regel zu Ungunsten des Steuerpflichtigen aus, woraus folgt, dass dieser das größte Interesse an zweifelsfreien Unterlagen haben muss.

Heilpraktiker und Ärzte sind als **Angehörige eines freien Berufs nicht umsatz-** bzw. **mehrwertsteuerpflichtig**, es sei denn, dies wird durch anderweitige Aktivitäten, z.B. durch den Verkauf von Waren bedingt.

Der Praxisinhaber darf seine Bücher selber führen und seine Steuererklärung selbst anfertigen. Ob er dazu bei der Komplexität der Steuergesetze in der

Lage ist, hängt von seinen Kenntnissen und seinem Informationsstand ab. Im Zweifelsfall kann es günstiger sein, einen *Steuerberater* hinzuzuziehen, bevor steuerermäßigende Positionen nicht wahrgenommen oder Fehler gemacht werden, deren steuerliche Auswirkungen nicht abzusehen sind.

6.5.1 Aufbewahrungsfristen

Die **Bücher** und **Aufzeichnungen** müssen für eine **bestimmte Frist aufbewahrt werden**, damit sie erforderlichenfalls der Steuerbehörde vorgelegt werden können. Dies gilt auch für Aufzeichnungen auf Datenträgern, bei denen ebenfalls sichergestellt sein muss, dass sie während der Dauer der Aufbewahrungsfristen verfügbar sind und jederzeit innerhalb einer angemessenen Frist lesbar gemacht werden können.

Zehn Jahre lang geordnet aufzubewahren sind:
- die Eröffnungsbilanz,
- Bücher und Aufzeichnungen,
- Inventare,
- Bilanzen,
- Buchungsbelege,
- Lohnsteuerunterlagen,
- Arbeitsanweisungen und sonstige Organisationsunterlagen, die für das Verständnis der Bücher, Aufzeichnungen, Inventare und Bilanzen erforderlich sind.

Eine Aufbewahrungsfrist von **sechs Jahren** gilt für:
- Geschäftsbriefe und
- sonstige Unterlagen, soweit sie für die Besteuerung von Bedeutung sind.

Die Aufbewahrungsfrist läuft jedoch nicht ab, soweit und solange die Unterlagen für Steuern von Bedeutung sind, für welche die Festsetzungsfrist noch nicht abgelaufen ist.

Die Frist beginnt mit dem Schluss des Kalenderjahrs, in dem:
- die letzte Eintragung in das Buch gemacht wurde.
- das Inventar aufgestellt wurde.
- die Bilanz festgestellt wurde.
- der Handels- oder Geschäftsbrief empfangen oder abgesandt wurde.
- der Buchungsbeleg entstanden ist.
- die Aufzeichnung vorgenommen wurde.
- die sonstigen Unterlagen entstanden.

Für die ordnungsgemäße Aufbewahrung steuerrelevanter Unterlagen ist alleine der **Steuerpflichtige verantwortlich**. Können sie nicht in einer angemessenen Zeit vorgelegt werden, führt dies unmittelbar zu **Schätzungen** durch die **Steuerbehörde**.
Faxbriefe und E-Mails, die Handelsbriefcharakter haben, sind genauso wie Geschäftspapiere in Papierform zu behandeln. Sie sind deshalb in unverfälschter Form aufzubewahren.

Patientenunterlagen und Dokumente über Behandlungen wie Karteikarten, Laborbefunde, Dokumentationen, Aufzeichnungen und Berichte sollten zehn Jahre lang aufbewahrt werden.

Bei Versicherungsunterlagen empfiehlt sich eine Aufbewahrung von mindestens sechs (besser zehn) Jahren nach Ablauf der Versicherung.

7. Die Zusammenarbeit von Behandlern

Es gibt die verschiedensten Formen von Zusammenarbeit zwischen Behandlern. Die alltäglichste Form findet durch eine Überweisung an einen anderen Therapeuten mit Rücküberweisung statt. *Parallelbehandlungen* zwischen einem *Behandler* und einem *Facharzt* sollten sinnvollerweise abgestimmt sein oder sich in ihren therapeutischen Auswirkungen nicht tangieren.
Vermehrt arbeiten verschiedene Behandler auch in Praxisgemeinschaften oder einer Gemeinschaftspraxis zusammen.
Keine Zusammenarbeit stellt die Parallelbehandlung eines Patienten durch zwei oder mehrere Behandler dar, die entweder vom Patienten darüber im Unklaren gelassen werden oder ihre Maßnahmen nicht aufeinander abstimmen.

7.1 Die Gemeinschaftspraxis

Eine Gemeinschaftspraxis bietet sich immer dann an, wenn der Wunsch zur *Zusammenarbeit* mit Kolleginnen und Kollegen oder *finanzielle Aspekte* dafür sprechen.
Die Praxis firmiert dann nach außen als eine Einheit, und auch wirtschaftlich haften alle Partner gemeinsam. Die Aufteilung der Gewinne kann individuell erfolgen und wird meist der Arbeitszeit entsprechend vorgenommen.

Der Tipp: Zu empfehlen wäre auch eine Vereinbarung bei auftretenden Verlusten, wenn von der gleichmäßigen Aufteilung abgewichen werden soll.

Neben dem rein persönlichen Wunsch zur Zusammenarbeit können *fachliche Aspekte* eine Rolle bei der Gründung einer Gemeinschaftspraxis spielen. Mehrere Partner ergänzen sich z.B. durch die von ihnen angewandten Therapien. Ein „Allroundtherapeut", wie wir ihm oftmals begegnen, wird hier durch mehrere Kollegen „ersetzt". Ein Behandler, der vorwiegend mit klassischen naturheilkundlichen Methoden arbeitet, tut sich mit einem Kollegen zusammen, der hauptsächlich Akupunktur oder auch Chiropraktik einsetzt.
So können unterschiedliche Therapien von verschiedenen Therapeuten in einer Praxis durchgeführt werden.

In der Gemeinschaftspraxis besteht also die Möglichkeit dazu, dass jeder Partner „seine Patienten" alleine behandelt. Mehrere Kollegen können sich aber auch zugleich um einen Patienten bemühen, z.B. bei einem „schwierigen Fall", oder sie bringen sich entsprechend den von ihnen angewandten Therapien ein. Für viele Behandler ist es zwar undenkbar, dass ein Patient zugleich von verschiedenen Therapeuten behandelt wird, andere halten dies aber für eine Bereicherung.
Die Zusammenarbeit von Behandlern in einer Praxis erfolgt praktisch schon lange in allen Fällen, in denen *Assistenten* beschäftigt werden oder während der Einarbeitungsphase vor einer Praxisübergabe.
Neben den bereits genannten Gründen werden Gemeinschaftspraxen auch im Hinblick auf die **Finanzen** gegründet. Die meisten Einrichtungsgegenstände, Geräte und Instrumente müssen nur einmal für mehrere Behandler gemeinsam angeschafft werden. Die Raumkosten bleiben nahezu gleich, unabhängig davon ob in einer Praxis einer, zwei oder mehrere Therapeuten arbeiten. Es erfolgt somit eine bessere Ausnutzung bei gleicher Kostensituation.
Sinnvoll kann eine Gemeinschaftspraxis auch dann sein, wenn die Inhaber sich *zeitlich ergänzen*. Eine Kollegin möchte z.B. nur vormittags arbeiten, solange die Kinder in der Schule sind, ein anderer möchte zu bestimmten Zeiten seinem Hobby nachgehen. Diese Aspekte spielen eine immer größere Rolle und relativieren mehr und mehr das Bild des von morgens bis abends arbeitenden Kollegen.
Bei der **Vertragsgestaltung** sollten möglichst alle Bereiche der Zusammenarbeit berücksichtigt werden. Dies gilt auch für den „Ein- oder Ausstieg" von Partnern. Alle möglichen strittigen Punkte sollten klar definiert und geregelt werden. Ein Vertrag muss alle Probleme so erfassen, dass aus Freunden oder gut zusammenarbeitenden Kollegen keine erbitterten Gegner werden können.

Probleme entstehen allzu leicht durch verschiedene Temperamente. Eine unterschiedliche Arbeitsauffassung, Arbeitsbelastung oder Arbeitsgeschwindigkeit spielt oftmals bei der Gewinnverteilung eine unrühmliche Rolle und entfacht u.U. eine „Gerechtigkeitsdiskussion".
Somit müssen vor der Einrichtung einer Gemein-

schaftspraxis eine Reihe von Punkten geklärt sein, wie nachfolgend beispielhaft aufgeführt.

7.1.1. Finanzielle Aspekte

Der finanzielle Aspekt einer Gemeinschaftspraxis bedarf der besonderen Beachtung. Spätestens wenn die Zusammenarbeit sich nicht so entwickelt, wie sich dies die Partner vorgestellt haben, tauchen Fragen und Probleme auf, die zudem oft noch überbewertet werden. Die Klärung und vertragliche Fixierung sollte unter Berücksichtigung nachfolgenden Fragenkatalogs **erfolgen**.

- Kann die Gemeinschaftspraxis voraussichtlich mehreren Partnern eine finanzielle Existenz oder das angestrebte Einkommen bieten?
- Wie erfolgt die Gewinnaufteilung, auch in ihrer Differenzierung entsprechend dem Arbeitseinsatz?
- Wie erfolgt die Gewinnaufteilung im Hinblick auf unterschiedliche Kapitaleinsätze?
- Wie erfolgt die Gewinnaufteilung im Hinblick auf die Einarbeitungsphase eines neuen Partners?
- Welche Einnahmen und Ausgaben werden der Gemeinschaftspraxis zugeordnet?
- Wann und unter welchen Bedingungen werden Gewinne entnommen?
- Wer entscheidet über die Bestellung von Verbrauchsgütern?
- Wer entscheidet über die Anschaffung von Einrichtungsgegenständen und Geräten, auch unter Berücksichtigung von Zeiten, während derer ein Partner längere Zeit abwesend ist?
- Wie erfolgt die Gewinnaufteilung, wenn ein Partner längere Zeit abwesend ist, z.B. wegen einer Erkrankung oder einer Weltreise?
- Wie erfolgt die Erstattung des Anteils an einen Partner bei dessen Ausscheiden?
- Wer ermittelt den Wert der Praxis?
- Wurde an eine neutrale Bewertungsstelle gedacht?
- Ist evtl. eine neutrale Schiedsstelle für Streitfälle vorgesehen?

Jede der aufgestellten Fragen kann erhebliche Probleme mit sich bringen.
Wenn durch die Praxis das von den Partnern erwartete Einkommen nach einer absehbaren Zeit nicht erarbeitet wird, scheitert meist das Projekt Gemeinschaftspraxis.
Aber auch bei wirtschaftlichem Erfolg kann die Zukunftsplanung von den Beteiligten völlig unterschiedlich gesehen werden. Zwei von drei Partnern möchten z.B., dass eine Investition getätigt wird, einer ist jedoch dagegen. Hier muss die **Entscheidungskompetenz** bereits vorher vertraglich festgelegt sein. Dabei ist es einerlei, ob jeweils Einstimmigkeit bestehen muss oder eine Mehrheitsentscheidung reicht, wichtig ist allein, dass sich die Partner **vor dem Vertragsabschluss** über die Konsequenzen der Modalitäten im Klaren waren, um sie daraufhin zu akzeptieren.

Aber auch Regelungen für die **Abwesenheit** eines oder mehrerer Partner, z.B. wegen Krankheit oder Urlaub, sollten zweifelsfrei fixiert sein. Bei Vertragsabschluss denkt meist niemand daran, dass ein Partner plötzlich Lust dazu verspürt, für ein halbes Jahr eine Weltreise anzutreten. Wie schön für ihn, wenn er sich dann seinen Gewinnanteil nachsenden lassen kann, weil dies bei der Gewinnaufteilung nicht berücksichtigt wurde. Für alle vom Vertrag abweichenden Fehlzeiten, aus welchen Gründen auch immer, sollten deshalb klare Regelungen getroffen werden. So käme eine den „Fehlzeiten" entsprechende Minderung der Gewinnauszahlungen in Frage, aber auch das „Nach- oder Vorarbeiten".
Ab welchem Zeitraum muss an eine Vertretung oder ein Wechsel des Partners gedacht werden?
Die persönlichen Vorstellungen der Partner spielen selbstverständlich auch bei der Gemeinschaftspraxis eine große Rolle, weshalb auch hier die nachfolgenden Fragen geklärt sein sollten.

7.1.2 Persönliche Voraussetzungen

Die persönlichen Voraussetzungen sind zu klären nach dem **Fragenkatalog**:

- Erfüllen die Partner die fachlichen Voraussetzungen?
- Ergänzen sich die Partner durch die gewünschten Arbeitszeiten oder die angewandten Therapien?
- Befinden sich die Partner in der Anfangs- oder Endphase ihres Berufslebens?
- Erfüllen die Partner die Bedingungen für eine gute Zusammenarbeit, passen sie z.B. altersmässig, menschlich und weltanschaulich zusammen?
- Welche Einstellung haben die jeweiligen privaten Lebenspartner in Bezug auf die Gemeinschaftspraxis?

- Passen die Wünsche in wirtschaftlicher Hinsicht zusammen und sind sie realistisch?
- Welche Probleme könnten sich bei verschiedengeschlechtlichen Partnern ergeben?
- Wie wird die Zusammenarbeit bei der Schwangerschaft eines weiblichen Partners geregelt?

Wie bei jeder anderen Praxis spielen auch in der Gemeinschaftspraxis das *Arbeitsklima* und die *Atmosphäre* eine große Rolle. Persönliche Dissonanzen zwischen gleichberechtigten Partnern, die nicht ohne weiteres ausgetauscht werden können, bringen eine erheblich größere Brisanz mit sich als Unstimmigkeiten z.B. zwischen Arbeitgeber und Arbeitnehmer. Da solche Konflikte die Grundlage einer erfolgreichen Praxis zerstören können, sollten sie weitgehend ausgeschlossen werden.
Wenn eine Zusammenarbeit nicht mehr möglich oder gewünscht ist, sollte die *Kündigung der Partnerschaft* problemlos erfolgen können oder zumindest klar geregelt sein. Die Kündigungsfristen müssen festgelegt sein. Bei vorzeitiger Kündigung könnte eine Vertragsstrafe vorgesehen werden. Gründe für die fristlose Kündigung eines Partners sollten schriftlich fixiert sein. Es ist auch an eine *Konkurrenzschutzklausel* zu denken, damit der ausgeschiedene Partner nicht sofort nebenan eine neue Praxis eröffnen kann.
Die Praxisorganisation sollte ebenfalls bestens geregelt sein, damit einfache Organisationsfragen, Probleme im Arbeitsablauf, Personalfragen und anderes nicht ständige „Konfliktherde“ bilden.
So kann eine Gemeinschaftspraxis viele **Vorteile** mit sich bringen, z.B.:

- eine höhere Effizienz bei der Behandlung kranker Menschen.
- wirtschaftliche Vorteile durch Kosteneinsparungen.
- größere Flexibilität bei der Freizeit der einzelnen Partner.
- eine geringere Arbeitsbelastung einzelner Partner.
- die bessere Nutzung von Praxisräumen, Einrichtungen und Geräten.
- den effektiven Einsatz des Personals.
- eine leichtere Finanzierung durch die anteilig niedrigeren Investitionskosten.

Dem stehen jedoch einige **Nachteile** gegenüber, von denen zu erwähnen wären:

- der Zwang zur Zusammenarbeit mit selbständigen Partnern.
- das Ringen um gemeinsam getragene Lösungen von Konflikten.
- mögliche Unstimmigkeiten bei Arbeitsorganisation und Arbeitsablauf.
- Konflikte durch verschiedene Auslegungen unklarer Vertragsbestimmungen.

Auf die klare schriftliche Fixierung der Vertragsbedingungen sollte deshalb größter Wert gelegt werden.
Gemeinsam einen Vertrag aufzusetzen kann viel Freude mit sich bringen. Er umfasst einen beträchtlichen Teil einer hoffnungsvollen Zukunftsplanung. Bei ernsthaften Konflikten, schon bei der Vertragsgestaltung, sollte der Plan einer Gemeinschaftpraxis zumindest bei problematischen Partnern überdacht werden.

7.2 Die gemeinsame Nutzung von Praxisräumen

In den letzten Jahren konnte man vermehrt beobachten, dass mehrere Behandler in den gleichen Praxisräumen zu verschiedenen Zeiten praktizierten.
Der ursprüngliche Praxisinhaber benötigt dabei die Praxisräume meist nur an bestimmten Tagen, z.B. montags, mittwochs und freitags. Dienstag und Donnerstag werden die Räume nicht genutzt. Für diese Zeit überlässt er die Praxis einer Kollegin oder einem Kollegen gegen eine *Kostenbeteiligung*.
Selbstverständlich kann auch bei einer Neueröffnung an eine **Praxisgemeinschaft** gedacht werden. Auf diese Art können von einem Praxisinhaber die z. T. beträchtlichen Kosten für die Praxisräume und die Einrichtung gesenkt werden. Die *fixen Kosten*, die meist den größten Ausgabenposten in einer Naturheilpraxis darstellen, erhöhen sich durch eine gemeinsame Nutzung nicht. Lediglich die Kosten für das *Verbrauchsmaterial* steigen den Aktivitäten entsprechend.

Die Praxisgemeinschaft unterscheidet sich von der Gemeinschaftspraxis dadurch, dass hier die Partner rechtlich und somit auch finanztechnisch selbständig bleiben. Jeder Partner beteiligt sich zwar seinem Nutzungsanteil entsprechend an den Gesamtkosten, bleibt darüber hinaus aber unabhängig in wirtschaftlichen Belangen.

Wie bei der Gemeinschaftspraxis sollten dennoch **klare Vereinbarungen** getroffen werden.
Zur Orientierung können viele Punkte des vorigen Abschnitts herangezogen werden. Vor allem über die *Nutzungszeiten*, die *Kostenaufteilung, Kompetenzen* und *Kündigungsfristen* müssen klare Vereinbarungen getroffen und in einem schriftlichen Vertrag festgelegt werden.
Beachtet werden sollte auch die jeweilige Verantwortung für die *Einhaltung* gesetzlicher *Vorschriften* und *Bestimmungen*.

7.3 Die Kooperation mit anderen Praxen

Jeder Behandler stößt zwangsläufig bei seiner Tätigkeit an seine *Grenzen*, der eine früher, der andere später. Dies kann bereits bei der Diagnostik der Fall sein. Für die Abklärung eines Krankheitsgeschehens kann es erforderlich sein, die Hilfe eines Spezialisten, sprich **Facharztes**, in Anspruch zu nehmen. Er hat die erforderliche spezialisierte Ausbildung und den notwendigen Kenntnisstand, arbeitet „hoffentlich" nach den neuesten Erkenntnissen und verfügt über die benötigten Geräte und Instrumente.
Es wäre mehr als fahrlässig, erforderlichenfalls auf eine solche Abklärung zu verzichten.
Oftmals können nur zusätzliche Untersuchungen die Entscheidungsgrundlage bieten, ob und wie ein Patient weiterbehandelt werden kann.

Der Tipp: Praxisneugründer sollten einen guten Kontakt zu den in Frage kommenden „Spezialisten", meist sind es Fachärzte, suchen und pflegen.

Bei der Behandlung kommen im Wesentlichen zwei Gruppen von Kooperationspartnern in Frage. Dies sind zum einen **Ärzte** und **Fachärzte**, bei denen die Patienten wegen Leiden in Behandlung sind, deren Behandlung vom Heilpraktiker nicht oder nicht in der erforderlichen Form durchgeführt werden kann. Dies könnte beispielhaft eine Diabeteserkrankung sein, für die ein Patient *verschreibungspflichtige Medikamente* benötigt.
In diesem Fall werden unterstützende Maßnahmen, Folgeerkrankungen und andere Beschwerden des Patienten behandelt, die Diabeteserkrankung bleibt jedoch unter der Kontrolle des Arztes.
Ähnliches gilt für eine Reihe weiterer Erkrankungen, bei denen der Patient parallel behandelt wird. Wie weit die Zusammenarbeit möglich ist, hängt meist von der Souveränität der Behandler, dem Bekanntheitsgrad u.a. ab.
Bei der zweiten Gruppe handelt es sich um **Kollegen**, die **andere Therapien** anbieten. So wird ein vorwiegend homöopathisch arbeitender Kollege zweifellos einen Patienten zum Praktiker mit chiropraktischer Kompetenz schicken, wenn dies erforderlich erscheint.
Es ist längerfristig auch besser, einen Patienten „weiterzureichen" als mit einer unzureichenden oder ungeeigneten Methode einen Misserfolg zu dokumentieren.
Bei erkennbaren besseren Alternativen bedingt es auch die Berufsethik, dem Patienten diese nahezulegen.

8. Der Notfall

Notfälle in der Naturheilpraxis sind glücklicherweise *relativ selten*. Dies liegt zum einen am verantwortlichen Vorgehen der Behandler, zum anderen an den meist *risikofreien* oder *risikoarmen Therapien*, die den überwiegenden Teil der naturheilkundlichen Behandlungen ausmachen. Die Praxen werden jedoch auch von vielen schwerkranken Patienten aufgesucht, bei denen ein Praxisinhaber jederzeit mit einem Notfall rechnen muss, der jederzeit eintreten kann. Bereits im *Wartezimmer* oder im *Anmeldebereich* kann ein Notfall auftreten, der dann nahezu automatisch ablaufende Maßnahmen erfordert.
Ein **akut lebensbedrohlicher Zustand**, bei dem lebensnotwendige Funktionen beeinträchtigt sind, gilt als **Notfall**. Dies ist auch dann der Fall, wenn eine solche Störung, z.B. der Atmung, des Kreislaufs oder des Bewusstseins, droht.
Bei erkennbaren medizinischen Notfällen, zu denen auch alle unklaren Situationen zählen, müssen zunächst alle Maßnahmen ergriffen werden, um die **Vitalfunktionen** zu erhalten bzw. wiederherzustellen. So gilt es z.B. als selbstverständlich, dass die **Atemwege frei** sein müssen. Parallel dazu sollte möglichst der **Notarzt** angefordert werden. Der Notarzt, ersatzweise auch der Rettungssanitäter, ist für den Notfall ausgebildet.

Die Behandlung eines Notfallpatienten gehört nicht zu den Aufgaben eines Heilpraktikers.

Er muss jedoch dazu in der Lage sein, **qualifizierte Ersthilfe** zu leisten, wie man diese von einem Beruf mit guten medizinischen Kenntnissen erwarten darf.
Die **Telefonnummer der Rettungsleitstelle** hat sich gut sichtbar beim Telefon zu befinden. Dies ist normalerweise im gesamten Bundesgebiet die Nummer **19222**. Aber auch die Nummer **19242** gilt als Notrufnummer.
In einigen Orten muss zunächst eine Vorwahlnummer gewählt werden, die dem örtlichen Telefonbuch zu entnehmen ist. Die Rettungsleitstelle dient im Normalfall als schnellster Weg, um medizinische Hilfe im Notfall zu erhalten.
Sollten dabei Schwierigkeiten auftauchen, kann man die **Feuerwehr** über **112** anrufen. Diese Nummer ist auch zur Anforderung der Feuerwehr bei Brandfällen anzuwählen.

Für andere Notfälle gibt es die **Polizei-/Notrufnummer 110**.

Der Tipp: Vor der Eröffnung einer Naturheilpraxis sollte geklärt werden, welche Nummer für den regionalen Notdienst angerufen werden muss.

Von einem Praxisinhaber wird erwartet, dass er für die Bewältigung eines *medizinischen Notfalls geschult* ist. Die *Verbände* bieten ihren Mitgliedern ständig und überwiegend *günstige* oder gar *kostenlose Notfallseminare* an, die in regelmäßigen Abständen besucht werden sollten.
Dort werden Notfallsituationen dargestellt sowie die speziellen Maßnahmen und deren zeitliche Abfolge behandelt. Die Behandlung von Notfällen gehört nicht zum Aufgabenbereich eines Heilpraktikers, sondern in die Hände des Arztes, hier des **Notarztes**. Dieser wurde darin speziell ausgebildet und verfügt über die erforderlichen Medikamente. Dies entlässt den Praxisinhaber jedoch nicht aus der Pflicht, sofort geeignete Erste-Hilfe-Maßnahmen, auch unter Einsatz aller ihm zur Verfügung stehenden Mittel, zu ergreifen. Dies erfordert besondere Kenntnisse und einen Therapeuten, der die notwendigen Maßnahmen beherrscht. Bis der Notarzt eintrifft, muss alles unternommen werden, um *gesundheitliche Schäden* beim Betroffenen *zu vermeiden* oder wenigstens *zu minimieren*.
Von einem Heilpraktiker wird dabei in der Regel wesentlich **mehr erwartet** als von einem ebenfalls zur Ersten Hilfe verpflichteten Laien.
Vorwiegend bei oder nach einer therapeutischen Behandlung mittels Medikamenten kann eine **anaphylaktische Reaktion** (Schock) auftreten, unabhängig von der „Gefährlichkeit" eines Medikaments. Jeder Behandler weiß, dass dies selten auftritt, stets aber **lebensbedrohlich** ist. Auch auf diesen Umstand sollte der Praxisinhaber vorbereitet sein.
Auf der hinteren Umschlaginnenseite der Roten Liste stehen z.B. Hinweise zum anaphylaktischen Schock.
Hilfreich könnte es bei Notfällen auch sein, wenn sich eine **Arztpraxis** in der Nähe befindet, deren Inhaber schneller vor Ort ist als der Notarzt.
Je nach Örtlichkeiten und Umständen kann ge-

raume Zeit vergehen, bis der Notarzt eintrifft, die in keinem Fall zum Nachteil des Patienten tatenlos verstreichen darf.
Bei der Anforderung von Hilfe sollte stets eine **kurze Beschreibung der Umstände** und evtl. eine vermutete **Verdachtsdiagnose** gegeben werden.
In der Praxis sollten auch die Telefonnummern der **Informationszentren für Vergiftungsfälle** bereitliegen.
Sie sind im hinteren, rot markierten Teil der Roten Liste zu finden. Dieser enthält auch allgemeine Hinweise für die gezielte *Erstbehandlung* und für Therapiemaßnahmen bei *akuten Vergiftungen.* Ergänzt werden die Ausführungen durch Vorschläge für spezielle Therapiemaßnahmen bei *akuten Vergiftungen mit Arzneimitteln.*

8.1 Notrufübersicht

Eine **Telefonübersicht für Notfälle** sollte stets beim Telefon zu finden sein. Sie könnte enthalten:

Rettungsleitstelle/Notarzt	Tel. 19222
Feuerwehr	Tel. 112
Polizei/Notruf	Tel. 110
Arzt/Facharzt	Tel. . . .
Infozentrale bei Vergiftungen	Tel. . . .
Apotheke/Notdienst	Tel. . . .
Krankenhaus/Notaufnahme	Tel. . . .
Luftrettungsdienst/Hubschrauber	Tel. . . .
Amtsarzt/Gesundheitsamt	Tel. . . .

8.2 Die Notfallmeldung

Bei einer Notfallmeldung sollte man immer alle relevanten Informationen angeben:

- für den Zielort des Rettungswagens, hier: die Praxis,
- zur Art des Notfalls, evtl. mit Verdachtsdiagnose,
- zur Anzahl der betroffenen Personen.

Falls möglich und erforderlich, sollte eine Person zur Einweisung des Rettungswagens angewiesen werden.

8.3 Der Notfallbegleitschein

Es sollte ein bereitliegender **Begleitschein** möglichst bereits vor dem Eintreffen des Rettungswagens ausgefüllt werden. Er hat zu umfassen:

- den Namen des Betroffenen,
- Anschrift,
- Alter,
- evtl. zu benachrichtigende Angehörige,
- Datum und Uhrzeit,
- den Namen und die Anschrift des Behandlers,
- die Verdachtsdiagnose oder die Art des Notfalls,
- die Bewusstseinslage des Betroffenen,
- evtl. Blutdruck- und Pulsverhältnisse,
- vor dem Eintreten des Notfalls durchgeführte diagnostische oder therapeutische Maßnahmen,
- verabreichte Medikamente,
- nach Eintreten des Notfalls erfolgte Maßnahmen,
- verabreichte Medikamente,
- vorliegende Erkrankungen,
- frühere Erkrankungen,
- Dauertherapien,
- Risikofaktoren/Unverträglichkeiten und
- den behandelnden Hausarzt.

8.4 Die Notfallausrüstung

Alle **Gegenstände**, die bei einem Notfall erforderlich sein könnten, sollten **schnell greifbar** und komplett an einem **einzigen Punkt in der Praxis** vorhanden sein.
Ganz fatal wäre es, wenn Instrumente lediglich als normaler Praxisbestand in der gesamten Praxis verteilt aufbewahrt würden und im Notfall erst die Frage geklärt werden müsste: Wo ist der Beatmungsbeutel?
Zweckmäßigerweise sollte ein **„Notfallkoffer"**, der innerhalb kürzester Zeit den Zugriff auf alles Erforderliche ermöglicht, an einem gut zugänglichen und allgemein bekannten Ort bereitstehen.
Der Inhalt muss dem Ausbildungsstand für „Erste-Hilfe-Maßnahmen" im Notfall entsprechen und könnte umfassen:

Inhalt des Notfallkoffers

Für die Diagnostik
- ein Stethoskop
- ein Blutdruckmessgerät
- einen Reflexhammer
- Blutzuckerteststreifen
- eine Diagnoselampe
- eine Taschenlampe

Für die Atmung
- eine Absaugvorrichtung zum Freimachen der Atemwege
- Absaugkatheter in verschiedenen Größen
- Beatmungsbeutel und -masken in verschiedenen Größen
- Rachentuben verschiedener Größen
- ein Intubationsbesteck
- Plastiktüten (1-2 l)
- Mundkeil
- eine Sauerstoffflasche (mindestens 200 l)

Für den Kreislauf
- Desinfektionsspray
- Venenverweilkanülen
- Spritzen und Kanülen verschiedener Größen
- einen Venenstauer
- Tupfer, Pflaster, Verbandpäckchen, Brandwunden-Verbandpäckchen, sterile Mullkompressen
- Rettungsdecken
- eine Schere
- Infusionsbesteck
- Infusionslösungen, wie z.B.:
- Vollelektrolytlösung, z.B. Ringer-Lactat
- kolloidale Volumenersatzmittel, z.B. Dextran 60
- Natriumbicarbonat 8,4%
- Medikamente

Die **Medikamente** sollten dem **Ausbildungsstand** und den **gesetzlichen Vorschriften entsprechen**. Notfallkoffer können komplett vom Fachhandel bezogen oder individuell zusammengestellt werden. Die Komplettlösungen kosten meist, auch inhaltsbedingt, zwischen einigen hundert und etwa 1.200,- Euro.

Der Tipp: Die individuelle Zusammenstellung kann bereits bei einem Aluminium-Koffer oder einer geeigneten Tasche beginnen, die dann entsprechend bestückt werden.

IV.
Praxis
und
Recht

1. Der Behandlungsvertrag

Der Patient schließt mit dem Behandler entweder einen **individuellen Behandlungsvertrag**, oder es kommen als **Rechtsgrundlage** die entsprechenden **Paragraphen des Bürgerlichen Gesetzbuches** zum Tragen.

Dadurch, dass der Patient behandelt werden möchte, stellt er praktisch den **Antrag**, einen Vertrag im Sinne des Bürgerlichen Gesetzbuches zu schließen. An diesen ist er laut § 145 BGB zunächst gebunden, es sei denn, er hätte dies ausdrücklich ausgeschlossen.
Gemäß § 146 BGB erlischt der Antrag, wenn er gegenüber dem Antragenden, das bedeutet hier gegenüber dem Patienten, abgelehnt wird oder wenn er gegenüber diesem nach den Paragraphen 147 bis 149 nicht rechtzeitig angenommen wird.
Der einem Anwesenden gemachte Antrag kann gemäß § 147 I S.1 BGB nur sofort angenommen werden. Dies gilt auch für einen mittels Fernsprechers von Person zu Person gemachten Antrag (§ 147 I S.2 BGB).
Der einem Abwesenden gemachte Antrag kann nur bis zu dem Zeitpunkt angenommen werden, zu dem der Antragende den Eingang der Antwort unter regelmäßigen Umständen erwarten darf (§ 147 II BGB). Hat der Antragende gemäß § 148 BGB für die Annahme des Antrags eine Frist bestimmt, so kann die Annahme nur innerhalb der Frist erfolgen.
Ist eine dem Antragenden verspätet zugegangene Annahmeerklärung dergestalt abgesendet worden, dass sie bei regelmäßiger Beförderung ihm rechtzeitig zugegangen sein würde und musste der Antragende dies erkennen, so hat er die Verspätung dem Annehmenden nach § 149 unverzüglich nach dem Empfang der Erklärung anzuzeigen, sofern es nicht schon vorher geschehen ist. Verzögert er die Absendung der Anzeige, so gilt die Annahme als nicht verspätet (§ 149 BGB).
Die verspätete Annahme eines Antrages gilt als neuer Antrag (§ 150 I BGB).
Nach § 151 S.1 BGB kommt der Vertrag durch die Annahme des Antrages zustande, ohne dass die Annahme dem Antragenden gegenüber erklärt zu werden braucht, wenn eine solche Erklärung nach der Verkehrssitte nicht zu erwarten ist oder der Antragende auf sie verzichtet hat.
Praktisch bedeutet dies, dass keine der beiden Parteien, **weder der Behandler noch der Patient, einen Vertrag annehmen muss**.
Wenn sich der Patient mit der Bitte um eine Behandlung an den Heilpraktiker wendet und dieser die Behandlung beginnt, ist der Vertrag geschlossen.
Es handelt sich dann um einem **Dienstvertrag** laut BGB § 611 (siehe auch Kapitel III 5.1).

Mit dem Ende des Behandlungsvertrages endet auch die Pflicht des Heilpraktikers zur Behandlung.

Der Patient kann von sich aus jederzeit die Behandlung abbrechen, und auch der Behandler kann eine Behandlung beenden, z.B. wenn der Patient durch sein Verhalten das Therapieziel gefährdet oder ihm gar entgegenwirkt.
Dies gilt insbesondere dann, wenn er dringend notwendige diagnostische Maßnahmen oder auch die Einnahme von Medikamenten verweigert. Es könnte dann weiterhin bestenfalls eine *sittliche Verpflichtung* bestehen, den Patienten weiterzubehandeln, wenn ein anderer Behandler nicht oder nur unter unzumutbarem Aufwand zu erreichen ist. Hier müssen dann sehr massive Gründe bestehen, die Weiterbehandlung zu verweigern, damit der Behandler nicht für evtl. entstehende Schäden haftbar gemacht werden kann.
Unbenommen des Umstandes, dass ein Behandler nicht dazu gezwungen werden kann, eine Behandlung aufzunehmen, kann sich auch eine so genannte „Hilfspflicht" und damit die **Pflicht zur Behandlung** ergeben.

Diese resultiert aus dem Strafgesetzbuch § 323c **Unterlassene Hilfeleistung**, da bei Unglücksfällen oder gemeiner Gefahr oder Not **jedermann zur Hilfe verpflichtet ist**. Wer keine Hilfe leistet, obwohl dies erforderlich und ihm den Umständen nach zuzumuten ist, insbesondere ohne erhebliche eigene Gefahr und ohne Verletzung anderer wichtiger Pflichten, wird mit Freiheitsstrafe bis zu einem Jahr oder mit Geldstrafe bestraft.
Diese Pflicht zur Hilfeleistung wird in der Rechtsprechung für Angehörige von Heilberufen besonders **streng ausgelegt** und verlangt eine den **Möglichkeiten des Berufes entsprechende** Hilfeleistung.

1.1 Die Verschwiegenheitspflicht

Immer wieder werden im Berufsstand Diskussionen über die so genannte **Schweigepflicht** geführt. Alle Mitglieder der Berufsverbände, die der gemeinsamen Berufsordnung zugestimmt haben, erkennen zugleich auch diese an.

Die *Berufsordnung* allein regelt bereits die Schweigepflicht.

Zugleich resultiert eine **berufliche Schweigepflicht aus dem Dienstvertrag** mit dem Patienten nach BGB.

Als vertragliche Nebenpflicht ergibt sich, dass er über alles, was er im Zusammenhang mit der Behandlung erfährt, feststellt oder ausführt, Stillschweigen bewahrt. Denn eine ordentliche Vertragserfüllung ist nur möglich, wenn dem Behandler alle Umstände bekannt sind, die im Zusammenhang mit einer Erkrankung oder mit Beschwerden stehen.

Daraus ergibt sich ein besonderes Vertrauensverhältnis zwischen dem Behandler und dem Patienten und die so genannte **Leistungstreuepflicht**, deren Einhaltung mit dazu beiträgt, den Leistungserfolg herbeizuführen.

Zivilrechtlich könnte aus einer *Verletzung des Persönlichkeitsrechts* auch ein **Schadenersatzanspruch** entstehen.

2. Die Aufklärungspflicht

Der Aufklärungspflicht kommt eine große **haftungsrechtliche Bedeutung** zu. Dies gilt sowohl für die **Pflicht zur Aufklärung** als auch für deren **Umfang**.

Wird ein Patient nicht hinreichend aufgeklärt, ist seine **Einwilligung in die Behandlung unwirksam** – mit allen Konsequenzen.
Über die haftungsrechtliche Frage hinaus könnten dann unmittelbar **strafrechtliche Aspekte** wie eine *rechtswidrige Körperverletzung*, aber auch **zivilrechtliche Aspekte** wie **Honoraransprüche für eine ohne Einwilligung durchgeführte Behandlung** zum Tragen kommen.
Selbstverständlich darf die Aufklärungspflicht vom Patienten nicht dazu missbraucht werden, wesensfremde Ziele zu verfolgen, z.B. um sich der Vergütung von Behandlungen zu entziehen.
Sowohl haftungs- wie auch straf- und zivilrechtliche Aspekte erfordern ein **klares Vorgehen des Behandlers**.
So können grundsätzliche Unterschiede zwischen einer schulmedizinischen und einer naturheilkundlichen Behandlung als allgemein bekannt vorausgesetzt werden. Dennoch muss der Patient auf eine sinnvollerweise notwendige *schulmedizinische Behandlung* aufmerksam gemacht werden.
Hier spielt insbesondere die Aufklärung über die Folgen einer unterlassenen schulmedizinischen Maßnahme, z.B. einer notwendigen Operation eine Rolle. Das Selbstbestimmungsrecht des Patienten wird durch eine solche Aufklärung nicht berührt.

Der Tipp: Die Entscheidung des Patienten für eine naturheilkundliche Behandlung sollte im Zweifelsfall mit der erfolgten Aufklärung **dokumentiert** und von diesem **bestätigt** werden.

Als allgemein bekannt wird auch angesehen, dass naturheilkundliche Behandlungen als risikolos oder zumindest risikoarm gelten.
Daraus resultiert, dass über sämtliche *Risiken*, die aus *diagnostischen* oder *therapeutischen Maßnahmen* erwachsen könnten, aufgeklärt werden muss.
Dies gilt insbesondere dann, wenn vorausgesetzt werden kann oder muss, dass sie dem Behandler bekannt sind.
Zur Aufklärungspflicht gehört es auch, auf die möglichen *Kosten einer Behandlung*, vor allem bei aufwendigen und kostenintensiven Maßnahmen, aufmerksam zu machen.

3. Die Sorgfaltspflicht

In mehreren *Urteilen* spielte die vom Heilpraktiker zu erwartende und zu fordernde Sorgfaltspflicht bei den von ihm durchgeführten Maßnahmen eine entscheidende Rolle. Insbesondere ein **Urteil des Bundesgerichtshofes vom 29.01.1991** geht umfassend darauf ein. Im Wesentlichen sind die nachfolgenden Ausführungen als eine Zusammenfassung juristischer Positionen zur **Sorgfalt für den Heilpraktiker** von Bedeutung.
Grundsätzlich kommt dem Heilpraktiker bei seiner medizinischen Tätigkeit gegenüber dem Arzt juristisch gesehen eine völlig andere Stellung zu.
Dies gilt umso mehr gegenüber dem Facharzt, dem Spezialisten, der nach einem langen staatlich geregelten Ausbildungsgang seine *Qualifikation* nachweisen muss und nur dadurch die Erlaubnis erhält, bestimmte Tätigkeiten zu verrichten.

Vom Heilpraktiker erwartet zunächst einmal niemand den Nachweis einer bestimmten Qualifikation. Seine Zulassung erfolgt nach einer Überprüfung, dass seine Kenntnisse und Fähigkeiten ausreichend sind, um keine Gefahr für die Volksgesundheit zu sein bzw. zu keiner Gefährdung der menschlichen Gesundheit (hier: der des Patienten) zu führen.
Die Überprüfung ist keine Prüfung im Sinne einer *Leistungskontrolle* zur Feststellung einer bestimmten Qualifikation. Dies unbenommen der Tatsache, dass heute ein umfangreiches Wissen, viele Kenntnisse und Fähigkeiten verlangt werden, die eine intensive Beschäftigung mit der Materie bedingen.
Die *Grenzen* der Fähigkeiten und der Handlungskompetenzen des Heilpraktikers sind da, wo die Diagnostik und Therapie ärztliches Wissen und Befugnisse voraussetzen, z.B. um übertragbare Krankheiten zu behandeln, wie sie die Durchführungsverordnung zum Heilpraktikergesetz des Landes Baden-Württemberg anführt.
Der Beruf wird in seinen Ausbildungs- wie auch Qualitätsstandards als so heterogen angesehen, dass man *keinen berufsspezifischen Sorgfaltsstandard* feststellen kann.
So hat sich die Rechtsprechung bei der Feststellung von Standards an der jeweilig ausgeübten Tätigkeit orientiert.

Das bedeutet faktisch, wenn der Heilpraktiker die Aufgaben eines Spezialisten, z.B. eines **Facharztes,** übernimmt, so muss er **die gleiche Sorgfalt walten lassen wie dieser**.
Im Umkehrschluss heißt dies, verrichtet der Heilpraktiker nur einfache Aufgaben und führt nur einfache Maßnahmen durch, orientiert sich seine Sorgfalt ebenfalls daran.

Wer also als **Heilpraktiker wie ein Arzt** in der **Heilbehandlung** tätig ist, unterliegt denselben Anforderungen an die Sorgfalt wie dieser. Grundsätzlich ergibt sich daraus, dass durch das Recht, gleiche Tätigkeiten wie der Arzt auszuüben, eine **haftungsrechtliche Gleichstellung** resultiert.

Um einen späteren *Vorwurf der Fahrlässigkeit* zu vermeiden, muss der Heilpraktiker die für seine Maßnahmen erforderliche Sorgfalt walten lassen und damit **durchschnittliche Anforderungen an die Sorgfalt** erfüllen.
Durchschnittlich heißt hier *guter* Durchschnitt, dessen Maßstab der „ordentliche Berufsangehörige" bildet. Es werden somit die typischen Kenntnisse und Fähigkeiten verlangt, die von derjenigen Gruppe erwartet werden können, die dieselben Tätigkeiten verrichtet.
So werden z.B. die Sorgfaltsanforderungen an einen Facharzt auf seinem Spezialgebiet höher angesetzt als die eines Arztes ohne diese Spezialausbildung. Von einem Chefarzt wird mehr gefordert als von einem Arzt in der Ausbildung.
Entsprechend *differenziert* wird die Sorgfaltspflicht auch für den Heilpraktiker gesehen.
Dieser bestimmt durch seine Tätigkeit, durch seine *diagnostischen* und *therapeutischen Maßnahmen* den auf ihn zu verwendenden Maßstab.
Je komplizierter und komplexer seine Maßnahmen sind, je mehr Kenntnisse und Fähigkeiten sie erfordern, desto höher wird die „Messlatte" angesetzt. Ausreichende Sachkunde über die von ihm angewendete Behandlungsweise und der damit verbundenen Risiken gelten als Grundvoraussetzung.
So gilt z.B. für Maßnahmen, die auch vom Arzt ausgeübt werden, wie invasive Eingriffe, dass der Heilpraktiker die Grundlagen beherrschen muss und über die Fortschritte der Heilkunde auf

diesem Gebiet unterrichtet ist – sei es auch nur, um zu wissen, ob aus schulmedizinischer Sicht Bedenken gegen diesen Eingriff bestehen (siehe auch Fortbildungspflicht).
Jede **Maßnahme** erfordert somit die notwendige **Kompetenz**, die spätestens im **Konfliktfall nachgewiesen** werden muss.

Der *Bundesgerichtshof* hat darauf hingewiesen, dass der **Heilpraktiker** genauso wie ein Arzt gegen die gebotene **Sorgfaltspflicht verstoße**, wenn er eine Therapie anwende, mit deren Eigenarten, Risiken und Handhabung er sich nicht zuvor im erforderlichen Maße vertraut gemacht habe.

Über die durch gesetzliche Einschränkungen ausdrücklich *verbotenen Behandlungsmaßnahmen* hinaus dürfe der Heilpraktiker **keine Methoden anwenden**, deren Indikationsstellung oder Risiken die medizinisch-wissenschaftliche Ausbildung und Erfahrung eines Arztes verlangten, wenn er sich nicht das *entsprechende Fachwissen und Können erworben habe*.
Im Einzelfall müsse er jeweils selbstkritisch prüfen, ob seine Fähigkeiten und Kenntnisse ausreichen würden, um eine ausreichende Diagnose zu stellen und eine sachgemäße Heilbehandlung einzuleiten. Dies sei allein deswegen schon erforderlich, um bei etwaigen diagnostischen oder therapeutischen Eingriffen alle erforderlichen Vorsichtsmaßnahmen beachten zu können. Seien diese Kenntnisse und Fähigkeiten nicht vorhanden, müsse der Eingriff unterlassen werden.

Der Vorwurf, seine **Sorgfaltspflicht verletzt** zu haben, kann aber auch schon darin begründet sein, dass der Heilpraktiker nicht erkannt hat, dass im konkreten Fall eine Krankheit vorliegt, die er mit seinen Methoden *nicht diagnostizieren* oder *sachgerecht*, das heißt ohne Gefährdung für die Gesundheit des Patienten, *behandeln* kann.
Hier muss jedoch der bereits angeführte *Standard eines Heilpraktikers* maßgeblich berücksichtigt werden.

Der Heilpraktiker hat somit vor jeder Maßnahme gewissenhaft zu prüfen, ob **seine Kenntnisse und Fähigkeiten zur Feststellung und Behandlung einer Krankheit ausreichen**.
Mit der Erfüllung dieser Pflicht ist verbunden, dass die Anforderungen umso **strenger** zu stellen sind, je **gefährlicher** eine Krankheit ist, die gegebenenfalls vorliegen könnte.
Da aus der Sorgfaltspflicht fast schon automatisch die **Fortbildungspflicht** resultiert, sollte hierzu Kapitel VI. beachtet werden.

4. Die Berufsordnung

Die Berufsordnung begleitet den Berufsstand durch seine Geschichte. Die derzeit gültige, aus 29 Artikeln bestehende Berufsordnung wurde von den **Deutschen Heilpraktikerverbänden (DDH)** beschlossen, trat am 1. Oktober 1992 in Kraft und setzt Maßstäbe, die von den Mitgliedern der Verbände anerkannt wurden und beachtet werden. Da einige Passagen der Berufsordnung jedoch nicht mehr zeitgemäß sind, nicht mehr mit den gesetzlichen Bedingungen oder mit der aktuellen Rechtsprechung konform sind, wird sie seit einiger Zeit überarbeitet. Eine neue Version kann aber nur von den großen Heilpraktikerverbänden gemeinsam verabschiedet werden, um für uns Heilpraktiker eine Allgemeingültigkeit zu erlangen. Dieser Prozess ist insgesamt jedoch langwierig und umständlich, weil die üblichen satzungsgemäßen demokratischen Regeln eingehalten werden müssen.

In dieser Ausgabe verzichte ich bewusst darauf, die derzeit gültige Berufsordnung insgesamt aufzuführen, stattdessen gehe ich auf ihre wesentlichen Punkte und auf die geplanten Änderungen ein. Die derzeitig gültige Berufsordnung muss als in vielen Teilen überholt betrachtet werden. Sie liegt bei den DDH-Verbänden auf Abruf bereit und wurde bisher allen Mitgliedern automatisch zugesendet.

Sie umfasst alle wesentlichen Punkte der Berufsausübung.

Sowohl in der gültigen als auch in der neuen Berufsordnung (BOH) wird in **Artikel 1** darauf hingewiesen, dass der Heilpraktiker der Gesundheit des einzelnen Menschen und des ganzen Volkes dient und seine Aufgabe nach bestem Gewissen sowie nach den Erfahrungen der heilkundlichen Überlieferung und dem jeweiligen Erkenntnisstand der Heilkunde ausübt. Dabei hat er den hohen ethischen Anforderungen seines freien Heilberufs zu dienen und alles zu vermeiden, was dem Ansehen des Berufsstandes schadet.

In der neuen Version wird auch darauf hingewiesen, dass Heilpraktiker einen freien Beruf ausüben und ihre Patienten eigenverantwortlich behandeln. Diese Eigenverantwortlichkeit müsse auf Schildern und Schriftstücken stets für den Patienten erkennbar sein.

In **Artikel 2** werden **die Berufspflichten** angeführt, z.B. die Verpflichtung des Heilpraktikers dazu, seinen Beruf gewissenhaft auszuüben. Bei seinen Patienten soll er stets diejenigen Heilmethoden anwenden, die nach seiner Überzeugung einfach und kostengünstig zum Heilerfolg oder zur Linderung der Krankheit führen können. Oder auch: Der Heilpraktiker darf kostenlose oder briefliche Behandlung (Fernbehandlung), nicht anbieten. Fernbehandlung liegt u.a. dann vor, wenn der Heilpraktiker den Kranken nicht gesehen und untersucht hat.

Der letzte Satz wurde in der neuen BOH geändert. Nun soll es heißen: Heilpraktiker dürfen laut Heilmittelwerbegesetz (HWG) für Fernbehandlungen nicht werben. Bei einer Durchführung könnte sich ein Verstoß gegen die medizinische Sorgfaltspflicht ergeben.

Aufgenommen wurde auch: Heilpraktiker sind dazu verpflichtet, sich über die für die Berufsausübung geltenden Vorschriften zu unterrichten und sie zu beachten (HPG, HWG, UWG, IFSG). Soweit ihnen gesetzlich die Untersuchung oder Behandlung einzelner Leiden und Krankheiten sowie andere Tätigkeiten untersagt sind, sind diese Beschränkungen unbedingt zu beachten.

Heilpraktiker sind in der Ausübung ihres Berufes frei. Sie können eine Behandlung ablehnen. Die Verpflichtung, in Notfällen zu helfen, bleibt davon unberührt.

Neu aufgenommen werden soll auch, dass es nicht der medizinischen Sorgfaltspflicht entspricht, Diagnosen zu stellen und Arzneimittel oder Heilverfahren zu empfehlen, wenn ausschließlich die Ergebnisse von eingesendetem Untersuchungsmaterial wie Blut, Urin oder andere Unterlagen zur Verfügung stehen.

Und: In allen die Öffentlichkeit berührenden Standesfragen gelten die ethischen Grundsätze der Wahrung von Achtung, Sorgfalt, Takt und Zurückhaltung.

Artikel 3 umfasst **die Schweigepflicht**. Hier wird in der geltenden wie auch in der neuen Version darauf verwiesen, dass der Heilpraktiker sich verpflichtet, über alles Schweigen zu bewahren, was ihm bei der Ausübung seines Berufes anvertraut oder zugänglich gemacht wird. Im Gegensatz zur ärztlichen Schweigepflicht haben Heilpraktiker aber kein Zeugnisverweigerungsrecht.

Helfer, Praktikanten und Assistenten sind über die

Pflicht zur Verschwiegenheit zu belehren, und dies ist in schriftlicher Form festzuhalten.
Die Verpflichtung zur Verschwiegenheit ist auch gegenüber Familienangehörigen zu beachten.
Nach dem neuen Entwurf dürfen vertrauliche Patientendaten nur dann weitergegeben werden, wenn der Patient den Heilpraktiker von der Schweigepflicht entbunden hat. Dies gilt auch gegenüber den Angehörigen eines Patienten, wenn nicht die Art der Erkrankung oder die Behandlung eine Mitteilung notwendig macht.
Auskünfte über den Gesundheitszustand eines Arbeitnehmers an seinen Arbeitgeber dürfen nur mit Zustimmung des Arbeitnehmers erfolgen.
Notwendige Auskünfte an Krankenversicherungen müssen nach bestem Wissen und Gewissen gegeben werden. Dazu haben die Versicherungsnehmer ihre Versicherung autorisiert.

Die Aufklärungs-, Dokumentations- und Sorgfaltspflichten werden in **Artikel 4** behandelt. Der neue Entwurf präzisiert und ergänzt in einigen Punkten den bisherigen. Die wesentlichen Punkte sind:
Heilpraktiker stellen ihr ganzes Wissen und Können in den Dienst ihres Berufes und wenden jede mögliche Sorgfalt bei der Betreuung ihrer Patienten an.
Patienten sind über die Art ihrer Erkrankung sowie über die voraussichtliche Dauer der Behandlung nach bestem Wissen aufzuklären. Dabei entscheiden die behandelnden Heilpraktiker unter Berücksichtigung des körperlichen und seelischen Zustandes der Patienten nach ihrer Erfahrung, in wieweit die Patienten über ihren derzeitigen Zustand aufzuklären sind.
Patienten müssen bei einer vorgesehenen Behandlung auf *mögliche Risiken* aufmerksam gemacht werden.

Es ist schon *aus Gründen der Sorgfaltspflicht erforderlich*, alle Daten einer Behandlung zu dokumentieren. Dies gilt insbesondere unter den Prämissen einer möglichen Beweislastumkehr im Einzelfall. Danach könnte in Rechtsfällen dem Therapeuten eine mangelhafte Dokumentation seiner Behandlung bei umstrittenen Fakten zum Nachteil ausgelegt werden.
Im Rahmen der wissenschaftlichen **Aufklärungspflicht** sind die Patienten nach bestem Wissen und Gewissen über die voraussichtlich entstehenden, ungefähren Behandlungskosten zu unterrichten.

Heilpraktiker haben sich stets ihrer erworbenen Fähigkeiten sowie den Grenzen ihres Wissens und Könnens bewusst zu sein. In diesem Zusammenhang wird auf das **Urteil des Bundesgerichtshofes vom 29.01.1991** verwiesen (BGH VI ZR 206/90). Das diagnostische und therapeutische Handeln hat sich an diesen Grenzen zu orientieren.

In dem **Urteil des BGH** heißt es u.a.:
Heilpraktiker müssen die Voraussetzungen fachgemäßer Behandlungen kennen und beachten. Solange kein ausreichendes medizinisches Fachwissen und -können erworben wurde, dürfen keine Methoden angewendet werden, deren Indikationsstellungen oder Risiken eine medizinisch-wissenschaftliche Ausbildung erfordern.

Der Heilpraktiker ist selbstverständlich auch verpflichtet, sich über die Fortschritte der Heilkunde und über auch anderweitig gewonnene Erkenntnisse von Nutzen und Risiken der von ihm angewendeten Heilverfahren zu informieren.

Dazu heißt es im neuen BOH-Entwurf:
In Fällen, in denen eine Spezialuntersuchung, eine Operation oder eine sonstige therapeutische Maßnahme erforderlich ist, die vom Heilpraktiker nicht selbst vorgenommen werden kann, sollte rechtzeitig mit allem Nachdruck auf die Notwendigkeit einer solchen Maßnahme hingewiesen werden.

Führt auch ein erneuter und eindringlicher Hinweis an den Patienten und dessen Angehörige nicht zum Ziel, so kann die Ablehnung der Behandlung bzw. Weiterbehandlung geboten sein. Dieser Vorgang sollte im Rahmen der Dokumentationspflicht schriftlich festgehalten werden.

Heilungsversprechen sind gesetzlich **untersagt**.

Die Ausstellung von Attesten ohne vorgenommene Untersuchung ist nicht zulässig.

In Bescheinigungen und Befundberichten haben Heilpraktiker ihrer fachlichen Überzeugung gewissenhaft Ausdruck zu verleihen.

Im Rahmen einer möglichen gutachterlichen Tätigkeit für Gerichte, private Krankenversicherungen, Beihilfestellen oder andere Institutionen haben sich

Heilpraktiker in ihren gutachterlichen Aussagen ausschließlich auf die sachliche Beurteilung der jeweiligen Behandlung zu beschränken.

Artikel 5 befasst sich mit der **Weiterbildungspflicht** und führt im neuen Entwurf aus:
Heilpraktiker sind zur ständigen Weiterbildung in den von Ihnen ausgeübten Disziplinen verpflichtet. Danach beruht die Weiterbildungspflicht auf höchstrichterlicher Rechtsprechung und verpflichtet Heilpraktiker dazu, *„sich über die Fortschritte der Heilkunde und auch über anderweitig gewonnene Erkenntnisse von Nutzen und Risiken der von ihnen angewendeten Heilverfahren fortlaufend zu unterrichten"*.
Die Berufsorganisationen und ihre Beauftragten bieten nach ihren Satzungen fachlich qualifizierte Weiterbildungen an. Sie geben dazu Nachweise aus.

In **Artikel 6** wird auf den **Praxisort** eingegangen. Es heißt im Entwurf:

Heilpraktiker üben in der Regel ihre Tätigkeit am Ort ihrer Niederlassung aus. Hausbesuche sind jederzeit möglich. Es ist nicht zulässig, Patienten in Sammelbestellungen oder einzeln an einen anderen Ort als den der Niederlassung zur Behandlung zu bestellen.

Der Betrieb einer Zweitpraxis ist möglich.

Eine Änderung des Niederlassungsortes sollte den zuständigen Behörden sowie dem zuständigen Bundesverband unverzüglich unter Angabe der neuen Anschrift mitgeteilt werden.

Artikel 7 – Praxisräume ist im Wesentlichen gleich geblieben und lautet:

Die Praxisräume müssen stets den *gesetzlichen und hygienischen Anforderungen* entsprechen.

Die Praxisräume sollten dabei so gestaltet sein, dass die Vertraulichkeit der Gespräche und Behandlungen gewährleistet ist.

Artikel 8 geht auf die **Werbung** ein, wobei der neue Entwurf die gegenwärtige Rechtslage berücksichtigt.

Heilpraktiker unterliegen keinem generellen oder gesetzlich normierten Werbeverbot. Sie sollten sich jedoch gemäß ihrem Berufsbild Selbstbeschränkungen auferlegen. Alle Veröffentlichungen sollten sich daher immer auf sachliche und berufsbezogene Informationen beschränken.

Jede anpreisende, **irreführende** oder vergleichende **Werbung** verstößt gegen die Bestimmungen des **„Gesetzes über den unlauteren Wettbewerb – UWG"** und des **„Gesetzes über die Werbung auf dem Gebiet des Heilwesens – HWG "** und ist darüber hinaus auch standesunwürdig.

Insgesamt sind immer das HWG und das UWG sowie die laufende einschlägige Rechtsprechung zu beachten und zu berücksichtigen. In Zweifelsfällen stehen alle Berufsverbände für Auskünfte zur Verfügung.

Insbesondere sollte eine Mitwirkung von Heilpraktikern an aufklärenden Veröffentlichungen medizinischen Inhaltes in Medien oder Vorträgen stets so erfolgen, dass sich diese Mitwirkung auf die Vermittlung sachlicher Informationen beschränkt.

Bei jeder unzulässigen Werbung, die ohne Kenntnis oder Mitwirkung der Heilpraktiker erfolgt ist, besteht die Verpflichtung, auf eine Richtigstellung oder Unterlassung hinzuwirken.

Empfohlen wird, dass folgende Werbeaktionen aus ethischen und berufsständischen Gründen nicht erfolgen sollten:

- Verbreitung von Werbematerial wie Flyer in Postwurfsendungen und Mailingaktionen oder ähnliches
- eigene Zeitungsbeilagen
- Plakatierung, z.B. in Supermärkten
- Trikotwerbung, Bandenwerbung
- Werbung auf Kraftfahrzeugen

Im Übrigen werden folgende Informationsmöglichkeiten als nicht zu beanstanden angesehen:

- Flyer, Patientenbroschüren oder andere Hinweise und Informationen über den eigenen Tätigkeitsbereich zur Auslage im Wartezimmer

- Veranstaltungen von Tagen der offenen Tür (Auf die nicht eindeutig gerichtliche Auslegung des HWG muss ausdrücklich verwiesen werden.)
- Hinweise auf Ortstafeln, in kostenlos verteilten Stadtplänen, Infobroschüren und in Bürgerinformationsstellen

Artikel 9 – Praxisschilder
Die Art und Größe von Praxisschildern ist nicht gesetzlich geregelt. Sie sollten jedoch in Größe und Gestaltung unaufdringlich sein und den Hinweisen in Artikel 8 entsprechen. Die Angabe des Namens sowie der Berufsbezeichnung Heilpraktiker/-in ist zwingend. Für zusätzliche Angaben sind außerdem die einschränkenden gesetzlichen Bestimmungen, insbesondere jene des HWG und des UWG, zu beachten. Zusätzliche Angaben sollten sich auf Sprechzeiten, Telefonnummer und Methoden, für welche die entsprechenden Qualifikationen vorhanden sind, beschränken.

Bei der Gestaltung des Praxisschildes ist darauf zu achten, dass keine irreführenden Bezeichnungen, wie beispielsweise „Zentrum“, „Institut“ oder „Tagesklinik“ verwendet werden, wenn die Praxis in Ausstattung, Methodenangebot und Personalstärke einer solchen Einrichtung nicht entspricht.

Die in der gültigen BOH angeführten Beschränkungen auf höchstens drei Diagnose- oder Therapiemethoden entfällt. Ebenso die Maßangabe für Praxisschilder.

Artikel 10 – Drucksachen und Stempel
Für Drucksachen und Stempel gelten sinngemäß die Angaben in Artikel 8 und 9.

Artikel 11 – Eintragung in Verzeichnisse und Sonderverzeichnisse
Für die Eintragung in die Verzeichnisse gelten sinngemäß Artikel 8 und 9.

Artikel 12 – Inserate
Er wird der heutigen Rechtsprechung angepasst. Es heißt nun:

Für den Anlass und die Größe von Insertionen bestehen keine gesetzlichen Vorschriften.

Jede anpreisende und reißerische Werbung ist als standesunwürdig anzusehen.

Insbesondere sind die Bestimmungen des HWG sowie des UWG zu beachten.

Auf die Artikel 8 und 9 wird sinngemäß verwiesen.

Die bisherigen Beschränkungen in der BOH haben keine Gültigkeit mehr.
Zu den vorigen Artikeln ist zu beachten, dass keine Verbandszeichen, Logos oder geschützte Symbole und Bezeichnungen verwendet werden dürfen, zu deren Nutzung der Praxisinhaber nicht berechtigt ist. Die Folge wären sonst kostspielige Abmahnungen und Unterlassungserklärungen.

Weitgehend geblieben ist der Artikel **13 – besondere Bezeichnungen**.

Heilpraktiker benutzen keine andere Zusatzbezeichnung, die sie gegenüber ihren Standeskollegen wettbewerbswidrig hervorheben. Neben der Bezeichnung **„Heilpraktiker“** dürfen keine Bezeichnungen wie beispielsweise *„Akupunkteur“, „Chiropraktiker“, „Homöopath“, „Psychologe“, „Psychotherapeut“, „Osteopath“* u.a. geführt werden, da durch diese Kopplung der Eindruck einer ebenfalls gesetzlich und/oder behördlich genehmigten Berufsausbildung bzw. Berufsbezeichnung wie der des Heilpraktikers entsteht.

Im beruflichen Umfeld dürfen akademische Grade und Titel nur in Verbindung mit der Fakultätsbezeichnung verwendet werden.

Die Führung von ausländischen akademischen Graden, Titeln und anderen Bezeichnungen unterliegt den jeweils geltenden gesetzlichen Vorschriften.

Sie sind so zu führen, dass ihre ausländische Herkunft erkennbar ist.

In **Artikel 14** sind die **Krankenbesuche** geregelt.

Bei Krankenbesuchen muss jeder Patient in seiner Wohnung oder dem vorübergehenden Aufenthaltsort behandelt werden.

Patienten in Kliniken, Kurheimen usw. dürfen nur mit vorherigem Einverständnis des leitenden Arztes oder Heilpraktikers beraten, untersucht und behandelt werden.

Hierzu ist zu bemerken, dass jetzt doch grundsätzlich die Konsultation eines Patienten gegen dessen Willen nicht verweigert werden kann. Es sei denn, die Arbeit der Institution würde empfindlich gestört.

Artikel 15 – Heilpraktiker und Arzneimittel
Die Herstellung sowie der Verkauf von Arzneimitteln oder sonstiger Präparate unterliegt den gesetzlichen Bestimmungen (Arzneimittelgesetz).

Inhaltlich nicht geändert hat sich **Artikel 16 - Verordnung von Arzneimitteln, Provisionen, Rabatte**.

Eine Verbandszugehörigkeit sollte auf Rezepten, Rechnungen u.a. durch Abdruck des Mitgliedstempels kenntlich gemacht werden.

Heilpraktiker lassen sich für die Verordnung oder Empfehlung von Arzneimitteln, medizinischen Geräten usw. keine Vergütung oder sonstige Vergünstigungen gewähren.

Patienten dürfen nicht ohne hinreichenden Grund an bestimmte Apotheken verwiesen werden.

Artikel 17 verpflichtet auch in Zukunft den Heilpraktiker zum Abschluss einer ausreichenden **Berufshaftpflichtversicherung**. Der Abschluss einer zusätzlichen Strafrechtschutzversicherung wird empfohlen. Im eigenen Interesse sollten Heilpraktiker beim Eintritt von Personenschäden und vor der Einleitung von Strafverfahren und Schadenersatzansprüchen unverzüglich ihrem Berufsverband und ihrer Berufshaftpflichtversicherung Mitteilung machen. Alle erforderlichen Angaben sind dabei lückenlos und in aller Offenheit darzulegen.

In **Artikel 18** wird auf die **Meldepflicht** hingewiesen. Er lautet:
Heilpraktiker haben ihre Praxisaufnahme nach den jeweils geltenden gesetzlichen Vorschriften Institutionen anzuzeigen wie dem Gesundheits- bzw. Ordnungsamt, der Berufsgenossenschaft der Gesundheitsdienste und der Wohlfahrtspflege sowie dem Finanzamt.
Artikel 19 geht auf **Beschäftigung von Hilfskräften** ein. Es heißt dort:
Werden in der Praxis Angestellte, z.B. Assistenten, Sprechstundenhilfen oder Reinigungspersonal beschäftigt, so sind die für Beschäftigungsverhältnisse geltenden Vorschriften zu beachten.

Der **Artikel 20** umfasst die **Berufsinsignien**.
Heilpraktiker erhalten von ihrer Standesorganisation einen Berufsausweis sowie einen Mitgliedsstempel. Beide bleiben Eigentum des ausgebenden Verbandes und müssen bei Beendigung der Mitgliedschaft zurückgegeben werden. Unberechtigter Besitz und Gebrauch werden gerichtlich verfolgt. Die Berufsinsignien werden nur an Heilpraktiker ausgegeben.

Der Berufsausweis dient dazu, sich bei Behörden und in entsprechenden Situationen als Heilpraktiker ausweisen zu können.
Ausweise und Stempel müssen die Mitgliedsnummer und den Namen des Verbandes (Berufsorganisation) enthalten. Weitere Vorschriften über die Vergabe usw. sind den jeweiligen Verbandsstatuten zu entnehmen.

§ 21 regelt die **Berufsaufsicht**. Er lautet:
Heilpraktiker unterstellen sich im Interesse des Berufsstandes der Berufsaufsicht ihres Berufsverbandes.

Es liegt im eigenen Interesse der Heilpraktiker, von ihrem Berufsverband erbetene Auskünfte über ihre Praxistätigkeit wahrheitsgemäß zu erteilen.

Den gewählten Vertretern ihrer Berufsorganisation bzw. deren autorisierten Beauftragten ist zu ermöglichen, sich gegebenenfalls über eine geordnete Berufstätigkeit an Ort und Stelle zu informieren.

Notwendigen Anordnungen Ihres Verbandes ist nachzukommen, wobei gegen Anordnungen, die nach Ansicht des Mitgliedes nicht gerechtfertigt sind, entsprechend der Satzung des zuständigen Verbandes Einspruch erhoben werden kann.

Bei Ausübung spezieller Behandlungsmethoden wie Akupunktur, Chiropraktik, Neuraltherapie, Injektions- und Infusionstechniken, Osteopathie oder ähnlichen, die besondere Kenntnisse und Fähigkeiten erfordern, ist im Bedarfsfall die entsprechende Befähigung nachzuweisen.

Im neuen Entwurf ist damit der **bisherige Artikel 22 in 21** aufgegangen.

Statt in **Artikel 23** wird nun in **22 die Standesdisziplin** behandelt.

Heilpraktiker verpflichten sich grundsätzlich zur Standesdisziplin. Kollegen begegnen sich stets mit Achtung und Kollegialität.

Herabsetzende Äußerungen über Personen, die Behandlungsweise oder das berufliche Können von Angehörigen der Heilberufe sind zu unterlassen.

Gleich geblieben ist der Artikel für die Hinzuziehung eines zweiten Heilpraktikers.

Falls vom Patienten oder dessen Angehörigen gewünscht oder wenn behandelnde Heilpraktiker unter Zustimmung des Kranken oder der Angehörigen dies für erforderlich halten, können weitere Heilpraktiker zur gemeinsamen Beratung und Behandlung hinzugezogen werden.

Von hinzugezogenen Heilpraktikern darf lediglich die Untersuchung durchgeführt werden. Weitere Behandlungen von hinzugezogenen Kollegen sollten nur erfolgen, wenn der Patient selbst, seine Angehörigen oder der bisher behandelnde Heilpraktiker im Einvernehmen mit dem Patienten diese Tätigkeit weiterhin wünscht.

Dies gilt auch für die vertrauliche Beratung.

Der Meinungsaustausch und die Beratung von mehreren zugezogenen Heilpraktikern müssen vertraulich bleiben und dürfen nicht in Gegenwart des Patienten stattfinden. Die Angehörigen sollten bei der Beratung nicht zugegen sein.
Das Ergebnis der gemeinsamen Beratung soll dem Patienten in der Regel vom behandelnden Heilpraktiker mitgeteilt werden.
Auch die Zuweisung von Patienten gegen Entgelt wird weiterhin als standeswidrig angesehen.

Bei vorübergehender oder andauernder Verhinderung muss der Heilpraktiker dafür sorgen, dass die notwendige Weiterbehandlung von Patienten in dringenden Krankheitsfällen sichergestellt ist.
Der neue **Artikel 27** regelt **Verstöße gegen die Berufsordnung**. Dort heißt es:
Verstöße gegen die Berufsordnung können im Wege eines satzungsgemäßen Verfahrens geahndet werden. Vorher sollte jedoch immer der Versuch einer kollegialen Bereinigung durch die zuständigen Berufsvertreter unternommen werden.

In einem solchen Verfahren kann auch darüber entschieden werden, ob ein Heilpraktiker im Interesse des Standes aus dem Verband auszuschließen ist.

Die Bestimmungen des Heilpraktikergesetzes vom 17.02.1939 sowie der Durchführungsverordnungen und andere gesetzliche Regularien werden durch die BOH nicht berührt.

Da der neue Entwurf unter den Deutschen Heilpraktikerverbänden (DDH) bereits abgestimmt wurde, kann man davon ausgehen, dass er weitgehend unverändert auch verabschiedet wird.

5. Gesetzliche Einschränkungen der Tätigkeit

Das Heilpraktikergesetz eröffnet ein weites Feld diagnostischen und therapeutischen Wirkens, das im Wesentlichen **von anderen Gesetzen eingeschränkt wird**.
Für den Heilpraktiker gilt es, diese Beschränkungen zu beachten, um nicht mit den entsprechenden Gesetzen in Konflikt zu geraten.
Sie sind zwar Bestandteil der Überprüfung beim Gesundheitsamt, sollen aber hier kurz in Erinnerung gebracht werden.

5.1 Gesetz zur Verhütung und Bekämpfung von Infektionskrankheiten beim Menschen. (Infektionsschutzgesetz - IfSG)

Die umfangreichen gesetzlichen Bestimmungen sind in ihren Grundzügen allgemein bekannt, sollten jedoch immer wieder auf ihre Aktualität überprüft werden. Insbesondere die meldepflichtigen Krankheiten sollten genau beachtet werden. Unkenntnis und Versäumnisse können nicht nur strafrechtliche sondern u.U. auch haftungsrechtliche Folgen haben.
Das Gesetz kann bei Bedarf im Internet aufgerufen werden. Im Rahmen der politischen Beratungen zu diesem Gesetz erfolgte die Integration des Geschlechtskrankheitengesetzes. Im Rahmen meiner Arbeit im Auftrag und Namen der Deutschen Heilpraktikerverbände (DDH) konnte ich dazu beitragen, dass uns Heilpraktikern nach jahrzehntelangem Verbot die Untersuchung und Behandlung von Krankheiten der Geschlechtsorgane erlaubt wurde. Selbstverständlich gilt dies nicht für meldepflichtige Geschlechtskrankheiten.

5.2 Gesetz über den Beruf der Hebamme und des Entbindungspflegers

Der für den Heilpraktiker wesentliche § 4 HebG lautet: Zur Leistung von Geburtshilfe sind, abgesehen von Notfällen, außer Ärztinnen und Ärzten nur Personen mit einer Erlaubnis zur Führung der Berufsbezeichnung „Hebamme“ oder „Entbindungspfleger“ berechtigt.
Ein Verstoß gegen diesen Paragraphen stellt eine Ordnungswidrigkeit dar.

5.3 Leichenschau

Bei der Leichenschau hat das Gesundheitsamt darauf hinzuwirken, dass sie nach Möglichkeit überall eingerichtet und möglichst von Ärzten durchgeführt wird. Insbesondere hat das Gesundheitsamt auf die sorgfältige Ausstellung der Totenscheine durch die Ärzte zu achten. Die Ausstellung eines Totenscheines erfolgt nur auf speziellen Formularen, die den dazu berechtigten Personen zur Verfügung stehen, Heilpraktiker zählen nicht dazu.

5.4 Blutproben

Heilpraktiker werden auch nicht für Blutproben herangezogen, da die Untersuchungen und die Entnahme von Blutproben nur von einem Arzt vorgenommen werden dürfen.

5.5 Schutzimpfungen

Im Normalfall kommen auch Schutzimpfungen durch Heilpraktiker nicht in Betracht. Es besteht zwar kein generelles Impfverbot, Bestimmungen des Infektionsschutzgesetzes, die Verschreibungspflicht von Impfstoffen und nicht zuletzt auch die Sorgfaltspflicht sprechen jedoch gegen Impfungen durch Heilpraktiker.

5.6 Gesetz über den Verkehr mit Betäubungsmitteln

Nach §1 sind Betäubungsmittel im Sinne dieses Gesetzes die in den Anlagen I bis III aufgeführten Stoffe und Zubereitungen. Es handelt sich dabei um längere Auflistungen von nicht verkehrsfähigen Betäubungsmitteln in Anlage I, verkehrsfähige, aber nicht verschreibungsfähige Betäubungsmittel in Anlage II und um verkehrsfähige und verschreibungsfähige Betäubungsmittel in Anlage III. Die in Anlage III bezeichneten Betäubungsmittel dürfen nur von Ärzten, Zahnärzten und Tierärzten und nur dann verschrieben oder im Rahmen einer ärztlichen, zahnärztlichen oder tierärztlichen Behandlung verabreicht oder einem anderen zum unmittelbaren Verbrauch überlassen werden, wenn ihre Anwendung am oder im menschlichen oder

tierischen Körper begründet ist. Die Anwendung ist insbesondere dann nicht begründet, wenn der beabsichtigte Zweck auf andere Weise erreicht werden kann.
Betäubungsmittel im Sinne des Gesetzes dürfen somit von Heilpraktikern nicht verschrieben, verordnet oder verabreicht werden.

5.7 Gesetz über die Ausübung der Zahnheilkunde

In § 1 S.1 ZHG heißt es: Wer im Geltungsbereich dieses Gesetzes die Zahnheilkunde dauernd ausüben will, bedarf einer Approbation als Zahnarzt nach Maßgabe dieses Gesetzes.
Ausübung der Zahnheilkunde ist die berufsmäßige auf zahnärztlich wissenschaftliche Erkenntnisse gegründete Feststellung und Behandlung von Zahn-, Mund- und Kieferkrankheiten. Als Krankheit ist jede von der Norm abweichende Erscheinung im Bereich der Zähne, des Mundes und der Kiefer anzusehen, einschließlich der Anomalien der Zahnstellung und des Fehlens von Zähnen.
Für den Heilpraktiker ist zu beachten, dass die Behandlung von Erkrankungen im Mundbereich von diesem Gesetz erfasst werden und ihm somit entzogen ist.

5.8 Röntgenverordnung

Für den Praxisinhaber ist der § 24 RöV „Zur Anwendung berechtigte Personen“ wesentlich, in dem die besondere Erlaubnis geregelt ist. Hier heißt es:
Auf Menschen dürfen nur folgende Personen in Ausübung ihres Berufs Röntgenstrahlen anwenden:
1. Personen, die als Ärzte approbiert sind oder denen die Ausübung des ärztlichen Berufs erlaubt ist und die für das Gesamtgebiet der Röntgenuntersuchung oder Röntgenbehandlung die erforderliche Fachkunde im Strahlenschutz besitzen,
2. Personen, die als Ärzte oder Zahnärzte approbiert sind oder denen die Ausübung des ärztlichen oder zahnärztlichen Berufs erlaubt ist und die für das Teilgebiet der Anwendung von Röntgenstrahlung, in dem sie tätig sind, die erforderlichen Kenntnisse im Strahlenschutz besitzen,
3. Personen, die als Ärzte oder Zahnärzte approbiert sind oder zur Ausübung des ärztlichen oder zahnärztlichen Berufs berechtigt sind und nicht über die erforderliche Fachkunde im Strahlenschutz verfügen, wenn sie unter ständiger Aufsicht und Verantwortung einer Person nach Nummer 1 oder 2 tätig sind und über die erforderlichen Kenntnisse im Strahlenschutz verfügen.
Die technische Durchführung ist daneben Personen mit einer Erlaubnis nach dem MTA-Gesetz oder einer staatlich geregelten abgeschlossenen Ausbildung auf diesem Gebiet erlaubt.

6. Wer darf eine Naturheilpraxis kontrollieren?

Immer öfter taucht die Frage nach der **Kontrolle einer Praxis** und den **rechtlichen Voraussetzungen** dafür auf.
Unterschieden werden müssen im Wesentlichen: die **Aufsicht über die Berufsausübung**, die **Kontrolle der Praxisräume** und ihrer **hygienischen Einrichtungen** und **Polizeibefugnisse bei dringenden Gefahren**.

Selbstverständlich müssen bei der Einrichtung einer Naturheilpraxis die öffentlichen Vorschriften und Gesetzte beachtet werden, weshalb eine diesbezügliche Überprüfung durch das **Gesundheits-, Ordnungs-** und **Bauamt** ermöglicht werden muss. Im Allgemeinen geschieht dies nach einer *schriftlichen Anmeldung*.

6.1 Die Polizei/Staatsanwaltschaft

Die Polizei kann zum Schutz eines Einzelnen oder des Gemeinwesens gegen dringende Gefahren für die öffentliche Sicherheit oder Ordnung **jederzeit Praxisräume** auch **gegen den Willen des Praxisinhabers** betreten.

Dies setzt allerdings eine **konkrete Gefahr** voraus.
Eine konkrete Gefahr bedeutet, dass ein Umstand bestehen muss, der bei ungehindertem, objektiv zu erwartendem Geschehensablauf in absehbarer Zeit mit hinreichender Wahrscheinlichkeit zu einem Schaden führen kann.
Schaden wird dabei so definiert, dass die geschützten Rechtsgüter verletzt oder gemindert werden.
Die Durchsuchung von Praxisräumen setzt voraus, dass durch Tatsachen die Annahme gerechtfertigt ist, dass sich in den Räumen eine **Sache** befindet, die **sichergestellt** oder **beschlagnahmt** werden darf.
Nach § 102 StPO kann bei einer *Person*, die als *Täter oder Teilnehmer einer Straftat* oder Begünstigung (§ 257 StGB), der *Strafvereitelung* (§ 258 StGB) oder der *Hehlerei* (§ 259 StGB) verdächtig ist, eine Durchsuchung der Wohnung und anderer Räume, somit auch der Praxisräume, sowie seiner Person und der ihm gehörenden Sachen, sowohl zum Zweck seiner Ergreifung als auch dann vorgenommen werden, wenn zu vermuten ist, dass die Durchsuchung zur Auffindung von Beweismitteln führen würde.
Durchsuchungen bei anderen Personen, um einen Beschuldigten zu ergreifen, Spuren einer Straftat zu verfolgen oder um bestimmte Gegenstände zu beschlagnahmen, sind nach § 103 I 1 StPO nur dann zulässig, wenn Tatsachen vorliegen, aus denen zu schließen ist, dass die gesuchte Person, Spur oder Sache sich in den zu durchsuchenden Räumen befindet.
Zur *Nachtzeit* dürfen Praxisräume und Wohnungen nur bei **Verfolgung auf frischer Tat**, bei **Gefahr im Verzug** oder zur Wiederergreifung eines **entwichenen Gefangenen** gemäß § 104 I StPO betreten bzw. durchsucht werden.
Durchsuchungen dürfen nach § 105 StPO nur duch einen **Richter angeordnet** werden.
Es bedarf hierzu eines Durchsuchungsbeschlusses, in dem ausdrücklich erklärt werden muss, weshalb eine Durchsuchung stattfinden soll und wonach gesucht wird.
Grundsätzlich umfasst der Beschluss auch nicht die Durchsuchung sämtlicher Räume und verschlossener Aufbewahrungsmöglichkeiten.
Bei **Gefahr im Verzug** kann in besonderen Ausnahmefällen die Durchsuchung auch durch die **Staatsanwaltschaft** angeordnet werden.
Dazu könnte z.B. ausreichen, dass Beweismaterial unterdrückt oder vernichtet werden könnte. In solchen Fällen bedarf es jedoch der *nachträglichen Legitimation*.

6.2 Das Gesundheitsamt

Die **Aufsicht** über die **Berufsausübung eines Heilpraktikers** obliegt dem **Gesundheitsamt** gem. § 2 der 3. Durchführungsverordnung zum GesVereinhG.
Der Besuch wird normalerweise angekündigt bzw. mit dem Praxisinhaber abgesprochen.
Die Gesundheitsämter können auch als „besondere Polizeibehörden“ tätig werden, z.B gemäß Infektionsschutzgesetz mit der Eilfallkompetenz zur Durchführung von Verhütungsmaßnahmen gegen auftretende Krankheiten.
Ein Betretungs- und Untersuchungsrecht wird den Gesundheitsämtern auch durch die **Trinkwasserverordnung** eingeräumt.

Die Gesundheitsämter sind für das Trinkwasser zuständig, wodurch sie spezielle Ermächtigungs- bzw. Rechtsgrundlagen erhalten.
Normalerweise wird der **Polizeivollzugsdienst im Auftrag der Gesundheitsämter** tätig.
Eine vorherige **Ankündigung** ist **nicht erforderlich**, wenn eine **Rechtsgrundlage** besteht. Unmittelbar vor dem Tätigwerden der Polizei hat diese jedoch normalerweise das Vorhaben bekanntzugeben.
Der Betroffene, in dessen Rechte eingegriffen wird, ist außerdem vor dem Tätigwerden *anzuhören.*
Das Tätigwerden der Polizei stellt einen Verwaltungsakt dar und muss deshalb bestimmt sein und begründet werden.
Eine **Anhörung unterbleibt**, wenn ihr ein zwingendes **öffentliches Interesse** entgegensteht. Von ihr kann auch abgesehen werden, wenn eine sofortige Entscheidung **wegen Gefahr im Verzug** oder wenn dies im öffentlichen Interesse notwendig ist. Desgleichen, wenn durch die Anhörung die Einhaltung einer für die Entscheidung maßgebliche *Frist* in Frage gestellt würde.

6.3 Das Ordnungsamt

Es wird im Normalfall **im Auftrag** tätig, z.B. in dem des Gesundheitsamtes.

6.4 Das Bauordnungsamt

Das Bauordnungsamt ist rechtlich für die Errichtung, Änderung, Benutzung, Unterhaltung und Beseitigung baulicher Anlagen, damit auch für Praxisräume zuständig.

Es kann alle **erforderlichen Maßnahmen** treffen, um die Einhaltung der baurechtlichen und sonstigen öffentlich-rechtlichen Vorschriften über die Errichtung, die Unterhaltung und den Abbruch baulicher Anlagen durchzusetzen.
Bei **Kontrollen** eines **Gebäudes** oder von **einzelnen Räumen** handelt es sich um einen *Verwaltungsakt*, der vor dem Tätigwerden *bekanntzugeben* ist. Dies kann allerdings unmittelbar vor der Kontrolle geschehen.
Das Bauordnungsamt übernimmt Aufgaben als „besondere Polizeibehörde“, und erhält dazu einige „Ermächtigungen“, erforderlichenfalls wird jedoch die **Polizei zum Handeln** aufgefordert.

6.5 Das Finanzamt und die Steuerfahndung

Großbetriebe werden in kürzeren Abständen (etwa alle 2 Jahre), mittlere Betriebe in größeren (etwa alle 4-6 Jahre) und Kleinbetriebe alle zehn Jahre oder seltener vom **Finanzamt** genauer **überprüft**.

Die **Naturheilpraxen** zählen in der Regel, allein schon wegen ihres Umsatzes, zu den Kleinbetrieben, die **selten überprüft** werden.
Aus den verschiedensten Gründen kann jedoch eine Überprüfung in kürzeren Abständen erfolgen.
Dies ist vor allem dann der Fall, wenn Anhaltspunkte bestehen, dass die **Angaben nicht vollständig wahrheitsgemäß** gemacht worden sind.
Eine *Außenprüfung* in der Praxis wird vom Finanzamt angekündigt. Dabei besteht für den Praxisinhaber in begrenztem Umfang die Möglichkeit, eine *Terminverschiebung* zu erreichen oder einen Termin zu vereinbaren.
Für die **Betriebsprüfung** müssen dem Finanzbeamten sämtliche steuerlich relevanten Unterlagen und ein Raum für die Überprüfung zur Verfügung gestellt werden.
Es ist dabei zweckmäßig, sich für Rückfragen bereitzuhalten. Dem Praxisinhaber wird zu Beginn der Überprüfung der *Prüfungsumfang* mitgeteilt, und am Ende findet eine *Schlussbesprechung* statt.
In der Regel werden die letzten drei Jahre, für die Steuererklärungen abgegeben wurden, überprüft.
Ergeben sich Anhaltspunkte für unrichtige, z.B. steuerverkürzende Angaben, kann die Überprüfung auch auf weitere Jahre ausgedehnt werden.

Der Tipp: Der Steuerberater sollte möglichst **vor** der Überprüfung informiert werden.

Über die Betriebsprüfung wird von dem Finanzbeamten ein **Bericht** verfasst, dessen Inhalt zu einer **Neubewertung der Steuern** für die geprüften Jahre führen kann.
Bei vermeintlich *falscher Bewertung* durch das Finanzamt ist innerhalb der genannten Fristen **Einspruch** zu erheben. Im Zweifelsfall muss ein *Verfahren* vor dem zuständigen *Finanzgericht* angestrebt werden.
Von der genannten Überprüfung, der grundsätzlich alle Steuerpflichtigen unterliegen, unterscheiden sich die Aktivitäten der **Steuerfahndung**.

Sie wird tätig, wenn Anhaltspunkte für eine *Steuerhinterziehung* vorliegen.
Dies kann z.B. eine *anonyme Anzeige* mit konkreten Hinweisen oder auch ein *Verdacht* des steuerlichen Sachbearbeiters sein.
Die zuständige Stelle beim Finanzamt beantragt dann eine *richterliche Durchsuchung des Betriebes* bzw. der Privaträume des der Steuerhinterziehung Verdächtigten.
Entspricht der Richter dem Antrag, können die Beamten der Steuerfahndung ohne Anmeldung die im Durchsuchungsbefehl angegebenen Räume durchsuchen und alle *steuerrelevanten Unterlagen beschlagnahmen.*
Danach nimmt das Verfahren seinen Lauf mit zwei unterschiedlichen Konsequenzen.
Sollten tatsächlich Steuern hinterzogen worden sein, wird ein **Strafverfahren** eingeleitet.
Die steuerlich festgestellten **Unregelmäßigkeiten** führen zu einer **Neubewertung der Steuerpflicht** mit Säumnis-, Zins- und anderen Zuschlägen.
Dies bedeutet normalerweise die *Zahlung von wesentlich höheren Abgaben* als bei einer Veranlagung nach wahrheitsgemäßen Angaben.
Wegen *Steuerhinterziehung* wird nach § 370 der Abgabenordnung mit Freiheitsstrafe bis zu 5 Jahren oder mit Geldstrafe bestraft, wer

1. den Finanzbehörden oder anderen Behörden über steuerlich erhebliche Tatsachen unrichtige oder unvollständige Angaben macht,
2. die Finanzbehörden pflichtwidrig über steuerlich erhebliche Tatsachen in Unkenntnis lässt,
3. pflichtwidrig die Verwendung von Steuerzeichen oder Steuerstempeln unterlässt und dadurch Steuern verkürzt oder für sich oder einen anderen nicht gerechtfertigte Steuervorteile erlangt. Bereits der Versuch ist strafbar.

In besonders schweren Fällen droht eine Freiheitsstrafe von sechs Monaten bis zu zehn Jahren. Ein besonders **schwerer Fall** liegt in der Regel vor, wenn der Täter

1. aus grobem Eigennutz in großem Ausmaß Steuern verkürzt oder nicht gerechtfertigte Steuervorteile erlangt,
2. seine Befugnisse oder seine Stellung als Amtsträger missbraucht,
3. die Mithilfe eines Amtsträgers ausnutzt, der seine Befugnisse oder seine Stellung missbraucht,
4. unter Verwendung nachgemachter oder verfälschter Belege fortgesetzt Steuern verkürzt oder nicht gerechtfertigte Steuervorteile erlangt.

Wer unrichtige oder unvollständige Angaben bei der Finanzbehörde berichtigt oder ergänzt oder unterlassene Angaben nachholt, wird **straffrei**, wenn dies erfolgt, bevor ein Amtsträger zur steuerlichen Prüfung oder Ermittlung einer Steuerstraftat erschienen ist, bevor ihm die Einleitung eines Straf- oder Bußgeldverfahrens bekannt gegeben wird und bevor die Tat bereits entdeckt wurde.
Selbstverständlich sind auch dann die hinterzogenen Steuern und Abgaben innerhalb einer Frist **zu entrichten**.
Ordnungswidrig handelt nach § 378 der Abgabenordnung, wer als Steuerpflichtiger die oben genannten Taten **leichtfertig** begeht. Die Ordnungswidrigkeit kann mit einer Geldbuße bis zu fünfzigtausend Euro geahndet werden. Auch hier entfällt die Geldbuße bei rechtzeitiger Korrektur der Angaben.
Die Verfolgung von **Steuerordnungswidrigkeiten verjährt** nach der Abgabenordnung in fünf Jahren. Die Frist beginnt mit der Vollendung der Tat, dies ist im Zweifelsfall der Termin, an dem der auf falschen Angaben beruhende Steuerbescheid bekanntgegeben wird.
Bei **Steuerhinterziehung** kann die **Steuer für zehn Jahre rückwirkend** neu festgesetzt werden. Die Frist beginnt mit dem Ablauf des Jahres, in dem die Steuerpflicht entsteht.

6.6 Verjährungsfristen

Für den Praxisinhaber sind einige Verjährungsfristen von Bedeutung. Gemäß § 194 BGB unterliegt ein Anspruch der Verjährung. So beträgt die **regelmäßige Verjährungsfrist** gemäß dem Bürgerlichen Gesetzbuch (§ 195 BGB) seit der vor einiger Zeit erfolgten Änderung **drei Jahre**.
Ansprüche auf Übertragung des Eigentums an einem Grundstück sowie auf Begründung, Übertragung oder Aufhebung eines Rechts an einem Grundstück oder auf Änderung des Inhalts eines solchen Rechts sowie die Ansprüche auf die Gegenleistung verjähren in zehn Jahren (§ 196 BGB).
Laut § 197 **verjähren in 30 Jahren**, soweit nichts anderes bestimmt ist,
Herausgabeansprüche aus Eigentum und anderen dinglichen Rechten,
familien- und erbrechtliche Ansprüche,
rechtskräftig festgestellte Ansprüche,
Ansprüche aus vollstreckbaren Vergleichen oder vollstreckbaren Urkunden,
Ansprüche, die durch die im Insolvenzverfahren

erfolgte Feststellung vollstreckbar geworden sind, Ansprüche auf Erstattung der Kosten der Zwangsvollstreckung.
Die regelmäßige **Verjährungsfrist beginnt mit dem Schluss des Jahres**, in dem der Anspruch entstanden ist und der Gläubiger von den den Anspruch begründenden Umständen und der Person des Schuldners Kenntnis erlangt oder ohne grobe Fahrlässigkeit erlangen müsste.
Schadenersatzansprüche, die auf der **Verletzung des Lebens**, des **Körpers**, der **Gesundheit** oder der Freiheit beruhen, **verjähre**n ohne Rücksicht auf ihre Entstehung und die Kenntnis oder grob fahrlässige Unkenntnis **in 30 Jahren** von der Begehung der Handlung, der Pflichtverletzung oder dem sonstigen den Schaden auslösenden Ereignis an.
Sonstige Schadenersatzansprüche verjähren ohne Rücksicht auf die Kenntnis oder grob fahrlässige Unkenntnis in zehn Jahren von ihrer Entstehung an und ohne Rücksicht auf ihre Entstehung und die Kenntnis oder grob fahrlässige Unkenntnis in 30 Jahren von der Begehung der Handlung, der Pflichtverletzung oder dem sonstigen den Schaden auslösenden Ereignis an. Maßgeblich ist die früher endende Frist.
Andere Ansprüche als Schadenersatzansprüche verjähren ohne Rücksicht auf die Kenntnis oder grob fahrlässige Unkenntnis in zehn Jahren von ihrer Entstehung an (§ 199 BGB).
Die Verjährungsfrist von Ansprüchen, die nicht der regelmäßigen Verjährungsfrist unterliegen, beginnt mit der Entstehung des Anspruchs, soweit nicht ein anderer Verjährungsbeginn bestimmt ist (§ 200 BGB).

Die **Verjährungsfrist kann gehemmt werden**, laut § 204 z.B. durch
die Erhebung der Klage auf Leistung oder auf Feststellung des Anspruchs, auf Erteilung der Vollstreckungsklausel oder auf Erlass des Vollstreckungsurteils,
die Zustellung des Antrags im vereinfachten Verfahren über den Unterhalt Minderjähriger,
die Zustellung des Mahnbescheids im Mahnverfahren,
die Veranlassung der Bekanntgabe des Güteantrags,
die Geltendmachung der Aufrechnung des Anspruchs im Prozess,
die Zustellung der Streitverkündung,
die Zustellung des Antrags auf Durchführung eines selbständigen Beweisverfahrens,
den Beginn des schiedsrichterlichen Verfahrens u.s.w..
Die Verjährung ist laut § 206 auch gehemmt, solange der Gläubiger innerhalb der letzten sechs Monate der Verjährungsfrist durch höhere Gewalt an der Rechtsverfolgung gehindert wurde.
Der Zeitraum, während dessen die Verjährung gehemmt ist, wird in die Verjährungsfrist nicht eingerechnet.
Die **Verjährung beginnt erneut**, wenn der Schuldner dem Gläubiger gegenüber den Anspruch durch **Abschlagszahlung, Zinszahlung, Sicherheitsleistung** oder in anderer Weise anerkennt oder eine gerichtliche oder behördliche **Vollstreckungshandlung** vorgenommen oder beantragt wird (§ 212). **Nach Eintritt der Verjährung** ist der **Schuldner** (nach § 214) **berechtigt**, die **Leistung zu verweigern**.

7. Werbung

Für den Heilpraktiker besteht **kein spezielles Werbeverbot**.

Die **Grenzen der Werbemöglichkeiten** werden im Wesentlichen durch das *Gesetz über die Werbung auf dem Gebiete des Heilwesens (HWG)*, das *Gesetz gegen den unlauteren Wettbewerb (UWG)* und durch die *Berufsordnung* gesetzt.

Letztere hat jedoch den Charakter einer Vereinssatzung. Heilpraktiker besitzen im Gegensatz zu Ärzten kein kodifiziertes Standesrecht, das ihnen gesetzesähnliche Einschränkungen auferlegen könnte.
Obwohl durch ein Grundsatzurteil des Bundesgerichtshofes schon vor Jahren eine Lockerung des Werbeverbotes stattgefunden hat, hält sich die **Werbung von Heilpraktikern im Rahmen**.
Bei teuren „Werbefeldzügen" von Kollegen konnten diese die Erfahrung machen, dass sich der „Werbeerfolg" in Grenzen hielt. Nur **selten** konnten auf diese Art **neue Patienten** gewonnen werden.
Oftmals wirkte sich die Werbung sogar kontraproduktiv aus, indem sie mögliche Patienten abschreckte, frei nach dem Motto: Der wird es schon nötig haben.
Ein Heilpraktiker, der aufgrund seiner **guten Arbeit** und seines **guten Rufes** ausreichend zu tun hat, braucht eben nicht zu werben. Dies wissen auch die Patienten.
Wer dennoch wirbt, läuft leicht Gefahr, aus Unkenntnis gegen geltendes Recht zu verstoßen.

Verstöße gegen das **Wettbewerbsrecht** und das HWG werden in der Regel früher oder später **abgemahnt**.
Oftmals erfolgt eine Abmahnung bereits beim ersten Verstoß, der meist auf Unkenntnis des Werbenden zurückzuführen ist.
Der abgemahnte Praxisinhaber hat dann die *nicht unerheblichen Kosten* zu tragen und muss eine entsprechende *Unterlassungserklärung* unterschreiben.

Da Abmahnungen im Normalfall zuvor rechtlich abgeklärt wurden und sich auf einen *Gesetzesverstoß* beziehen, muss mit hoher Wahrscheinlichkeit bei einem Widerspruch mit einer gerichtlichen Auseinandersetzung und möglichen *strafrechtlichen Folgen* gerechnet werden.

7.1 Wettbewerbsrecht

7.1.1 Gesetz über die Werbung auf dem Gebiete des Heilwesens (HWG)

Das HWG wurde 2005 und 2006 geändert, wovon auch einige für uns bedeutsame Punkte betroffen sind.
Es findet Anwendung auf die Werbung für
1. Arzneimittel im Sinne des **§ 2 des Arzneimittelgesetzes**,
1a. Medizinprodukte im Sinne des **§ 3 des Medizinproduktegesetzes**,
2. andere Mittel, Verfahren, Behandlungen und Gegenstände, soweit sich die Werbeaussage auf die Erkennung, Beseitigung oder Linderung von Krankheiten, Leiden, Körperschäden oder krankhaften Beschwerden bei Mensch oder Tier bezieht.

Andere Mittel im Sinne des Absatzes 2 sind kosmetische Mittel im Sinne des § 4 des Lebensmittel- und Bedarfgegenständegesetzes. Gegenstände im Sinne des Absatzes 2 sind auch Gegenstände zur Körperpflege im Sinne des § 5 Abs. 1 Nr. 4 des Lebensmittel- und Bedarfsgegenständegesetzes.
Eine Werbung im Sinne des Gesetzes ist auch das Ankündigen oder Anbieten von Werbeaussagen, auf die dieses Gesetz Anwendung findet.

Fachkreise im Sinne des Gesetzes **sind Angehörige der Heilberufe oder des Heilgewerbes, Einrichtungen, die der Gesundheit von Mensch oder Tier dienen** oder sonstige Personen, soweit sie mit Arzneimitteln, Medizinprodukten, Verfahren, Behandlungen, Gegenständen oder anderen Mitteln erlaubterweise Handel treiben oder sie in Ausübung ihres Berufes anwenden.

Unzulässig ist eine irreführende Werbung.
Eine Irreführung liegt insbesondere dann vor,
1. wenn Arzneimitteln, Medizinprodukten, Verfahren, Behandlungen, Gegenstanden oder anderen Mitteln eine therapeutische Wirksamkeit oder Wirkungen beigelegt werden, die sie nicht haben,

2. wenn fälschlich der Eindruck erweckt wird, dass
a) ein Erfolg mit Sicherheit erwartet werden kann,
b) bei bestimmungsgemäßem oder längerem Gebrauch keine schädlichen Wirkungen eintreten,
c) die Werbung nicht zu Zwecken des Wettbewerbs veranstaltet wird,
3. wenn unwahre oder zur Täuschung geeignete Angaben
a) über die Zusammensetzung oder Beschaffenheit von Arzneimitteln, Medizinprodukten, Gegenständen oder anderen Mitteln oder über die Art und Weise der Verfahren oder Behandlungen oder
b) über die Person, Vorbildung, Befähigung oder Erfolge des Herstellers, Erfinders oder der für sie tätigen oder tätig gewesenen Personen gemacht werden.

Nach § 9 ist eine Werbung für die Erkennung oder Behandlung von Krankheiten, Leiden, Körperschäden oder krankhaften Beschwerden unzulässig, die nicht auf eigener Wahrnehmung an dem zu behandelnden Menschen oder Tier beruht (Fernbehandlung).

§ 11 lautet:
Außerhalb der Fachkreise darf für Arzneimittel, Verfahren, Behandlungen, Gegenstände oder andere Mittel nicht geworben werden
1. mit Gutachten, Zeugnissen, wissenschaftlichen oder fachlichen Veröffentlichungen sowie mit Hinweisen darauf,
2. mit Angaben, dass das Arzneimittel, das Verfahren, die Behandlung, der Gegenstand oder das andere Mittel ärztlich, zahnärztlich, tierärztlich oder anderweitig fachlich empfohlen oder geprüft ist oder angewendet wird,
3. mit der Wiedergabe von Krankengeschichten sowie mit Hinweisen darauf,
4. mit der bildlichen Darstellung von Personen in der Berufskleidung oder bei der Ausübung der Tätigkeit von Angehörigen der Heilberufe, des Heilgewerbes oder des Arzneimittelhandels,
5. mit der bildlichen Darstellung
a) von Veränderungen des menschlichen Körpers oder seiner Teile durch Krankheiten, Leiden oder Körperschäden,
b) der Wirkung eines Arzneimittels, eines Verfahrens, einer Behandlung, eines Gegenstandes oder eines anderen Mittels durch vergleichende Darstellung des Körperzustandes oder des Aussehens vor und nach der Anwendung,
c) des Wirkungsvorganges eines Arzneimittels, eines Verfahrens, einer Behandlung, eines Gegenstandes oder eines anderen Mittels am menschlichen Körper oder an seinen Teilen,
6. mit fremd- oder fachsprachlichen Bezeichnungen, soweit sie nicht in den allgemeinen deutschen Sprachgebrauch eingegangen sind,
7. mit einer Werbeaussage, die geeignet ist, Angstgefühle hervorzurufen oder auszunutzen,
8. durch Werbevorträge, mit denen ein Feilbieten oder eine Entgegennahme von Anschriften verbunden ist,
9. mit Veröffentlichungen, deren Werbezweck missverständlich oder nicht deutlich erkennbar ist,
10. mit Veröffentlichungen, die dazu anleiten, bestimmte Krankheiten, Leiden, Körperschäden oder krankhafte Beschwerden beim Menschen selbst zu erkennen und mit den in der Werbung bezeichneten Arzneimitteln, Gegenständen, Verfahren, Behandlungen oder anderen Mitteln zu behandeln sowie mit entsprechenden Anleitungen in audiovisuellen Medien,
11. mit Äußerungen Dritter, insbesondere mit Dank-, Anerkennungs- oder Empfehlungsschreiben oder mit Hinweisen auf solche Äußerungen,
12. mit Werbemaßnahmen, die sich ausschließlich oder überwiegend an Kinder unter 14 Jahren richten,
13. mit Preisausschreiben, Verlosungen oder anderen Verfahren, deren Ergebnis vom Zufall abhängig ist,
14. durch die Abgabe von Mustern oder Proben von Arzneimitteln oder durch Gutscheine dafür,
15. durch die nicht verlangte Abgabe von Mustern oder Proben von anderen Mitteln oder Gegenständen oder durch Gutscheine dafür.

Der § 12 lautet:
(1) Außerhalb der Fachkreise darf sich die Werbung für Arzneimittel und Medizinprodukte nicht auf die Erkennung, Verhütung, Beseitigung oder Linderung der in der Anlage zu diesem Gesetz aufgeführten Krankheiten oder Leiden beim Menschen beziehen, die Werbung für Arzneimittel außerdem nicht auf die Erkennung, Verhütung, Beseitigung

oder Linderung der in Abschnitt B dieser Anlage aufgeführten Krankheiten oder Leiden beim Tier.
(2) Die Werbung für andere Mittel, Verfahren, Behandlungen oder Gegenstände außerhalb der Fachkreise darf sich nicht auf die Erkennung, Beseitigung oder Linderungen dieser Krankheiten oder Leiden beziehen. Dies gilt nicht für die Werbung für Verfahren oder Behandlungen in Heilbädern, Kurorten und Kuranstalten.

Die **Krankheiten und Leiden** beim Menschen, auf die sich die Werbung **gemäß § 12** nicht beziehen darf, sind:
1. nach dem Infektionsschutzgesetz vom 20. Juli 2000 meldepflichtige Krankheiten oder durch meldepflichtige Krankheitserreger verursachte Infektionen,
2. bösartige Neubildungen,
3. Suchtkrankheiten, ausgenommen Nikotinabhängigkeit,
4. krankhafte Komplikationen der Schwangerschaft, der Entbindung und des Wochenbetts.

Nach § 14 wird, wer dem Verbot der irreführenden Werbung (§ 3) zuwiderhandelt, mit Freiheitsstrafe bis zu einem Jahr oder mit Geldstrafe bestraft.

(1) Ordnungswidrig handelt **laut § 15**, wer vorsätzlich oder fahrlässig
1. entgegen § 3a eine Werbung für ein Arzneimittel betreibt, das der Pflicht zur Zulassung unterliegt und das nicht nach den arzneimittelrechtlichen Vorschriften zugelassen ist oder als zugelassen gilt,
2. eine Werbung betreibt, die die nach § 4 vorgeschriebenen Angaben nicht enthält oder entgegen § 5 mit der Angabe von Anwendungsgebieten wirbt,
3. in einer nach § 6 unzulässigen Weise mit Gutachten, Zeugnissen oder Bezugnahmen auf Veröffentlichungen wirbt,

3a. entgegen § 7 Abs. 1 als Angehöriger der Fachkreise eine Zuwendung oder sonstige Werbegabe annimmt,

4. entgegen § 7 Abs. 1 und 3 eine mit Zuwendungen oder sonstigen Werbegaben verbundene Werbung betreibt,
5. entgegen § 8 eine dort genannte Werbung betreibt,
6. entgegen § 9 für eine Fernbehandlung wirbt,
7. entgegen § 10 für die dort bezeichneten Arzneimittel wirbt,
8. auf eine durch § 11 verbotene Weise außerhalb der Fachkreise wirbt,
9. entgegen § 12 eine Werbung betreibt, die sich auf die in der Anlage zu § 12 aufgeführten Krankheiten oder Leiden bezieht,
10. eine nach § 13 unzulässige Werbung betreibt.

(2) **Ordnungswidrig handelt** ferner, wer fahrlässig dem Verbot der irreführenden Werbung (§ 3) zuwiderhandelt.

Die **Ordnungswidrigkeit nach Abs. 1** kann mit einer Geldbuße bis zu **fünfzigtausend Euro**, die Ordnungswidrigkeit nach Abs. 2 mit einer Geldbuße bis zu **zwanzigtausend Euro** geahndet werden.

§ 16 lautet: Werbematerial, auf das sich eine Straftat nach § 14 oder eine Ordnungswidrigkeit nach § 15 bezieht, kann eingezogen werden.

Zur **irreführenden Werbung** hat die **Rechtsprechung** einiges klärend beigetragen, z.B. hängt es nicht von der Sichtweise des Werbenden ab, ob eine Irreführung vorliegt, sondern vom **Verständnis des durchschnittlichen Lesers einer Werbeausage**. Nach BGB-Urteil ist eine Angabe irreführend, wenn sie auf die angesprochenen Verkehrskreise die Wirkung einer unrichtigen Angabe ausübt. So kann ein Leser als potentieller Patient durch die Werbeaussage eine andere Vorstellung über eine therapeutische Maßnahme erhalten als diese in Wirklichkeit hat.
Irreführende Werbung kann auch eine Übertreibung, z.B. für ein *„Allheilmittel"* oder eine *„Globalindikation"*, für eine *„Wundertherapie"*, ein *„Heilversprechen"*, eine *„Erfolgsgarantie"* oder einfach auch nur Übertreibungen einer speziellen Wirkungsweise sein.
Auch **Täuschungen über** möglicherweise **schädliche Wirkungen** können **irreführend** sein, z.B. die Bezeichnungen *„harmlos", „sicher" oder „frei von Nebenwirkungen",* wenn dies nicht den Tatsachen entspricht.
Genauso **irreführend** ist die Werbung mit ungerechtfertigt oder **falsch geführten Titeln**. Dabei dürfte klar sein, dass keine falschen Doktortitel geführt werden dürfen, aber auch die unkorrekte Verwendung echter Titel ist irreführend, z.B. Dr. Mustermann im Zusammenhang mit einer Tätigkeit als Heilpraktiker, selbst wenn die Berufsbezeichnung angefügt wird. Hier ist es er-

forderlich die Fakultätsbezeichnung an den Dr. anzufügen, beispielsweise Dr. phil. oder Dr. rer. nat. Mustermann, Heilpraktiker.
Es müssen jedoch nicht immer akademische Titel sein, die **irreführend** verwendet werden, es genügen bereits **Phantasiebezeichnungen** die den Eindruck einer besonderen Qualifizierung erwecken, z.B. **„Sportheilpraktiker"** und ähnliches.

7.1.2 Gesetz gegen den unlauteren Wettbewerb (UWG)

Das Gesetz wurde 2004 umfangreich geändert und danach noch mehrfach ergänzt.
§ 1 des Gesetzes geht auf dessen Zweck ein. Er lautet:
Das Gesetz dient dem **Schutz der Mitbewerber**, der **Verbraucherinnen** und der Verbraucher sowie sonstigen **Marktteilnehmern** vor unlauterem Wettbewerb. Es **schützt** zugleich das **Interesse der Allgemeinheit** an einem unverfälschten Wettbewerb.
Unlautere Wettbewerbshandlungen, die geeignet sind, den Wettbewerb zum Nachteil der Mitbewerber, der Verbraucher oder der sonstigen Marktteilnehmer nicht nur unerheblich zu beeinträchtigen, sind nach § 3 **unzulässig**.
Wer dem § 3 zuwiderhandelt, kann auf Beseitigung und bei Wiederholungsgefahr auf Unterlassung in Anspruch genommen werden. Der **Anspruch auf Unterlassung** besteht bereits dann, wenn eine Zuwiderhandlung droht. Dieser steht zu:
jedem **Mitbewerber**, **rechtfähigen Verbänden** zur Förderung gewerblicher oder selbständiger beruflicher Interessen, soweit ihnen eine erhebliche Zahl von Unternehmern angehören, die Waren oder Dienstleistungen gleicher oder verwandter Art auf demselben Markt vertreiben
qualifizierten Einrichtungen (Diese müssen in eine Liste entsprechend dem Gesetz eingetragen sein.), den **Industrie- und Handelskammern** oder den **Handwerkskammern**.
Eine bedeutsame Verschärfung hat das Gesetz mit den §§ 9 und 10 erfahren. Dort heißt es:
Wer dem **§ 3 vorsätzlich oder fahrlässig zuwiderhandelt**, ist den Mitbewerbern **zum Ersatz** des daraus **entstehenden Schadens verpflichtet**. Gegen verantwortliche Personen von periodischen Druckschriften kann der Anspruch auf Schadenersatz nur bei einer vorsätzlichen Zuwiderhandlung geltend gemacht werden.
Zusätzlich ist bei einer vorsätzlichen Zuwiderhandlung entsprechend dem § 3 eine **Gewinnabschöpfung möglich**.
Ansprüche aus den §§ 8 und 9 **verjähren in sechs Monaten**. Die Frist beginnt, wenn der Anspruch entstanden ist und der Gläubiger von den den Anspruch begründenden Umständen und der Person des Schuldners Kenntnis erlangt oder ohne grobe Fahrlässigkeit erlangen müsste.
Schadenersatzansprüche verjähren ohne Rücksicht auf die Kenntnis oder grob fahrlässige Unkenntnis **in zehn Jahren** von ihrer Entstehung, spätestens in 30 Jahren von der den Schaden auslösenden Handlung, an.
Andere Ansprüche verjähren ohne Rücksicht auf die Kenntnis oder grob fahrlässige Unkenntnis **in drei Jahren** von ihrer Entstehung an.
In § 12 werden die **Verfahrensvorschriften** geregelt. Dort heißt es u.a.:
Die zur Geltendmachung eines Unterlassungsanspruchs Berechtigten sollen den Schuldner vor der Einleitung eines gerichtlichen Verfahrens abmahnen und ihm Gelegenheit geben, den Streit durch Abgabe einer mit einer angemessenen Vertragsstrafe bewehrten Unterlassungsverpflichtung beizulegen. Soweit die Abmahnung berechtigt ist, kann der Ersatz der erforderlichen Aufwendungen verlangt werden.
Für alle bürgerlichen **Rechtsstreitigkeiten** im Rahmen des Gesetzes sind die **Landgerichte zuständig**. Für Klagen gilt der Sitz des Gerichts, in dessen Bezirk der Beklagte seine gewerbliche oder selbständige berufliche Niederlassung oder in Ermangelung einer solchen seinen Wohnsitz hat.
Die **Strafvorschriften** in § 16 lauten:
Wer in der Absicht, den Anschein eines besonders günstigen Angebots hervorzurufen, in öffentlichen Bekanntmachungen oder in Mitteilungen, die für einen größeren Kreis von Personen bestimmt sind, durch unwahre Angaben irreführend wirbt, wird mit **Freiheitsstrafe bis zu zwei Jahren oder mit Geldstrafe** bestraft.
Desgleichen gilt für denjenigen, der es im geschäftlichen Verkehr unternimmt, Verbraucher zur Abnahme von Waren, Dienstleistungen oder Rechten durch das Versprechen zu veranlassen, sie würden entweder vom Veranstalter selbst oder von einem Dritten besondere Vorteile erlangen.

7.2 Zeitungsartikel, Annoncen, Informationsschriften

Hier sollten die *Berufsordnung*, das *Gesetz gegen den unlauteren Wettbewerb* und das *Gesetz über die Werbung auf dem Gebiete des Heilwesens* beachtet werden.
Insbesondere bei **Zeitungsartikeln**, z.B. über eine neue Naturheilpraxis oder eine Praxiserweiterung, handelt es sich oft um einen Grenzfall der Werbung.
Die Grenzen zwischen journalistischer Berichterstattung und der Werbung für eine Praxis sind fließend.
Die **redaktionelle Berichterstattung** ist **keine Werbung**, soll in erster Linie der sachlichen Unterrichtung der Leserschaft dienen und erfolgt ohne Bezahlung durch den Praxisinhaber. Letzteres unterscheidet sie auch von der **redaktionell gestalteten Anzeige**, die deutlich als **„Anzeige"** gekennzeichnet sein muss.
Bei der redaktionellen Berichterstattung werden die Grenzen zur Werbung überschritten, wenn z.B. der Name des Praxisinhabers oft erwähnt wird.
Wettbewerbswidrig sind auch **Kopplungsbeiträge**, bei denen eine **bezahlte Anzeige** durch eine **redaktionelle Berichterstattung** unterstützt wird.
Bei Zeitungsanzeigen gibt es hinsichtlich der Zahl der Veröffentlichungen keine rechtlichen Beschränkungen mehr.
Mögliche Inhalte sollten Sachmitteilungen sein, z.B. die Öffnungszeiten, das Leistungsangebot und evtl. Änderungen, Urlaubszeiten oder Hinweise auf öffentliche Verkehrsmittel.
Für die Größe einer Anzeige gibt es aus gesetzlicher Sicht keine verbindliche Norm mehr.
Oft wird bei Anzeigen, Artikeln und anderen Werbeträgern nicht beachtet, dass **jede Darstellung**, die einen **Praxisinhaber oder seine Mitarbeiter in Berufskleidung** oder bei der Ausübung ihres Berufes **darstellt, verboten** ist. Dies darf auch nicht abstrakt, z.B. durch Symbole oder Strichmännchen erfolgen.

Oft wird auch **verbotenerweise geworben** mit:
- Dank- und Anerkennungsschreiben
- Fachveröffentlichungen oder Gutachten
- Veränderungen des menschlichen Körpers durch Krankheiten
- Veränderungen durch die Wirkung eines Heilverfahrens oder Arzneimittels
- Aussagen die geeignet sind Angstgefühle zu erzeugen
- der Wiedergabe von Krankengeschichten
- fach- und fremdsprachlichen Bezeichnungen
- Krankheiten nach § 12 HGW

Handzettel und **Faltblätter**, die zu Werbezwecken verwendet werden, sind grundsätzlich **zulässig**. Einschränkungen erfolgen jedoch durch die Berufsordnung und die bereits angeführten gesetzlichen Bestimmungen.
Hinweise in **Broschüren** auf die Praxis sind ebenfalls grundsätzlich **erlaubt**.

7.3 Vorträge und Kurse

Vorträge und **Kurse vor Fachkollegen** zählen zu den Selbstverständlichkeiten eines Berufsstandes. Sie werden vorwiegend auf Einladung von Fachverbänden, Kongressveranstaltern oder Firmen durchgeführt.
Um Vorträge und Kurse bei **Volkshochschulen, kirchlichen** und **sozialen Einrichtungen, Fortbildungsinstituten** und **Vereinen** bemühen sich die Kolleginnen und Kollegen meist selbst. Sie können eine Hilfe für den Praxisinhaber sein, um schneller einen hohen Bekanntheitsgrad zu erreichen. Stets sollten die *gesetzlichen Bestimmungen* und die *Berufsordnung* beachtet werden. Sehr leicht kann ein Vortragender z.B. mit dem Gesetz über die Werbung auf dem Gebiete des Heilwesens in Konflikt kommen.
Bei der Durchführung von Kursen und Vorträgen sollte man also größte Sorgfalt walten lassen und auch nicht vergessen, dass benachbarte Kolleginnen und Kollegen stets ein wachsames Auge auf die Aktivitäten anderer werfen.

8. Versicherungen

8.1 Berufshaftpflichtversicherung

Der Heilpraktiker unterliegt bei seinem Handeln oder Unterlassen einem großen **Haftungsrisiko**.

Haftungsansprüche können durch fahrlässiges Handeln bei seinen diagnostischen und therapeutischen Maßnahmen, durch unterlassene Hilfeleistung, durch das Unterlassen notwendiger Maßnahmen, durch die Verletzung der Schweigepflicht oder auch durch Verstöße gegen den Behandlungsvertrag entstehen. Haftungsansprüche können auch durch Praxismitarbeiter entstehen.
Bei Haftungsfragen spielen vor allem **Verletzungen der Aufklärungs- und Sorgfaltspflicht** eine große Rolle.
So können Ansprüche sowohl für **Vermögensschäden, Schmerzensgelder** wie auch für **körperliche oder psychische Schäden** gegenüber einem Behandler geltend gemacht werden, dem ein schuldhaftes Verhalten vorgeworfen wird. Selbstverständlich bedarf es hierzu im Zweifelsfall einer gerichtlichen Entscheidung.
Insbesondere der § 823 BGB geht auf die **Schadenersatzpflicht** ein:
(1) Wer vorsätzlich oder fahrlässig das Leben, den Körper, die Gesundheit, die Freiheit, das Eigentum oder ein sonstiges Recht eines anderen widerrechtlich verletzt, ist dem anderen zum Ersatze des daraus entstehenden Schadens verpflichtet.
(2) Die gleiche Verpflichtung trifft denjenigen, welcher gegen ein den Schutz eines anderen bezweckendes Gesetz verstößt. Ist nach dem Inhalte des Gesetzes ein Verstoß gegen diese auch ohne Verschulden möglich, so tritt die Ersatzpflicht nur im Falle des Verschuldens ein.
In § 831 BGB heißt es: Wer einen anderen zu einer Verrichtung bestellt, ist zum Ersatze des Schadens verpflichtet, den der andere in Ausführung der Verrichtung einem Dritten widerrechtlich zufügt. Die Ersatzpflicht tritt nicht ein, wenn der Geschäftsherr bei der Auswahl der bestellten Person und, sofern er Vorrichtungen oder Gerätschaften zu beschaffen oder die Ausführung der Verrichtung zu leiten hat, bei der Beschaffung oder der Leitung die im Verkehr erforderliche Sorgfalt beachtet oder wenn der Schaden auch bei Anwendung dieser Sorgfalt entstanden sein würde.

Die Fälle, in denen Heilpraktiker für Schäden haftbar gemacht werden, sind bisher glücklicherweise wenige. Im Einzelfall können jedoch erhebliche Ansprüche geltend gemacht werden.
Für den Praxisinhaber besteht somit ein hohes **Haftungsrisiko**, das im **Haftungsfall** die Vernichtung der *finanziellen Existenz* bedeuten kann.
Aus diesem Grunde, aber auch um berechtigte Ansprüche erfüllen zu können, gilt der **Abschluss einer Berufshaftpflichtversicherung** als selbstverständlich.
Sie gehört somit zur *Sorgfaltspflicht* gegenüber dem Patienten, und auch die *Berufsordnung* verpflichtet zu dieser *Schutzmaßnahme.*

Die **Haftpflichtversicherung** deckt im Normalfall Schäden ab, die im Zusammenhang mit den diagnostischen und therapeutischen Tätigkeiten stehen.

Dies bedeutet jedoch nicht, dass ein Behandler *sorglos therapieren* könnte, um sich im Schadensfall auf seine Haftpflichtversicherung zu berufen.
Grundsätzlich hat der Behandler die **Aufklärungs- und Sorgfaltspflicht** mit allen Konsequenzen zu beachten.
Dies bedeutet auch, dass er z.B. bei Behandlungsfehlern, die auf **unzureichende Kenntnisse** oder **Fähigkeiten** zurückzuführen sind, oder auch bei **Versäumnissen**, z.B. einen Patienten erforderlichenfalls nicht an einen Facharzt oder ein Krankenhaus zu verweisen, mit einem **Erstattungsausschluss durch die Versicherung** rechnen muss.
Die meisten Versicherungen schließen **auch bestimmte Therapien aus**, bzw. sie verlangen für diese entsprechende **Zuschläge**.

Der Tipp: Man sollte vor Abschluss eines Vertrags sehr genau den Umfang der Versicherung überprüfen und mit den eigenen Therapiemethoden in Einklang bringen.

Meist werden inzwischen die **Personen- und Sachschäden** pauschal zusammengefasst und sind auf **2.000.000,- Euro** festgelegt. Die Versicherungssumme beträgt dann oft weniger als 200,- Euro im Jahr.

Bei einer Erhöhung auf 3 Mio. Euro wird ein Zuschlag von z.B. 7,5 % berechnet.
Ohne eine Begrenzung der Schadenssumme kann sich der Beitrag bis um das Dreifache erhöhen.
In der Versicherung sind normalerweise auch 100.000,- Euro für **Vermögensschäden** enthalten. Eingeschlossen ist meist auch eine **Strafrechtschutzversicherung**.
Einige Versicherungen haben mit Berufsverbänden Gruppenverträge vereinbart, die günstiger als Einzelangebote sein können. Die **Berufshaftpflic htversicherung** wird meist **mit** einer **Privathaftpflichtversicherung kombiniert**.
Das Angebot der verschiedenen Versicherungsgesellschaften ist heute recht umfangreich.
Normalerweise sind auch **Haftpflichtansprüche** mit eingeschlossen, die nichts mit der therapeutischen Tätigkeit zu tun haben. So kann z.B. eine Patientin ihre teuren Strümpfe oder Kleider am Praxismobiliar zerrissen haben oder durch ein Versäumnis des Praxisinhabers in der Praxis zu Schaden kommen.
Deckungssummen, Leistungsumfang, Bonusbedingungen und **Beiträge** sollten genau **überprüft** werden, **bevor** man einen **Vertrag** abschließt.
Es ist auch darauf zu achten, ob die Haftpflichtversicherung **alle Tätigkeiten der Behandler umfasst**. Mögliche **Ausschlüsse**, z.B. für Schäden durch eine chiropraktische Behandlung, müssen unbedingt **vermieden** werden. Gegebenenfalls sollten Zuschläge für bestimmte Aktivitäten akzeptiert werden, wenn sie in der Praxis durchgeführt werden.
Sind bei der Berufshaftpflichtversicherung die Kosten für eine rechtliche Auseinandersetzung nicht eingeschlossen, empfiehlt sich der **Abschluss einer Strafrechtschutzversicherung**.

8.2 Strafrechtschutzversicherung

Auch bei kompetenter und korrekter Tätigkeit sowie größter Sorgfalt besteht immer die Gefahr, dass der Heilpraktiker in ein **strafrechtliches Verfahren** verwickelt wird. Zwar schützt ihn die **Unschuldsvermutung bis zum Beweis des Gegenteils**, die Klärung eines Sachverhaltes kann sich jedoch über einen langen Zeitraum erstrecken.
Während dieser Zeit können dem *beschuldigten Heilpraktiker* zahlreiche Fehler unterlaufen, die er mit Unterstützung durch einen guten **Anwalt** vermieden hätte.
Bei der Kompliziertheit der Rechtsverfahren empfiehlt es sich deshalb, frühzeitig einen Anwalt einzuschalten. Dieser kostet erfahrungsgemäß erhebliches Geld.
Aus diesem Grund haben Berufsverbände Gruppenversicherungen für den **Spezial-Rechtsschutz** mit Versicherern ausgehandelt. Hier werden dann z.B. bis zu 500.000,- Euro Deckungssumme je Versicherungsfall, bereits bei Einleitung eines Ermittlungsverfahrens abgeschlossen. Bei der **Gebührenvereinbarung mit einem Rechtsanwalt** sollten die Versicherungsbedingungen beachtet werden.
Mitversichert sind normalerweise auch eigene **Sachverständigenkosten**. Dadurch besteht für den Versicherten die Möglichkeit, ohne zusätzliche Kosten einem aus seiner Sicht **falschen Gutachten** zu begegnen.
Vor dem Abschluss sollte jedoch überprüft werden, ob die Strafrechtschutzversicherung nicht bereits in der Haftpflichtversicherung enthalten ist.

8.3 Kranken- und Unfallversicherung

Bei einem Wechsel aus einem **sozialabgabenpflichtigen Arbeitsverhältnis** in die Selbständigkeit sollte stets überdacht werden, ob die **bestehende Krankenversicherung** weitergeführt werden sollte.
Dies hängt von vielen Faktoren, z.B. dem *Alter*, möglicherweise *mitversicherten Angehörigen* u.s.w. ab.

Der Tipp: In jedem Fall sollte man sich, insbesondere auch von neutraler Stelle, ausführlich beraten lassen, bevor man eine Entscheidung trifft, die später nur noch schwer oder gar nicht mehr zu korrigieren ist.

Dass eine Krankenversicherung überhaupt notwendig ist, dürfte jedem Angehörigen eines Heilberufs klar sein.
Falls man sich für eine **private Krankenversicherung** entschieden hat, sollte man sich verschiedene Angebote auch im Hinblick auf **Prognosen für die Zukunft**, sprich das Alter, unterbreiten lassen. Mitunter muss mit einem zukünftigen hohen Beitrag gerechnet werden.
Genau überlegen sollte man auch, ob man sehr kostenaufwendig **alle Risiken** abdecken möchte.

Dabei sollte man sich einige Fragen stellen, z.B.:
- ▶ Wie oft muss ich mit einem Krankenhausaufenthalt rechnen?
- ▶ Möchte ich unbedingt 1. Klasse liegen?
- ▶ Benötige ich eine Chefarztbehandlung und erfolgt diese später auch?
- ▶ Wie versichere ich mich gegen Zahnarztkosten?
- ▶ Benötige ich einen umfassenden Schutz bei Zahnersatz, und was kostet er mich?
- ▶ Wünsche ich eine Vollversicherung für ambulante Behandlungen?
- ▶ Sollen Heilhilfsmittel und Zusatzkosten voll mitversichert werden, und was kostet dies?

Es besteht heute ein breites Spektrum an Möglichkeiten, die Risiken durch Versicherungsverträge individuell abzusichern. Die monatliche Versicherungssumme für ambulante Krankheitskosten kann durch einen Selbstbehalt erheblich abgesenkt werden. Dies muss vom Einzelnen entsprechend seinen Möglichkeiten entschieden werden. Hier heißt es z.B.:
- ▶ Welchen Selbstbehalt kann ich risikolos tragen?
- ▶ Ist in absehbarer Zeit damit zu rechnen, dass mir Behandlungskosten entstehen, und in welcher Höhe?
- ▶ Wie ist die Relation zwischen der eingesparten Summe und dem Selbstbehalt?
- ▶ Bin ich evtl. bereit die eingesparte Versicherungssumme für einen Ausgleich des Selbstbehalts zurückzulegen?

Bei einem **Wechsel** von einer **gesetzlichen Kasse** zu einer **privaten Krankenkasse** müssen auch mögliche Wartezeiten für einen Leistungsanspruch und ein *möglicher Leistungsausschluss* für frühere oder bestehende Erkrankungen beachtet werden.
Vor **falschen Angaben**, vor allem im Hinblick auf **Vorerkrankungen** beim Abschluss einer privaten Krankenkasse muss dringend gewarnt werden, sie führen bei Bekanntwerden unmittelbar zum **Leistungsausschluss**.
Insbesondere für Patienten, die bei den **gesetzlichen Krankenkassen** versichert sind, kommt evtl. eine **Zusatz-Krankenversicherung** in Frage.
Auch hier sollte genau auf die mit zunehmendem Eintrittsalter steigenden Beiträge und die anderen Versicherungsbedingungen geachtet werden. Selbstverständlich können wir nur eine Versicherung empfehlen, die auch **Heilpraktikerleistungen** ausgleichen. Dies sollte mindestens für alle Positionen des GebüH innerhalb des Gebührenrahmens erfolgen. Mögliche Selbstbehalte oder jährliche Erstattungsbegrenzungen müssen in einem direkten Zusammenhang mit der Beitragssumme gesehen werden. Die Kosten für eine Zusatzversicherung sind derzeit noch relativ niedrig und können selbst für 65Jährige noch unter 30,- Euro im Monat liegen. Zu beachten sind mögliche Wartezeiten und Ausschlüsse durch Vorerkrankungen.
Eine **Unfallversicherung** deckt das unabsehbare finanzielle Risiko durch einen Unfall ab. Insbesondere bei Gruppen-Unfallversicherungen sind die Beiträge relativ niedrig und liegen meist unter 40,- Euro pro Monat. Dafür werden z.B. im Todesfall 100.000,- Euro ausgezahlt, und die Invalidität ist mit 150.000,- Euro, bei Vollinvalidität sogar mit 300.000,- Euro versichert.
Eingeschlossen sind normalerweise auch **Krankenhaustage-** und **Genesungsgelder** von z.B. 50,- Euro pro Tag und **Bergungskosten** von 600,- Euro. Der Einschluss einer **Infektionsklausel** ist evtl. beitragsfrei.

8.4 Rentenversicherung

Durch die öffentlichen Diskussionen um die Alterspyramide und die zukünftigen Renten aus der gesetzlichen Rentenversicherung ist die Bevölkerung für das Gebiet der *Alterssicherung* heute allgemein sensibilisiert.
Selbstverständlich sollte jeder selbständige Heilpraktiker möglichst frühzeitig an seine finanzielle Absicherung im Alter denken. Ich selbst habe viele ältere Kolleginnen und Kollegen kennen gelernt, die leider unzureichend abgesichert waren. Oft waren dies Personen, die früher gut verdient haben und die, als sie nicht mehr praktizieren konnten, den Weg zum Sozialamt antreten mussten.

Jeder Heilpraktiker sollte bei dem Schritt in die **Selbständigkeit** seine **aktuelle Absicherung** überprüfen.
- ▶ Welche Anwartschaften bei der gesetzlichen Rentenversicherung bestehen bereits?
- ▶ Ab wann erfolgt eine Rentenzahlung?
- ▶ Mit welcher monatlichen Zahlung kann ich rechnen?
- ▶ Was geschieht im Fall der Berufs- oder Erwerbsunfähigkeit?
- ▶ Bestehen Ansprüche aus einer Betriebsversicherung?
- ▶ Kann mit einer Beamtenpension gerechnet werden, ab wann und in welcher Höhe?

- Sind genügend Vermögenswerte, Grundbesitz, Wertpapiere usw. für die Alterssicherung vorhanden?

Nach den vorliegenden Prognosen kann wohl niemandem mehr ohne weiteres empfohlen werden, *generell freiwillige Beiträge* in die gesetzliche Rentenversicherung einzuzahlen.
Bestenfalls um bestehende Anwartschaften auf eine Rente wegen Berufs- oder Erwerbsunfähigkeit zu erhalten, kann eine Weiterführung sinnvoll sein.
Eine ausführliche *Beratung* ist zumindest in allen Zweifelsfällen angebracht.
Neben der gesetzlichen Rentenversicherung gibt es zahlreiche Möglichkeiten, für das Alter vorzusorgen.
Private Kapital-, Lebens- und Rentenversicherungen, **Grundbesitz, Sparpläne, Wertpapiere** und vieles andere mehr können dem angestrebten Ziel dienen.

Der Tipp: Eine individuelle Vorsorge entsprechend der Vorstellungen und der Lebensplanung sollte möglichst frühzeitig angestrebt werden.

Insbesondere im Hinblick auf eine **ausreichende Grundsicherung** muss auf eine solide Absicherung geachtet werden. Aus kleinen monatlichen Summen bilden sich oft über längere Zeiträume erhebliche Vermögenswerte auf, die dann im Bedarfsfall zur Verfügung stehen. So werden aus einer Sparsumme von nur 100,- Euro im Monat bei einer Verzinsung von 6 % nach 15 Jahren nahezu 30.000,- Euro, aus 500,- Euro monatlich bei der gleichen Verzinsung 145.000,- Euro. Bei 8 % Verzinsung wären dies gar 173.000,- Euro nach 15 Jahren.
Es gilt also, möglichst **langfristig vorzusorgen** und eine möglichst **hohe**, was aber noch wichtiger ist, **sichere Verzinsung** zu erzielen.
In keinem Fall sollte man seine Alterssicherung auf dubiose, spekulative oder riskante Finanzanlagen aufbauen.
Als gewisser Vorteil von **Kapitallebensversicherungen** und **Sparplänen** kann der *Zwang zur fortlaufenden Zahlung* betrachtet werden, der auch dann besteht, wenn man einmal nicht bereit wäre, freiwillig etwas zurückzulegen.
Zur **Absicherung der Familie** für den Todesfall des Praxisinhabers empfiehlt sich der Abschluss einer relativ günstigen **Risiko-Lebensversicherung**.

8.5 Einrichtungsversicherung

Zahlreiche Versicherer bieten **Praxis-Inventar-Versicherungen** an.
Sie versichert Ihr Inventar gegen **Feuer, Einbruchdiebstahl, Leitungswasser- und Sturmschäden** und **Vandalismus**.

Auch hier gibt es Gruppenversicherungen, die auch die Betriebsunterbrechungs-Versicherung mit einschließt.

Letztere ist besonders wichtig, da z.B. nach einem Feuer oft lange Zeit keine Möglichkeit mehr besteht, den Praxisbetrieb fortzuführen.
Die Jahresprämie einer solchen Versicherung liegt bei einer Versicherungssumme von 40.000,- Euro unter 100,- Euro. Sie steigt selbstverständlich mit dem Wert der Versicherungssumme.
Vermieden werden sollte aus falschen Sparsamkeitsgründen unter allen Umständen eine **Unterversicherung**.
Im Schadensfall kann dies zu erheblichen Leistungsminderungen führen.
Zwei Aspekte dieser Versicherung sollten besonders beachtet und auf ihre Leistungsansprüche überprüft werden:
Dies ist zum einen der zunehmende **Vandalismus bei Einbrüchen** in Praxen. Oftmals ist heute der dadurch entstandene Schaden erheblich größer als der durch die entwendeten Gegenstände.
Zum anderen wird nach einem **Brand** oft festgestellt, dass durch das Verbrennen z.B. von Kunststoffen gefährliche Rückstände entstehen. Die Praxisräume müssen dann bereits nach kleineren Schwelbränden durch eine Spezialfirma vom entstandenen Sondermüll entsorgt werden. Dies kostet meist erhebliche Summen. Zugleich ist man auf diese Entsorgung angewiesen, die oftmals nicht sofort erfolgen kann. Der Praxisinhaber darf sich also nicht sofort selbst an die Aufräumarbeiten machen, um möglichst schnell seinen Praxisbetrieb wieder aufnehmen zu können. Wenn die Spezialfirma überlastet ist, kann dies mit einer längeren *Praxisschließung* verbunden sein, für die man sich **vorsorglich absichern** sollte.

V. Praxis und Verband

1. Warum Mitglied in einem Verband?

Weil es *ohne Verbände*, vor allem ohne den Fachverband Deutscher Heilpraktiker e.V. und seiner Vorgängerorganisation, der **Deutschen Heilpraktikerschaft**, den Berufsstand vermutlich schon lange nicht mehr geben würde.

Wir **Heilpraktiker verdanken** unsere **berufliche Existenz** den vielen **Kolleginnen und Kollegen**, die sich in den letzten Jahrzehnten in den **Verbänden engagiert** und sich durch eine **solide Berufspolitik** für uns alle eingesetzt haben.

Seit Bestehen der Bundesrepublik Deutschland war es ständig erforderlich, für die **Erhaltung des Heilpraktikerberufes** und seines breiten Spektrums an diagnostischen und therapeutischen Möglichkeiten **einzutreten**.

Die Verbände haben auch bewirkt, dass die 1939 verhängte **Zulassungssperre aufgehoben** wurde. Was diese bedeutete, konnte man am Beispiel der ehemaligen DDR erfahren. Dort gab es während der gesamten Zeit des Bestehens der DDR keine neuen Zulassungen als Heilpraktiker. So konnte man bei Auflösung der DDR nur noch wenige Heilpraktiker (rund zwei Dutzend) zählen, die selbständig praktizieren durften, und selbst dies war nur unter erheblichen Einschränkungen möglich.

Im Jahr 2004 gab es rund 4 Millionen Beschäftigte im Gesundheitswesen der Bundesrepublik Deutschland. Es praktizierten rund 280.000 Ärzte, etwa 800.000 Krankenschwestern und Pfleger, rund 400.000 Sprechstundenhilfen, über 60.000 Zahnärzte, etwa 50.000 Apotheker und rund 15.000 Heilpraktiker. Dabei ist die Zahl der nur zeitweise beschäftigten Praxen erheblich gestiegen.

Insgesamt **bedingt** jedoch die geringe Zahl der praktizierenden Kolleginnen und Kollegen eine **starke Berufsvertretung**. Sie ist unbedingt erforderlich, zumal der konkurrierende Beruf des Arztes schon lange danach strebt, den Heilpraktiker abzuschaffen. Auch durch die unterschiedliche Größenordnung der Berufe mit rund zwanzig Mal mehr Ärzten als praktizierenden Heilpraktikern ist eine **starke Interessensvertretung** absolut **notwendig**. Sie muss gegenüber Behörden und Politikern einstimmig erfolgen, und auch eine ständige **Öffentlichkeits- und Lobbyarbeit** ist **erforderlich**.

Berufsstandssicherung ist eine der **wichtigsten Aufgaben** der Verbände.

Darunter versteht man den **Erhalt des Berufsstandes mit seinen umfangreichen Diagnose- und Therapiemöglichkeiten**.

Ursprünglich von den Vorläufern des **Fachverbandes Deutscher Heilpraktiker allein** praktiziert, beteiligte sich die *Union Deutscher Heilpraktiker* seit ihrer Gründung an berufsstandssichernden Maßnahmen. In den 80er Jahren schlossen sich beide Verbände mit dem Verband Deutscher Heilpraktiker in der Kooperation Deutscher Heilpraktiker zusammen. Deren gemeinsame Arbeit scheiterte, als 1990 die Leitung der Kooperation *eine gesetzliche Ausbildungsregelung* für den *Berufsstand* anstrebte. Eine gesetzliche Initiative wurde als berufsstandsgefährdend angesehen. UDH und VDH traten aus der Kooperation aus. Nach intensiver politischer Arbeit schloss sich auch der FDH mehrheitlich dieser Meinung an und trat 1994 ebenfalls aus der Kooperation Deutscher Heilpraktikerverbände aus.

Anschließend beschlossen die Verbände BDH, FDH, FH, FVDH, UDH und VDH, auf allen wichtigen Gebieten **zusammenzuarbeiten**.

Vieles kann zweifellos nur durch eine gute Zusammenarbeit der großen Verbände geleistet werden. Das Interesse an berufsstandssichernden Maßnahmen ist jedoch unterschiedlich ausgeprägt.

In den letzten 20 Jahren wurden verschiedene Gesetzesentwürfe vorgelegt, die z.T. erhebliche Einschränkungen für den Berufsstand mit sich gebracht hätten, wenn sie verabschiedet worden wären.

Immer wieder steht auch die **Beihilfe für die öffentlichen Bediensteten** zur Disposition. Bis jetzt konnte sie durch den Einsatz der Verbände weitgehend erhalten werden.

Ohne einen Berufsverband gäbe es zweifellos auch kein *Berufsbild*, keine *Berufsordnung* und kein *Gebührenverzeichnis*.

Der Einstieg in äußerst **negative Regelungen für** den **Berufsstand** und die Naturheilkunde **auf EU-Ebene** wurde von mir 1997 im **Namen und im Auftrag der Deutschen Heilpraktikerverbände** (DDH) **durch** einen **verstärkten berufspolitischen Einsatz verhindert**.

Eine **gute Berufspolitik** und **Lobbyarbeit** ist somit **unverzichtbar**, erfordert einen erheblichen Einsatz und kostet selbstverständlich auch viel Geld. Leider sehen dies die verschiedenen Berufsverbände immer noch sehr unterschiedlich und engagieren sich entsprechend.

Optimal wäre auch eine **gemeinsame Öffentlichkeitsarbeit**, wie sie teilweise bereits erfolgt. Meist wird sie jedoch von den Einzelverbänden mit z.T. unterschiedlicher Interessenslage und Prioritäten durchgeführt. Der **Fachverband** Deutscher Heilpraktiker z.B. **strebt** eine umfangreiche **positive Darstellung des Berufes** und der Naturheilkunde in möglichst **allen Medien an**. Dafür wird jährlich eine beträchtliche Summe eingeplant. Dies hilft mit, dass in einer unüberschaubaren Medienlandschaft etwa **300 bis 400 Artikel im Monat** mit überwiegend **positivem Inhalt** über den Berufsstand erscheinen.

Auch das Fernsehen bietet dem Thema durchschnittlich ein bis zwei Mal wöchentlich ein Forum.

Vor dem Beitritt in einen Verband sollten deshalb dessen **berufspolitisches Engagement** und die **berufspolitischen Vorstellungen** und **Zielsetzungen** geprüft werden.

- Wer vertritt am besten die Interessen der praktizierenden Heilpraktikerinnen und Heilpraktiker?
- Wer bietet eine gute Mitgliederbetreuung an?
- Welche Fachfortbildung wird angeboten und zu welchem Preis?
- Welche demokratischen Strukturen hat der Verband?
- Wo und wie kann ich mich, meine Vorstellungen und Meinungen einbringen?

Grundsätzlich zeigt sich ein **Verband mit demokratischen Strukturen** *uneinheitlicher*, manche nennen es auch „zerstrittener“. Dabei sollte jedoch bedacht werden, dass bei großen Verbänden stets über den „besten Weg“ für die Zukunft des Heilpraktikerberufs gerungen wird. Dies geht nicht ohne Diskussionen und scheinbare „Zerstrittenheit“. Im Auftreten nach außen zeigt sich dann aber wieder die erforderliche Geschlossenheit.

Bei Verbänden, in denen es nur **einen Vorsitzenden** als **„Alleinherrscher“** gibt, der u.U. nicht einmal in regelmäßigen Abständen von den Mitgliedern gewählt wird, zeigt sich diese Geschlossenheit in ihrem Vorsitzenden, der weitgehend alleine bestimmt, wodurch „lästige Diskussionen“ und „schwierige Meinungsbildungsprozesse“ gar nicht erst stattfinden. „Vereinsmeierei“ und ein Gerangel um Funktionen und Positionen finden in einem Verband, in dem ein Vorsitzender alleine das Sagen hat, nicht statt. Ob dies als *Vorteil* zu werten ist, mögen allein die Mitglieder entscheiden.

Von der **Art der Aufgabenerfüllung** eines Verbandes hängt nicht zuletzt auch seine Beitragsstruktur ab. Wenn ein Verband nur *kostenlose Firmenvorträge* anbietet und sich alle weiteren *Fachfortbildungsveranstaltungen* von seinen Mitgliedern bezahlen lässt, kann er selbstverständlich mit einem geringeren Beitragssatz auskommen; eine **gute Fachfortbildung**, die den Mitgliedern **kostenlos angeboten** wird, kostet den veranstaltenden Verband nun einmal Geld. Dies gilt auch für eine gute Berufspolitik und für die Serviceleistungen, die ein Verband anbietet.

2. Die Organisationen

Vor 1933 gab es eine Vielzahl von Vereinigungen heilpraktisch tätiger Organisationen. Sie wurden 1933 zum einen Teil aufgelöst, zum anderen Teil zwangsweise in den *Heilpraktikerbund Deutschlands, Reichsverband e.V.* überführt. Aus ihm ging 1939 die **Deutsche Heilpraktikerschaft e.V.** mit Sitz in München als Zwangsverband hervor. Jeder, der eine Erlaubnis als Heilpraktiker erhalten hatte, war verpflichtet, Mitglied der DH zu werden. Dies erfolgte jedoch nicht automatisch, sondern dadurch, dass man einen entsprechenden Antrag stellte. Wurde ein Heilpraktiker nicht in die DH aufgenommen oder von dieser ausgeschlossen, wurde die Erlaubnis, als Heilpraktiker tätig zu sein, zurückgenommen.

Die **Deutsche Heilpraktikerschaft** hatte somit eine **existenzielle Bedeutung** für alle praktizierenden Heilpraktiker.

Neben der staatlichen Aufsicht bestand eine Berufsaufsicht durch die DH, die bis ins Detail geregelt war.

Mit dem Zusammenbruch des dritten Reichs wurde dieser Zwangsverband selbstverständlich aufgelöst. In den Jahren 1946/47 erfolgten demokratische Neugründungen in den Grenzen der westlichen, alliierten Besatzungszonen mit Genehmigung durch die Besatzungsmächte. Die Vorstände der neu gegründeten Landesverbände der Deutschen Heilpraktikerschaft aus den westlichen Besatzungszonen trafen sich im Mai 1947 und beschlossen die zukünftige Zusammenarbeit.

1948 legte diese Arbeitsgemeinschaft der Landesverbände der DH einen **Entwurf für ein neues Heilpraktikergesetz** vor. Wichtige Ziele waren:

- die Erhaltung des Berufsstandes
- die Erhaltung der diagnostischen und therapeutischen Möglichkeiten des Heilpraktikers
- die Aufhebung der 1939 verhängten Nachwuchssperre

Nach Sondierungsgesprächen in Ministerien und mit Abgeordneten beschloss die Versammlung der Landesvorsitzenden aus rechtlichen und praktischen Erwägungen, **kein neues Heilpraktikergesetz** sondern eine **Novellierung des bestehenden anzustreben.**

Der Entwurf für eine Novelle wurde als offizielle Eingabe der DH an den Bundestag und die Bundesregierung herangetragen.

Im Verlauf der Bemühungen des Berufsstandes wurde das Heilpraktikergesetz von 1939 in modifzierter Form vom demokratischen Rechtsstaat übernommen. Die Nachwuchssperre wurde aufgehoben. Die 1939 zwangsweise geschlossenen Ausbildungsstätten konnten wieder Heilpraktiker ausbilden.

Die *Deutsche Heilpraktikerschaft* wurde später in **Fachverband Deutscher Heilpraktiker e.V.** umbenannt.

Der Fachverband (FDH) ist somit der älteste Heilpraktikerverband und umfasst mit rund 7.000 Mitgliedern (alle zugelassene Heilpraktiker) die größte Zahl zugelassener Heilpraktikerinnen und Heilpraktiker, die in einem Verband organisiert sind. Der FDH hat 16 Landesverbände, die gut organisiert sind, und bietet traditionell eine hervorragende Fachfortbildung und Mitgliederbetreuung an.

Die **Union Deutscher Heilpraktiker e.V.** als zweitältester Heilpraktikerverband hat über 3.000 zugelassene Heilpraktikerinnen und Heilpraktiker als Mitglieder und zudem noch die Auszubildenden. Sie entstand aus zehn Mitgliedern der Deutschen Heilpraktikerschaft in Nordwürttemberg und Nordbaden.

Der **Verband Deutscher Heilpraktiker e.V.** entstand 1962 und umfasst etwa 2.500 Heilpraktiker im gesamten Bundesgebiet.

Fachverband Deutscher Heilpraktiker e.V., Union Deutscher Heilpraktiker e.V. und Verband Deutscher Heilpraktiker e.V. waren über viele Jahre Trägerverbände der *Kooperation Deutscher Heilpraktikerverbände e.V.*. Seit 1994 gehört keiner der Verbände mehr dieser Kooperation an, die nur noch relativ wenige Heilpraktiker vertritt.

1972 wurde der heutige **Bund Deutscher Heilpraktiker e.V.** gegründet.

Freie Heilpraktiker e.V. nennt sich ein 1982 gegründeter Verband.

Der **Freie Verband Deutscher Heilpraktiker e.V.** hat seinen Sitz in Münster.

Diese genannten *sechs Verbände* haben sich Anfang der 90er Jahre zur **Zusammenarbeit** als **Die Deutschen Heilpraktikerverbände (DDH)** entschlossen, um mit einer Stimme gegenüber Behörden und Politikern aufzutreten.

Sie haben eine **gemeinsame Berufsordnung** anerkannt, ein **gemeinsames Berufsbild** erarbeitet

und beschlossen und streben eine **gemeinsame Berufspolitik** auf möglichst vielen Gebieten an. 1994 installierten sie eine gemeinsam getragene *„Arzneimittelkommission der Deutschen Heilpraktiker“*, die als fachkundiges Gremium die Interessen des Berufsstandes auf dem Gebiet der **Arzneimittel und Medizinprodukte** vertritt.
Es wurden auch gemeinsame **Gutachterschulungen** durchgeführt und eine **gemeinsame Gutachterschiedsstelle** eingerichtet.
Zusammen tragen sie auch die **Gutachter- und Gebührenkommission** der DDH.
Jährlich veranstalten die Deutschen Heilpraktikerverbände den **Deutschen Heilpraktikerkongress in Karlsruhe** und die **Heilpraktikertage in Essen**.
Beide Kongresse dienen neben der **Fachfortbildung** auch dem **Meinungs- und Erfahrungsaustausch** zwischen den Mitgliedern der Verbände und der **öffentlichen Darstellung des Berufsstandes** und seiner Aufgaben.
In den letzten Jahren sind zahlreiche kleinere Verbände entstanden. Ihr *zusätzlicher Nutzen* für den Berufsstand ist nur schwer erkennbar. Nur durch **gemeinsames Auftreten** kann eine effektive Berufspolitik betrieben werden. Jede Zersplitterung führt zwangsläufig zu einer Schwächung der Interessenvertretung und bei einem Auftreten im politischen Raum evtl. auch zu Irritationen.
Seit einiger Zeit gibt es auch eine rein feminine Organisation, den Heilpraktikerinnen Verband *Lachesis e.V.*.
Einige *Arbeitsgemeinschaften* und *Fachorganisationen*, einst vor allem von Mitgliedern der Deutschen Heilpraktikerschaft zur fachspezifischen Weiterbildung auf einem naturheilkundlichen Gebiet gegründet, entwickeln sich ebenfalls zu *Berufsverbänden*.
Sollten solche Gruppierungen einen speziellen Berufsstand, z.B. den des Homöopathen, Chiropraktikers, Akupunkteurs usw. anstreben, *gefährden* sie damit zweifellos den gesamten Berufsstand des Heilpraktikers.
Der **Heilpraktiker** übt wie der Arzt einen **umfassenden Beruf** aus, der **viele verschiedene Diagnose- und Therapiemöglichkeiten einschließt**.
Um einen neuen Berufsstand zu etablieren, wäre eine entsprechende Änderung des Heilpraktikergesetzes erforderlich, mit unabsehbaren Folgen für den Heilpraktiker und seine Therapien.

Nachfolgend einige Adressen von Verbänden, Arbeitsgemeinschaften und Fachorganisationen, ohne Anspruch auf Vollständigkeit:

FACHVERBÄNDE:

FACHVERBAND DEUTSCHER HEILPRAKTIKER e.V. FDH
Bundesverband Maarweg 10, 53123 Bonn Tel.: 0 22 8 / 61 10 49, Fax: 0 22 8 / 62 73 59 Internet: www.heilpraktiker.org E-Mail: fdh-Bonn@t-online.de
FACHVERBAND DEUTSCHER HEILPRAKTIKER
Landesverband Baden-Württemberg e.V. Gutenbergstraße 1, 76532 Baden-Baden Tel.: 0 72 21 / 3 13 45, Fax: 0 72 21 / 39 03 92 E-Mail: fdh.bawue@t-online.de
HEILPRAKTIKERVERBAND BAYERN e.V.
Landesverband im Fachverband Deutscher Heilpraktiker Neumarkter Str. 87, 81673 München Tel.: 0 89 / 4 35 52 60, Fax: 0 89 / 43 55 26 50 E-Mail: verband@heilpraktikerverband-bayern.de

FACHVERBAND DEUTSCHER HEILPRAKTIKER

Landesverband Berlin-Brandenburg e.V.
Mommsenstr. 45, 10629 Berlin
Tel.: 0 30 / 3 23 30 50, Fax: 0 30 / 3 24 97 61
E-Mail: buero@fdhshsberlin.de

BREMER HEILPRAKTIKERVERBAND e.V.

Landesverband im Fachverband Deutscher Heilpraktiker e.V.
Am Wandrahm 19, 28195 Bremen
Tel.: 0 42 1 / 1 50 20
E-Mail: hpverbandbremen@web.de

FACHVERBAND DEUTSCHER HEILPRAKTIKER

Landesverband Hamburg e.V.
Conventstr.14, 22089 Hamburg
Tel.: 0 40 / 25 75 75, Fax: 0 40 / 25 75 76
E-Mail: info@heilpraktikerhamburg.de

HESSISCHER HEILPRAKTIKERVERBAND e.V.

Landesverband im Fachverband Deutscher Heilpraktiker e.V.
Großer Haingraben 9, 65779 Kelkheim
Tel.: 0 61 95 / 67 42 84 8, Fax: 0 61 95 / 67 42 84 9
E-Mail: Hess-Heilpraktikerverband@t-online.de

FACHVERBAND DEUTSCHER HEILPRAKTIKER

Landesverband Mecklenburg-Vorpommern e.V.
Siegfried-Korth-Straße 1, 18437 Stralsund
Tel.: 0 38 31 / 3 05 58 70, Fax: 0 38 31 / 44 59 09
E-Mail: Fdh-lv-mv@web.de

NIEDERSÄCHSISCHER HEILPRAKTIKERVERBAND e.V.

Landesverband im Fachverband Deutscher Heilpraktiker e.V.
Alte Bahnhofstr. 26, 31515 Wunstorf
Tel.: 0 50 31 / 95 20 0, Fax: 0 50 31 / 95 20 32
E-Mail: post@niedersaechsischer-heilpraktikerverband.de

FACHVERBAND DEUTSCHER HEILPRAKTIKER

Landesverband Nordrhein-Westfalen e. V.
Dorstener Str. 415, 44809 Bochum
Tel.: 0 23 4 / 9 04 35 10, Fax: 0 23 4 / 9 04 35 60
E-Mail: Info@fdhnrw.de

FACHVERBAND DEUTSCHER HEILPRAKTIKER

Landesverband Rheinland e.V.
Platzhoffstr. 11, 42115 Wuppertal
Tel.: 0 20 2 / 30 65 76, Fax: 0 20 2 / 31 63 16
E-Mail: Karl-Otto.Franke@t-online.de

HEILPRAKTIKER-FACHVERBAND RHEINLAND-PFALZ e.V.
Landesverband im Fachverband Deutscher Heilpraktiker e. V. Müsterterstr. 27, 54498 Piesport Tel.: 0 65 07 / 70 29 88, Fax: 0 65 07 / 70 24 09 E-Mail: Hp-rheinland-pfalz@t-online.de
HEILPRAKTIKER VERBAND SAAR e.V.
Landesverband im Fachverband Deutscher Heilpraktiker e. V. Metzer Str. 17, 66740 Saarlouis Tel.: 0 68 31 / 46 00 00, Fax: 0 68 31 / 46 00 04 E-Mail: kr.goebel@gmx.de
FACHVERBAND DEUTSCHER HEILPRAKTIKER
Landesverband Sachsen e.V. Dammweg 15, 01097 Dresden Tel.: 0 35 1 / 6 58 89 30, Fax: 0 35 1 / 6 58 89 31 E-Mail: info@bombastus-heilpraktikerschule.de
FACHVERBAND DEUTSCHER HEILPRAKTIKER
Landesverband Sachsen-Anhalt e.V. Freiligrathstr. 9a, 39108 Magdeburg Tel./Fax: 0 39 1 / 7 32 80 60
FACHVERBAND DEUTSCHER HEILPRAKTIKER
Landesverband Schleswig-Holstein e.V. Lindenallee 16, 24105 Kiel Tel.: 0 43 1 / 56 48 88, Fax: 0 43 1 / 56 48 89 E-Mail: Kiel@fdh-sh.de
FACHVERBAND DEUTSCHER HEILPRAKTIKER
Landesverband Thüringen e.V. Postfach 10 13 61, 99803 Eisenach Tel.: 0 36 91 / 73 22 00, Fax: 0 36 91 / 21 02 19 E-Mail: hp-lehnardt@t-online.de
BUND DEUTSCHER HEILPRAKTIKER e.V. BDH
Südstr. 11, 48231 Warendorf Tel.: 0 25 81 / 6 15 50, Fax: 0 25 81 / 6 15 08 Internet: www.bdh-online.de E-Mail: info@bdh-online.de
FREIE HEILPRAKTIKER e.V. FH
Benrather Schloßallee 49 - 53, 40597 Düsseldorf Tel.: 0 21 1 / 9 01 72 90, Fax: 0 21 1 /3 98 27 10 Internet: www.freieheilpraktiker.com E-Mail: BRSFH@t-online.de
UNION DEUTSCHER HEILPRAKTIKER
Landesverband Berlin-Brandenburg Dahlmannstr. 14, 10629 Berlin Tel.: 0 30 / 31 99 74 24, Fax: 0 30 / 2 61 63 33 E-Mail: naturguenther@aol.com

UNION DEUTSCHER HEILPRAKTIKER
Landesverband Niedersachsen Wiesenstr. 3, 38102 Braunschweig Tel./Fax: 0 53 1 / 33 44 36 Internet: www.udh-niedersachsen.de
UNION DEUTSCHER HEILPRAKTIKER
Landesverband Nordrhein-Westfalen Kasernenstr. 26, 42651 Solingen Tel.: 0 21 2 / 4 72 85, Fax: 0 21 2 / 4 27 11 Internet: www.verlag-ZfN.de
UNION DEUTSCHER HEILPRAKTIKER
Landesverband Rheinland-Pfalz Kaiserstr. 2 a, 66955 Pirmasens Tel.: 0 63 31 / 7 85 54, Fax: 0 63 31 / 7 85 34 Internet: www.udh-pfalz.de
UNION DEUTSCHER HEILPRAKTIKER
Landesverband Saarland Weberstr. 24, 66787 Wadgassen-Hostenbach Tel.: 0 68 34 / 46 03 33, Fax: 0 68 34 / 46 03 30 Internet: www.Heilpraktiker-UDH-Saar.de
UNION DEUTSCHER HEILPRAKTIKER
Landesverband Sachsen Weststr. 148, 04420 Markranstädt Tel.: 0 34 20 5 / 4 37 55, Fax: 0 34 20 5 / 4 37 55 E-Mail: SchumannLVS@aol.com
UNION DEUTSCHER HEILPRAKTIKER
Landesverband Schleswig Holstein Bahnhofstr. 20, 24217 Schönberg Tel.: 0 43 44 / 13 23, Fax: 0 43 44 / 44 52 E-Mail: webmaster@heilpraxis-joergensen.de
VERBAND DEUTSCHER HEILPRAKTIKER e.V. VDH
Ernst-Grote-Str. 13, 30916 Isernhagen Tel.: 0 51 1 / 61 69 80, Fax: 0 51 1 / 61 69 820 Internet: www.heilpraktiker-vdh.de E-Mail: Heilpraktiker-VDH@t-online.de
FREIER VERBAND DEUTSCHER HEILPRAKTIKER e.V. (FVDH)
Erphostr. 23, 48145 Münster Tel:: 0 25 1 / 13 68 86, Fax: 0 25 1 / 39 27 36 (Bundesgeschäftsstelle) Internet: www.fvdh-ev-de E-Mail: info@fvdh.de
UNION DEUTSCHER HEILPRAKTIKER e.V. (UDH)
Bundesverband Waldstr. 21, 61137 Schöneck Tel: 0 61 87 / 99 06 03, Fax: 0 61 87 / 99 28 075 Internet: www.udh-bundesverband.de E-Mail: kontakt@udh-bundesverband.de

ARBEITSKREISE UND FACHORGANISATIONEN:

ARBEITSKREIS FÜR ANTHROPOSOPHIE UND MYKOLOGIE
Werner Schmötzer Klingenhaldenweg 23, 72175 Dornhan Tel.: 07455/87 95, Fax: 07455/29 03 E-Mail: werner.schmötzer@t-online.de
ARBEITSKREIS FÜR AUGENDIAGNOSE UND PHÄNOMENOLOGIE
Josef Angerer E.V. Taxisstr. 45, 80637 München Leitung: Ursula von Heimendahl, Tel.: 089/5 45 50, Fax: 089/1 57 36 08 Internet: www.ak-augendiagnose.de E-Mail: info@ak-augendiagnose.de
ARBEITSKREIS FÜR KLASSISCHE AKUPUNKTUR UND TRADITIONELLE CHINESISCHE MEDIZIN e.V.
Neumannstr. 2, 60433 Frankfurt/M., Tel.: 069/53 05 66 30, Fax: 069/53 05 43 61
ARBEITSKREIS FÜR KLASSISCHE HOMÖOPATHIE e.V.
Walter-Knäpper-Schule, Bochum
OZONTHERAPEUTISCHER ARBEITSKREIS
Unterer Markt 5, 66538 Neunkirchen/Saar Tel.: 06821/12 929, Fax: 06821/12 194 Internet: www.ozon-therapie.org E-Mail: filz.andreas@t-online.de
ARBEITSKREIS OZONTHERAPIE & KOMPLEMENTÄRMEDIZIN
Kurfürstendamm 69, 10707 Berlin Tel./Fax: 030/88 55 00 23 E-Mail: kbeiersdorfer@arcor.de
ARBEITSKREIS FÜR LASERTHERAPIE UND AKUPUNKTUR
Metzer Str. 17, 66740 Saarlouis Tel: 06831 / 46 00 00 E-Mail: kr.goebel@gmx.de
ARBEITSKREIS FÜR PRAKTISCHE BIOCHEMIE
Egloffsteiner Str. 13, 91362 Pretzfeld Tel: 09194 / 48 82, Fax: 09194 / 48 72

3. Die Arzneimittelkommissionen

Der Gesetzgeber hat im **Arzneimittelgesetz** die Beteiligung der **selbständigen Berufe** aus dem Gebiet des Gesundheitswesens vorgesehen.
Diese Aufgaben werden durch **Arzneimittelkommissionen der Berufsstände** wahrgenommen. Sie sind Stufenplanbeteiligte im Sinne des **§ 63** des Arzneimittelgesetzes. Ihre Aufgaben ergeben sich aus dem **§ 62 AMG**, für deren Durchführung das Bundesgesundheitsministerium einen Stufenplan durch eine Verwaltungsvorschrift vorsieht.
Die Arzneimittelkommission der Deutschen Heilpraktiker (AMK) wird von den sechs Verbänden BDH, FDH, FH, FVDH, UDH und VDH getragen.
Sie befasst sich über die gesetzlichen Aufgaben hinaus mit allen Arzneimittelfragen, die den Berufsstand betreffen, und dient dem Ziel, die **Verordnungsfreiheit** und **Vielfalt für den Heilpraktikerstand zu erhalten**. Zugleich soll sie **Einschränkungen**, z.B. durch eine Verschreibungspflicht für naturheilkundliche Arzneimittel, aber auch unberechtigte Maßnahmen bei der Zulassung, Nachzulassung oder durch Zulassungswiderrufe **verhindern**.
Die **AMK** vertritt die **Trägerverbände gemeinsam** in Arzneimittel- und Arzneimittelgesetzesfragen in der politischen Öffentlichkeit und bei Bundesbehörden, z.B. bei Anhörungen oder durch Stellungnahmen.
Die Kommission besteht aus höchstens 15 Mitgliedern, die von den Trägerverbänden berufen werden. Mehrheitlich gehören ihr Heilpraktiker mit langjähriger Erfahrung im Umgang mit Arzneimitteln der besonderen Therapierichtungen an, die durch Apotheker, Wissenschaftler und Sachverständige der biologisch-pharmazeutischen Industrie unterstützt werden. Aus ihrer Mitte wählen die AMK-Mitglieder ein dreiköpfiges Sprechergremium.

ARZNEIMITTELKOMMISSION DER DEUTSCHEN HEILPRAKTIKER
Maarweg 10, 53123 Bonn Tel./Fax: 0 22 8 / 96 28 99 01
ARZNEIMITTELKOMMISSION DER HUFELANDGESELLSCHAFT DACHVERBAND DER ÄRZTEGESELLSCHAFTEN FÜR NATURHEILVERFAHREN UND KOMPLEMENTÄRMEDIZIN
Chausseestr. 29, 10115 Berlin Tel.: 0 30 / 28 09 93 20, Fax: 0 30 / 28 09 76 50
ARZNEIMITTELKOMMISSION DER DEUTSCHEN ÄRTZESCHAFT
Herbert-Lewin-Platz 1, 10623 Berlin Tel.: 0 30 / 4 00 45 60, Fax: 0 30 / 4 00 45 65 55
ARZNEIMITTELKOMMISSION DER DEUTSCHEN APOTHEKER
Apothekerhaus Eschborn Carl-Mannich-Str. 26, 65732 Eschborn Tel.: 0 61 96 / 92 80, Fax: 0 61 96 / 92 81 76

VI. Praxis und Fortbildung

1. Fortbildungspflicht

Aus der **Sorgfaltspflicht** resultiert fast schon automatisch die **Fortbildungspflicht**.
Für seine Tätigkeit auf einem bestimmten Gebiet muss der Heilpraktiker die Beiträge in **gängigen medizinischen Zeitschriften** und in **einschlägigen Fachzeitschriften** verfolgen.
Dazu gehört die Lektüre der **Heilpraktikerfachzeitschriften** ebenso wie die Kenntnis und Berücksichtigung der **schulmedizinischen Schriften**.
Dies gilt wohlgemerkt nur, soweit dies für seine individuelle Arbeit von Bedeutung ist.
Selbstverständlich zählt zu dem verlangten erforderlichen Wissensstand auch, dass die **Ergebnisse von Kongressen und Fachkolloquien** bekannt sind.
Im Umkehrschluss wird vom Heilpraktiker *nicht verlangt*, dass er sich *mit Fachliteratur und Spezialtherapien* befasst, die er nicht anwendet und die für seine Tätigkeit ohne Bedeutung sind.

Risikobehaftetes Therapieren erfordert entsprechend **mehr und speziellere Kenntnisse** und **Fähigkeiten**, die auch neuere Erkenntnisse umfassen müssen.
Der Besuch von **Fachfortbildungen** und das Lesen von Fachartikeln sind Voraussetzung für die Anwendung entsprechender diagnostischer und therapeutischer Maßnahmen.

Der Tipp: Die Heilpraktikerverbände bieten ein breites Angebot an Fachfortbildungsveranstaltungen, deren **Besuch** man sich **zweckmäßigerweise bestätigen lassen** sollte.

Oftmals geben die Verbände *Testathefte* aus, in denen man sich den Besuch von Fachfortbildungen bestätigen lassen kann, wodurch eine übersichtliche Dokumentation erreicht wird.

2. Fachfortbildungs-Angebote

Fortbildungen sind nicht nur in ihrem **Umfang** und den **Inhalten** sehr **unterschiedlich**, sondern unterscheiden sich auch erheblich in ihrem **fachlichen Niveau**.
Die Bewertung bleibt im Einzelfall den Teilnehmern überlassen, wenngleich es oft bedauerlich ist, wie viel Zeit und Geld für **minderwertige Veranstaltungen** verschwendet wird.
Völlig unerträglich ist dies, wenn es um die Ausbildung in einer Therapieart geht.
Viele Schulen, insbesondere solche mit Ganz- oder Halbtagsunterricht über einige Jahre, bilden sehr fundiert auf einigen **Therapiegebieten** aus. Dabei werden oft Schwerpunkte auf Homöopathie, Chiropraktik oder auch Akupunktur gelegt.
Selbstverständlich sollte eine **Ausbildung in klassischen Naturheilverfahren** erfolgen, denn zum **Grundstock** eines Heilpraktikers gehören Kenntnisse über eine **gesunde Lebensführung, sinnvolle Ernährung, Pflanzentherapien** und einige **physikalische Maßnahmen**.
Nicht ausreichend vermittelt werden aber oft einige unserer wichtigen Therapien. Dies ist auch meist nicht erforderlich, weil die zukünftigen Kolleginnen und Kollegen nur bestimmte Methoden anzuwenden gedenken und sich damit eine umfangreiche Ausbildung auf anderen Gebieten erübrigt.

Für einzelne **Therapien** ist es jedoch erforderlich, dass **Kenntnisse und Fähigkeiten** vermittelt werden, die einen **unbedingt erforderlichen Standard** erfüllen.
Aus diesem Grund haben **die Deutschen Heilpraktikerverbände (DDH)** auf meine Anregung inzwischen **13 Therapie-Richtlinien** erstellt. Diese wurden von den sechs großen HP-Bundesverbänden beschlossen und erfüllen damit deren Kriterien.

Da die Deutschen Heilpraktikerverbände (DDH) die überwiegende Mehrheit der praktizierenden Kolleginnen und Kollegen vertreten, sind sie dazu legitimiert, im Namen des Berufsstandes Normen festzulegen. Aus- und Fortbildungseinrichtungen können bei den Deutschen Heilpraktikerverbänden (DDH) beantragen, dass sie entsprechend der Therapie-Richtlinien zertifizieren dürfen.
Durch diese Regelung soll der inzwischen unübersichtliche Wildwuchs von Zertifizierungen in eine einheitliche Bewertung geführt werden.
Während vielen derzeitigen Zertifikaten nicht zu entnehmen ist, wie qualifiziert die Ausbildung erfolgte, müssen die nach den **DDH-Therapie-Richtlinien zertifizierten Kurse** und **Seminare** den erforderlichen Standard nachweisen.

Für die **Fachfortbildung** müssen ebenfalls **einheitliche Kriterien** geschaffen werden, wofür sich zweifellos auch ein Punktesystem eignen würde. **Grundlage** müssen aber auch hier **bestimmte Standards** sein.
Eine mehr oder weniger **willkürliche Vergabe von Fortbildungspunkten erfüllt** diese **Vorgaben nicht** und muss damit skeptisch bis ablehnend betrachtet werden.
Ein wie auch immer **bewertetes Fachfortbildungssystem**, das den Anforderungen gerecht wird, **muss vom Berufsstand legitimiert sein** und den **Qualitätsanforderungen entsprechen**.

Grundsätzlich gibt es **verschiedene Arten und Ebenen** von **Fachfortbildungsangeboten**.
Bei den Arten unterscheidet man im Wesentlichen **reine Firmenveranstaltungen**, die **Fachfortbildungen der Verbände** ohne oder mit Firmenbeteiligungen sowie die Aus- und Fortbildungen von **Arbeitsgemeinschaften und Fachorganisationen** auf einem **speziellen Gebiet** der Naturheilkunde.
Die Angebote der *einzelnen Berufsverbände* hängen sehr stark von deren Struktur und Geschichte ab.
Der *Fachverband Deutscher Heilpraktiker* (früher: Deutsche Heilpraktikerschaft, DH) bietet traditionell flächendeckend und auf allen Ebenen Fachfortbildungen an. Als ältester und größter Berufsverband mit der größten Mitgliederzahl an Heilpraktikern kann er dies auch problemlos durchführen. Als ehemaliger Einheitsverband besaß er schon vor 60 Jahren in allen Regionen genügend Heilpraktiker, die Fortbildungen organisierten. Daran hat sich bis heute bei wachsenden Mitgliederzahlen nichts geändert.

Die *Union Deutscher Heilpraktiker* ist aus dem ehemaligen Landesverband Nordwürttemberg/ Nordbaden der DH entstanden und erreichte in diesem Gebiet eine beachtliche Größe. Weitere

Landesverbände unterschiedlicher Größe wurden gegründet und erreichten regional eine entsprechende Bedeutung.
Auch die anderen Verbände bieten entweder flächendeckend im gesamten Bundesgebiet oder, entsprechend ihrer regionalen Bedeutung, Fachfortbildungen an. Die jeweiligen Programme sind bei den Verbänden zu erhalten oder in den Fachzeitschriften nachzulesen.

2.1 Kongresse

Rund ein Dutzend **Kongresse** oder **Tagungen** mit *überregionaler Bedeutung* finden jährlich in der Bundesrepublik statt.
Hierzu zählt z.B. der von den Heilpraktikerverbänden gemeinsam veranstaltete **Deutsche Heilpraktikerkongress** in Karlsruhe sowie die **Heilpraktikertage in Essen**.
Bedeutende Kongresse sind auch:
die *Süddeutschen Tage* der Naturheilkunde in Fellbach, die *Interbiologica* in Wiesbaden, der *Heilpraktikerkongress in Baden-Baden*, die vorwiegend im März stattfinden und die *Tagungen für Naturheilkunde* in München.
Rund **300 Aussteller** (Karlsruhe) aus der **pharmazeutischen Industrie**, *Hersteller und Händler medizinisch-technischer Geräte, der Fachhandel für Praxisbedarf, der Dienstleistungsbereich, z.B. Computerprogramme, Versicherungen und der Fachbuchhandel* bieten Gelegenheit, sich zu informieren.
Zahlreiche **Vorträge und Kurse** dienen der **Fachfortbildung**. Zugleich sind die Kongresse auch ein **Ort der Begegnung**. Hier können Erfahrungen, Informationen oder auch nur Grüße ausgetauscht werden.
Gesellschaftsabende sorgen für Entspannung und erholsame Stunden, und ganz besonders der festliche Abend im Baden-Badener Kurhaus wird allgemein seit vielen Jahren als „Highlight" der kollegialen Begegnung angesehen.

2.2 Landesfachfortbildung

Zahlreiche **Tagungen** von **Landesverbänden** finden jährlich statt. Sie umfassen in der Regel **Ausstellungen** und die verschiedensten **Fachfortbildungsangebote**.
Auf Landesverbandsebene gibt es auch *gemeinsame Veranstaltungen* verschiedener Verbände, z.B. den **Bodenseetag in Überlingen** im Mai und das **Ludwigsburger Forum** im Herbst, die beide von den Landesverbänden des Fachverbandes Deutscher Heilpraktiker und der Union Deutscher Heilpraktiker gemeinsam durchgeführt werden.
Zu den Landesfachfortbildungen zählen auch die Einrichtungen für **Aus- und Fachfortbildung auf speziellen Gebieten**.
Hier können *Therapiemethoden* erlernt werden, die bisher vom Behandler nicht angewendet wurden, oder spezielle Kenntnisse vertieft werden. Das Kursangebot kann normalerweise verbandsübergreifend wahrgenommen werden, bietet den Mitgliedern der diese Einrichtungen tragenden Verbände jedoch Vorteile durch ermäßigte Kursgebühren. Zu den bekanntesten Veranstaltern zählen:

Das Fachseminar
Gutenbergstr. 1, 76532 Baden-Baden
Tel.: 0 72 21 / 3 13 45, Fax: 0 72 21 / 39 03 92
Internet: www.fdh-lv-bawue.de
E-Mail: fdh.bawue@t-oneline.de

Die Heilpraktiker-Akademie Bayern
Neumarkter Str. 87, 81673 München
Tel.: 0 89 / 4 31 41 40, Fax: 0 89 / 4 31 03 04

Fachseminar Hamburg
Conventstr. 14, 22089 Hamburg
Tel.: 0 40 / 25 75 75

Das Hessische Fachseminar für Naturheilkunde e.V.
Großer Haingraben 9, 65779 Kelkheim
Tel.: 0 61 95 / 67 46 48, Fax: 0 61 95 / 67 46 49
Internet: www.heilpraktiker-hessen.de
E-Mail: hfs.ev@t-oneline.de

2.3 Bezirksfachfortbildung

Größere Verbände sind in **Bezirke** unterteilt, deren wichtigste Aufgabe die **regionale Fachfortbildung** darstellt.
So sind z.B. die größeren Landesverbände des FDH in bis zu ein Dutzend Bezirke unterteilt. Auf diese Weise können qualifizierte Fachfortbildungen durchgeführt werden, ohne dass die Teilnehmer größere Anfahrtswege in Kauf nehmen müssen. Bezirksfachfortbildungsleiter, meist mit langjähriger Erfahrung, organisieren die Veranstaltungen, die zugleich dem Erfahrungsaustausch und der Pflege kollegialer Kontakte dienen.

Hier lernt man die Kolleginnen und Kollegen der Umgebung kennen, auf deren Kooperation oder Hilfe man im Bedarfsfall zurückkommen kann. Bezirkliche Fachfortbildungen sind für die Mitglieder des veranstaltenden Verbandes normalerweise kostenlos. Nichtmitglieder sind in der Regel gerne als Gäste gesehen, die einen kleinen Obulus entrichten.

2.4 Überregionale Arbeitskreise / Fachorganisationen

Für viele Therapierichtungen gibt es z.T. schon seit langer Zeit **überregionale Arbeitskreise**. Bereits vor Jahrzehnten entstanden auf Initiative des Fachverbandes Deutscher Heilpraktiker (früher DH) bedeutende Fachorganisationen wie der **Arbeitskreis für praktische Biochemie**, **AK Augendiagnose**, der **AK-TCM** und andere. Als *„Spezialisten“* waren sie sehr früh in der Lage, fundierte Kenntnisse auf einem Diagnose- oder Therapiegebiet zu vermitteln.

Die **fachliche Kompetenz** der Fachorganisationen und Arbeitskreise ist unbestritten.
Die *Entwicklung einzelner Organisationen zu Berufsverbänden* **widerspricht** jedoch dem **Charakter des Heilpraktikerberufes**, der alle, auch die „Spezialisten“, unter einem Dach vereint, ohne dass die Arbeit auf jedem einzelnen Gebiet, wie Homöopathie, Chiropraktik, Akupunktur etc., nicht möglich wäre.
Über die bereits benannten überregionalen Arbeitskreise und Fachorganisationen hinaus kann man sich bei den Verbänden nach Anschriften erkundigen.

2.5 Regionale Arbeitskreise

Unzählige regionale Arbeitskreise sind in den letzten Jahrzehnten entstanden.
Sie bieten den kollegialen Erfahrungsaustausch in vertretbarer Entfernung.
Augendiagnose, Phytotherapie, Chiropraktik, Akupunktur, Psychotherapie, Homöopathie, Hypnose-Therapie, Kinesiologie, Biochemie, Pathophysiognomik u.v.a. mehr dienen der Vervollkommnung des Wissens und Könnens.
Die regionalen Arbeitskreise können bei den Verbänden erfragt werden.

2.6 Veranstaltungen von Firmen

Reine Firmenveranstaltungen von Herstellern biologisch-pharmazeutischer Arzneimittel, von Geräten oder Praxisbedarfsartikeln und von so genannten Nahrungsergänzungsmitteln dienen vor allem dem Zweck, die **Produkte im Behandlerkreis bekanntzumachen** und deren **Absatz zu fördern**.
Solche „Fortbildungen“ werden schon sehr lange durchgeführt, erfahren großen Zuspruch und sind sowohl aus wirtschaftlichen als auch aus anwenderbezogenen Interessen legitim. Für die Firmen stehen die **Therapeuten** verbandsübergreifend im Mittelpunkt.

Die Teilnehmer dieser Veranstaltungen werden z.B. über diagnostische und therapeutische Möglichkeiten bei bestimmten Krankheitsbildern oder Indikationsgebieten aus der Sicht von Herstellern oder Vertreibern bestimmter Produkte, mit dem Schwerpunkt auf diese, unterrichtet.
Die vorwiegend regional stattfindenden Fortbildungen waren früher meist *kostenlos* und auch mit einer Einladung zu einem „Gratisessen“ verbunden.

In den letzten Jahren veranstalteten einzelne **Firmen** auch vermehrt Fortbildungen, bei denen von den Teilnehmern **Gebühren** verlangt werden, was bei produktbezogenen Veranstaltungen kritisch gesehen werden sollte.
Als Referenten greifen die Firmen gerne auf bekannte Therapeuten zurück, stellen aber auch eigene Vortragsredner.

2.7 Fachbücher

Die Zahl der Fachbücher ist heute *unüberschaubar*.
Bei der Auswahl eines praktischen Therapiebuches sollte evtl. darauf geachtet werden, ob es von einem erfahrenen Praktiker geschrieben wurde, der seine eigenen Erfahrungen einbringt.
Die Möglichkeit, Bücher auf ihren Inhalt zu überprüfen, bietet sich an den **Bücherständen bei Kongressen** oder bei den **Fachbuchhandlungen für Medizin** in allen größeren Städten und Universitätsstädten.
Auf jedem Fachgebiet gibt es so genannte **Klassiker**, die z.T. seit Jahrzehnten einen guten Einstieg in das Fachgebiet geben. Zu diesen zählen u.a. bei der **Homöopathie**:

- Organon der Heilkunst von S. Hahnemann, Haug Verlag
- Kent´s Arzneimittelbilder, Haug Verlag
- Kent´s Repertitorium, Haug Verlag
- Klinische Homöopathische Arzneimittellehre von Karl Stauffer, Jo. Sonntag Verlag
- Klassische Homöopathie von O.Eichelberger, Haug Verlag
- Homöopathische Mittel und ihre Wirkungen von W. Boericke, Verlag Grundlagen und Praxis
- Stufenplan und Ausbildungsprogramm in der Homöopathie von M. Dorcsi, Haug Verlag
- Leitsymptome in der Homöopathischen Therapie von E.B. Nash, Haug Verlag
- Heilkunst aus neuer Sicht von A. Voegeli, Haug Verlag

Bei der **Phytotherapie** sollte man diese Titel beachten:

- Lehrbuch der Phytotherapie von R.F. Weiß, Hippokrates Verlag
- Phyto-Therapie von J. Karl, T. Marczell Verlag
- Teerezepte von G. Lindemann, T. Marczell Verlag
- Die erfolgreiche Teemischung von P.A. Zizmann, Verlag Volksheilkunde
- Neue Therapiekonzepte für die Praxis der Naturheilkunde von J. Karl, Pflaum Verlag
- Erfolgsrezepte aus der modernen Naturmedizin von H.Scharl und F. Viehauser, Verlag für alternative Medizin
- Pflanzliche Tinkturen und Extrakte von P.A. Zizmann, Sonntag Verlag, zu erhalten über den Verlag Volksheilkunde

Die **Augendiagnose** bietet Klassiker wie:

- Grundlagen der Irisdiagnostik von J. Deck, erschienen im Selbstverlag
- Die Konstitution von J. Broy, T. Marczell Verlag
- Handbuch der Augendiagnostik von J. Angerer, T. Marczell Verlag
- Ophthalmotrope Phänomenologie von J. Angerer, T. Marczell Verlag

Als **klassisch** gelten auch diese Werke:

- Lehrbuch der Neuraltherapie nach Huneke von P. Dorsch, Haug Verlag
- Lehrbuch der modernen und klassischen Akupunktur von B.D. Schrecke und G.J. Wertsch, Biologisch-Medizinische Verlagsgesellschaft
- Quintessenz der chinesischen Akupunktur und Moxibustion von E. Wühr, Verlagsgesellschaft für Traditionelle Chinesische Medizin
- Einführung in die chinesische Ohrakupunktur von G. König und I. Wancura, Haug Verlag
- Handbuch für die Naturheilkunde von K.F. Liebau, Pflaum Verlag
- Dr. Schüßlers Biochemie von H.G. Jaedicke, A. Fröhlich Verlag
- Salze des Lebens von J. Schleimer, Jo. Sonntag Verlag
- Chiropraktik und Osteopathie von N. Seidl, T. Marczell Verlag
- Die Schröpfkopfbehandlung von Bachmann und Pecker, Haug Verlag
- Heilen mit Ozon von T.M. Zottmann und W. Harless, Edition Tomus im Econ Verlag
- Hypnose-Technik von J.H. Schultz, G. Fischer Verlag
- Reflexzonenarbeit am Fuß von H. Marquardt, Haug Verlag
- Die Darmreinigung nach Dr. med. F.X. Mayr, Haug Verlag
- Aschner-Fibel von Abele und Stiefvater, Haug Verlag
- Die hohe Schule der Hypnose von K. Tepperwein, Ariston Verlag
- Das große Handbuch der Hypnose von W.J. Meinhold, Ariston Verlag
- Psychosomatik und positive Psychotherapie von N. Peseschkian, Springer Verlag
- Baunscheidt, Die Akupunktur des Westens von G. Kirchner, Ariston Verlag
- Kneipp-Therapie von W. Brüggemann, Springer Verlag
- Die Ordnung unserer Nahrung von W. Kollath, Haug Verlag

Bei **Ernährungsfragen** sollte man auch an die Bücher von M.O.Bruker aus dem Schnitzer Verlag denken.
Die Liste der Bücher zu naturheilkundlichen Themen könnte nahezu endlos fortgesetzt werden.
Zu den **Klassikern** gehören zweifellos auch die Bücher von *Sebastian Kneipp, von Platen, Bilz, Hildegard von Bingen, Paracelsus, Hufeland* u.v.a. mehr. Sie enthalten viele wertvolle Hinweise, sind jedoch nach den heutigen Erkenntnissen zu bewerten und auf ihren Gehalt nach dem heutigen Wissenstand zu überprüfen. Einige interessante Bücher bieten der Pflaum Verlag in München und der Verlag Volksheilkunde in Bonn an.

2.8 Fachzeitschriften

Eine gute Fachzeitschrift bietet ein **qualitativ hochwertiges Angebot an Fachartikeln** über Naturheilkunde.
Dabei ist es wesentlich, dass die Artikel vorwiegend von **erfahrenen Praktikern** verfasst wurden, die eigene Erfahrungen und Kenntnisse weitergeben können. Es sollten auch möglichst viele wichtige Gebiete naturheilkundlichen Wirkens einbezogen werden.
Ein großer Teil der Zeitschrift sollte sich mit **aktuellen berufspolitischen Themen** befassen und einer guten Information der Kollegenschaft dienen. Hinzu müssen ergänzend **Fachfortbildungsangebote** bekanntgegeben werden. Wenn dies alles noch von **Hinweisen und Tipps für die tägliche Praxis** und einer gefälligen Aufmachung begleitet wird, sind eigentlich alle Bedingungen erfüllt.
Selbstverständlich stößt der Leser auf die Werbeangebote der verschiedensten Firmen. Sie ermöglichen neben den Abonnenteneinnahmen erst die Herstellung von Fachzeitschriften.

Die vermutlich **älteste Fachzeitschrift dürfte „Der Heilpraktiker“** sein, die es seit 74 Jahren gibt. Sie wurde ursprünglich von einem Vorläufer des Fachverbandes Deutscher Heilpraktiker herausgegeben. Auf 59 Jahre kann die **Volksheilkunde** des Fachverbandes Deutscher Heilpraktiker Landesverband Nordrhein-Westfalen zurückblicken. Beide Zeitschriften wurden 1997 zu **„Der Heilpraktiker & Volksheilkunde“** vereinigt. Ein hervorragender fachlicher Teil wird ergänzt durch berufspolitische Informationen und Mitteilungen der Organträger.
Die Zeitschrift ist das offizielle Organ:

- des Fachverbandes Deutscher Heilpraktiker und seiner Landesverbände,
- des Verbandes Deutscher Heilpraktiker e.V.,
- der Arbeitsgemeinschaft für Klassische Homöopathie e.V.,
- des Arbeitskreises Bio-Elektronische Funktionsdiagnostik und Bio-Energetik,
- des Biochemischen Arbeitskreises,
- des Arbeitskreises für Ernährungstherapie,
- des Arbeitskreises für Phytotherapie und
- der Stiftung Deutscher Heilpraktiker.

Die rund 7.000 Mitglieder des Fachverbandes Deutscher Heilpraktiker e.V. und die nahezu 3.000 Mitglieder des Verbandes Deutscher Heilpraktiker e.V. erhalten die Zeitschrift monatlich zugestellt.
1947 wurde von der Deutschen Heilpraktikerschaft (heute FDH) die **„Naturheilpraxis“** als offizielles Organ gegründet. Diese Funktion erfüllte sie bis 1991 und entwickelte sich dabei zum „Marktführer“. Inzwischen hat „Der Heilpraktiker & Volksheilkunde“ jedoch mehr Abonnenten unter den Heilpraktikern, wozu die Mitglieder der beiden bereits benannten großen Heilpraktikerverbände zählen. Die „Naturheilpraxis“ bezeichnet sich heute als unabhängige Fachzeitschrift. Ein umfangreicher fachlicher Teil wird durch einen umfassenden Informationsteil zu berufspolitischen Fragen, Fortbildungsveranstaltungen und Mitteilungen aus der Industrie und Forschung ergänzt. Der Berufsverband der Heilpraktiker e.V. gibt die **„Zeitschrift für Naturheilkunde“** als offizielles Organ der Union Deutscher Heilpraktiker heraus. Die Zeitschrift erscheint seit über 50 Jahren. Darüber hinaus wird eine Vielzahl von Fachzeitschriften angeboten. Sie alle haben aber bis jetzt nicht den Verbreitungsgrad und die Bedeutung der genannten Zeitschriften erreicht.

3. Fortbildungsplanung

Um die Fachfortbildungsangebote optimal wahrnehmen zu können, sollte man sich möglichst frühzeitig einen Überblick verschaffen. Danach werden **Prioritäten festgelegt**, die eine entsprechende Auswahl ermöglichen.

Vorgaben könnten **Fachfortbildungen** sein, die:

- möglichst nur regional durchgeführt werden.
- kostenlos sind oder eine geringe Gebühr erfordern.
- fachspezifisch sind, z.B. klassische Homöopathie, Akupunktur, Chiropraktik, Phytotherapie usw..
- durch erfahrene Praktiker erfolgen.
- von brillanten Rednern gehalten werden.
- sich mit bestimmten Indikationen oder Krankheitsbildern beschäftigen.
- im kleinen Kreis durchgeführt werden.
- ein breites Informationsangebot einschließen, z.B. durch Ausstellungsstände.
- den Erfahrungsaustausch ermöglichen.
- der Kontaktpflege zu Kolleginnen und Kollegen dienen.
- Annehmlichkeiten bieten, z.B. ein kostenloses Essen.

Nach den persönlichen Vorstellungen kann dann ausgewählt werden. Dabei hat es der „klassische Homöopath“, für den nur „homöopathische Fortbildungen“ in Frage kommen, leichter als der „Allroundtherapeut“ im besten Sinne. Der auf regionale Veranstaltungen Fixierte benötigt einen weitaus geringeren Zeitbedarf als der möglicherweise weltweit Reisende in Sachen Fortbildung.

Wie immer auch die Prioritäten gesetzt werden, **Planung ist erforderlich**.

Nur so kann z.B. vermieden werden, dass man sich verbindlich für eine Fortbildung angemeldet hat, um dann zu erfahren, dass ein schon lange ersehnter Vortrag genau am selben Tag woanders stattfindet.

4. Kosten für Fachfortbildung

Fachfortbildung ist nicht zuletzt auch eine **Kostenfrage**.
Gehört man einem *Verband* mit einem *umfangreichen kostenlosen Angebot* an, fallen immer noch **Reisekosten** an. Diese sind bei regionalen Veranstaltungen gering, können bei einer Fahrt von einem Ende der Republik zum anderen bereits beträchtlich sein. Mehrtägige Veranstaltungen erfordern **Übernachtungskosten** und erhöhte Ausgaben für die **Verpflegung**.
Die Teilnahme an Kursen und Fachfortbildungen, die von *Verbänden* durchgeführt werden, sind oftmals für *Mitglieder kostenlos*. Die Gebühren für Kurse, die von Einrichtungen seriöser Verbände, von Arbeitsgemeinschaften oder Fachorganisationen angeboten werden, liegen bei etwa 50,- bis 200,- Euro pro Wochenende.
Es werden bisweilen auch Kurse angeboten, die *mehrere tausend Euro kosten*. Dabei sollte man stets den Inhalt und den zeitlichen Umfang in Relation zu den verlangten Gebühren setzen. Hervorragende Broschüren und überzeugende Texte müssen kein Beweis für die Seriosität eines Fachfortbildungsveranstalters und dessen Angebote sein.

Der Tipp: Es ist zu empfehlen, sich im Zweifelsfall über den **Veranstalter** zu erkundigen. Die **Verbände** sind sicherlich dazu in der Lage, hier weiterzuhelfen.

Steuerlich sind die **Kursgebühren** problemlos als **Werbekosten** abzusetzen.
Dies gilt auch für andere Kosten, wenn der Besuch eines **Fachkongresses** oder einer **Fachfortbildungsveranstaltung** so gut wie ausschließlich dem Ziel dient, die beruflichen **Kenntnisse und Fertigkeiten** im ausgeübten Beruf zu erhalten oder zu **erweitern**.
Zu den **Fort- und Weiterbildungskosten** zählen auch die **Fahrtkosten**, der **Mehraufwand für Verpflegung** und die auswärtige **Unterbringung**.
Die **Höhe** der absetzbaren Kosten richtet sich nach der *Dauer* und der *Entfernung* von der Praxis bzw. dem Wohnsitz.
Als **Fahrtkosten** können die *tatsächlichen Aufwendungen*, die durch die Benutzung eines Beförderungsmittels entstehen, angesetzt werden. Hierzu sind *Einzelbelege* erforderlich, z.B. eine Bahnfahrkarte.
Wird das **eigene Fahrzeug** benutzt, so ist der Teilbetrag anzusetzen, der sich aus dem Anteil an den Gesamtkosten ergibt. Es wird nach folgender Formel ermittelt:
Fahrkilometer für die Fachfortbildung multipliziert mit den Gesamtkosten, geteilt durch die Gesamtjahresfahrleistung
Es kann auch ein **pauschaler Kilometersatz** übernommen werden, der **-,30 Euro je Fahrtkilometer** für einen Kraftwagen nicht überschreiten darf. Für die Fahrt mit einem Motorrad oder Motorroller werden pauschal -,13 Euro, für ein Moped oder Mofa -,08 Euro angesetzt.
Bei Dienstreisen, zu denen Fachfortbildungs-Veranstaltungen zählen, können **Verpflegungskosten** steuerlich geltend gemacht werden. Dies kann in Form einer Pauschale geschehen. Sie beträgt:

bei mindestens 8 bis 14 Stunden: **6,- Euro**

bei 14 bis 24 Stunden: **12,- Euro**

bei mehr als 24 Stunden: **24,- Euro**

Erfolgen mehrere Dienstreisen an einem Tag, sind die Abwesenheitszeiten zu addieren.
Bei Auslandsdienstreisen gelten je nach Land unterschiedliche Pauschalbeträge.
Für **Übernachtungskosten** werden die Ausgaben nach den vorliegenden Belegen angesetzt, wobei im Inland für das Frühstück ein **Selbstkostenanteil** von 4,50 Euro abgezogen werden muss.
Daneben können die Kosten:
für die Aufbewahrung von Gepäck, für berufliche Ferngespräche und den Schriftverkehr, für die Straßenbenutzung sowie Parkplatzgebühren steuerlich geltend gemacht werden.
Bei **Fachfortbildungen** müssen selbstverständlich die **Kosten in** einem direkten **Zusammenhang mit** der **Veranstaltung** stehen. Dies muss auch nachweisbar sein.
Falls sich ein **Beleg** über die **Kursgebühren** als unzureichend erweist, ist es zu empfehlen, sich die **Teilnahme** an der Fortbildung vom Veranstalter **bestätigen** zu **lassen.**

Die jährliche Gesamthöhe der Ausgaben für Fort- und Weiterbildung wird lediglich durch Ihre Vorstellungen und Zielsetzungen bestimmt.
Die genannten Summen entsprechen dem Stand bei der Niederschrift dieses Buchs, die aktuellen Zahlen sollten stets beim Finanzamt oder beim Steuerberater erfragt werden.
Überhaupt sollten Sie sich im Zweifelsfall bei allen steuerlichen Fragen an Ihren Steuerberater wenden.
Ansonsten gilt für alle Fachfortbildungen das von mir vor vielen Jahren für das Fachseminar kreierte Leitmotiv: **Heute mehr lernen – morgen mehr wissen – übermorgen bestehen.**

VII.
Anhang

1 Literaturverzeichnis

Arndt, Klaus Friedrich: Heilpraktikerrecht.
Metzner, Frankfurt (1985)

Donhauser, H.: Der Beruf des Heilpraktikers.
Bad Liebenzell (1997)

Engler, B./Donhauser, H./Kinzinger, W.:
Wege zum Heilpraktiker.
Aktion Bildungsinformation e.V., Stuttgart (2001)

Gillhausen: Das Berufsrecht der Heilpraktiker.
Deutsche Heilpraktikerschaft e.V. (1935)

Herzfeld, Claus-Dieter:
Propädeutikum der Arzneiformenlehre.
Sprinter, Berlin (1992)

Käfer, K.: Der Heilpraktiker in Theorie und Praxis.
Hamburg (1982)

Karl, J.: Therapiekonzepte der Naturheilkunde.
Verlag Tibor Marczell, München (1988)

Karl, J.:
Neue Therapiekonzepte für die Praxis der Naturheilkunde. Pflaum, München (1994)

Keppler, H.:
Wie mache ich mich als Heilpraktiker selbständig?
Bonn (1986)

Knop, Daniel: Notfallmedizin für Heilpraktiker.
Sommer, Teningen (1986)

Krieger, S.: Rechtskunde für Heilpraktiker.
Sonntag, Stuttgart (2001)

Liebau, Karl F.: Berufskunde für Heilpraktiker.
Pflaum, München (1995)

Liebau, Karl F.: Handbuch für die Naturheilkunde.
Pflaum, München (1997)

Liebau, Karl F./Ullmann M.:
Handbuch für die Naturheilpraxis, Bd 1 Leitfaden zur Berufskunde. Stuttgart (1985)

Lohmann, M.: Therapiehandbuch Naturheilkunde.
Urban & Fischer, München (2000)

Machens, Roman: Ganzheitliche Praxisführung.
Schattauer, Stuttgart (1994)

Rabe, Fritz:
Kurzgefaßte Berufskunde für Heilpraktiker.
Pflaum, München (1974)

Richter, I.: Lehrbuch für Heilpraktiker.
München (1990)

Richter, I.: Naturheilkundliche Therapieverfahren.
Urban & Fischer, München (2000)

Saller, R./Melchart, D./Brenke, R./Dobos, G./ Gaisbauer, M.: Naturheilverfahren.
Schattauer, Stuttgart (2002)

Sandforth/Donhauser:
Berufskunde, Nachschlagewerk zur Gesetzes- und Rechtskunde für den Beruf des Heilpraktikers.
Synergie, Bad Liebenzell (1997)

Scharl, H.: Gesetzeskunde für den Heilpraktiker.
Krefeld (1983)

Schicke, H.: Handbuch für den Heilpraktiker.
Sommer, Stuttgart

Schmid, B.: Der Heilpraktiker – ein freier Beruf.
Köln (1993)

Weber/Schneider: Praxisgründung Naturheilverfahren.
Hippokrates, Stuttgart (1991)

2 Über den Autor

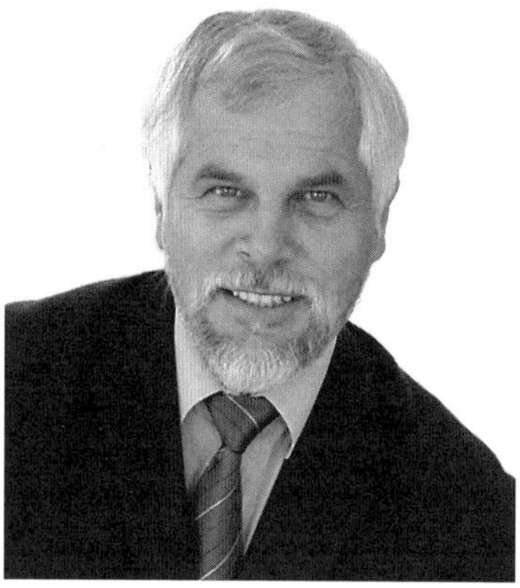

Seit über 30 Jahren als Heilpraktiker und Naturheilkundler in eigener Praxis tätig.

- Langjähriger Dozent zum Thema „Praxisorganisation und Praxisneugründung“
- Mitglied des FDH-Landesvorstands von Baden-Württemberg
- Beisitzer bei HP-Überprüfungen seit mehr als 28 Jahren
- Ehemaliger stellvertr. Sprecher der Arzneimittelkommission der deutschen Heilpraktiker
- Mitglied der deutschen Arzneibuchkommission beim Bundesinstitut für Arzneimittel- und Medizinprodukte
- Mitglied der Kommission E beim Bundesinstitut für Arzneimittel- und Medizinprodukte
- Dozent und ehemaliger Schulleiter des Fachseminars
- Seit 1996 Präsident des traditionsreichen Fachverbands Deutscher Heilpraktiker